U0344219

AME 外科系列图书 004

加速康复外科

——华西胸外科实践

主　编：车国卫　杨梅　刘伦旭
副主编：苏建华　蒲强　周洪霞

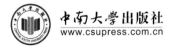

中南大学出版社
www.csupress.com.cn

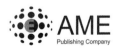

AME
Publishing Company

图书在版编目（CIP）数据

加速康复外科：华西胸外科实践/车国卫，杨梅，刘伦旭主编.
—长沙：中南大学出版社，2017.6
ISBN 978 - 7 - 5487 - 2827 - 6

Ⅰ.①加…　Ⅱ.①车…　②杨…　③刘…　Ⅲ.①胸腔外科学—康复
医学　Ⅳ.①R655.09

中国版本图书馆CIP数据核字（2017）第121634号

AME 外科系列图书 004

加速康复外科——华西胸外科实践
JIA SU KANG FU WAI KE——HUA XI XIONG WAI KE SHI JIAN

车国卫　杨梅　刘伦旭　主编

□丛书策划　郑　杰　汪道远　李　媚
□责任编辑　孙娟娟
□责任校对　石曼婷
□责任印制　易红卫　谢础圆
□版式设计　朱三萍　林子钰
□出版发行　中南大学出版社

社址：长沙市麓山南路　　　　　　邮编：410083
发行科电话：0731-88876770　　　传真：0731-88710482

□策 划 方　AME Publishing Company 易研出版公司

地址：香港沙田石门京瑞广场一期，16 楼 C
网址：www.amegroups.com

□印　　装　天意有福科技股份有限公司

□开　　本　720×1000　1/16　□印张 20.25　□字数 407 千字　□插页 7
□版　　次　2017 年 6 月第 1 版　□2017 年 6 月第 1 次印刷
□书　　号　ISBN 978 - 7 - 5487 - 2827 - 6
□定　　价　285.00 元

编者风采

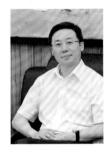

名誉主编: 李为民　教授　博士生导师

四川大学华西临床医学院/华西医院院长

国家卫计委公立医院战略管理分委会主任委员、中华医学会呼吸专委会肺癌学组副组长、中国医院协会医院医保分会副主任委员、四川省医学会医院管理专委会主任委员、四川省医学会呼吸专委会候任主任委员、四川省医学会内科专委会主任委员等。现为"四川省学术与技术带头人"。主持各级科研课题20余项，包括国家自然科学基金、国家"十一五"科技支撑计划、国家高技术研究发展计划(863计划)、国家科技部重大专项等，科研经费总额超过2 000万元。发表论文200余篇，其中SCI收录40余篇，包括*Cancer*、*Chest*、*Mol Cancer*、*Oncotarget*、*Cancer Lett*等杂志。研究成果获四川省科技进步一等奖、中华医学科学技术进步奖一等奖等奖励。

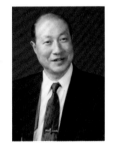

名誉主编: 王天佑　教授　主任医师　博士生导师

首都医科大学附属北京友谊医院胸心血管外科

全国人大代表，中国医师协会胸外科医师分会前任会长，中国医师协会胸外科医师分会快速康复专家委员会主任委员、北京医学会胸外科专业委员会名誉主任委员、中国医师协会理事、首都医科大学附属北京友谊医院专家委员会委员。首都医科大学肺癌诊疗中心名誉主任。河南省肿瘤医院客座教授。《中华外科杂志》副总编辑、《中华心胸血管外科杂志》编委、《中国循环杂志》副总编辑、《中华心血管病杂志》编委、《中国肺癌杂志》常务编委、《心肺血管杂志》编委。卫生部及北京市医疗事故鉴定委员会委员，国家科技进步奖评审委员会委员，中华医学奖评审委员会委员，享受国务院特殊津贴突出贡献专家。

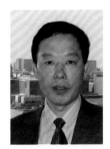

名誉主编: 周清华　教授　主任医师　博士生导师

四川大学华西医院肺癌中心主任、肺癌研究所所长

天津医科大学副校长，天津市肺癌研究所所长。中国抗癌协会肺癌专委会前任主任委员、中国抗癌协会肿瘤转移专委会主任委员、中国卫生部肺癌早诊早治专家组组长、国际肺癌筛查和早诊专家组专家、国际肿瘤转移学会学术委员会委员、美国NIH肺癌早诊标志物专家组专家、美国NIH-EDRN肺癌专家组专家。*Thoracic Cancer*杂志主编，《中国肺癌杂志》主编。

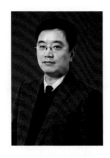

主编：牟国卫 教授　主任医师　博士生导师

四川大学华西医院胸外科副主任

四川省学术和技术带头人后备人选、中国医师协会胸外科医师分会微创专家委员会常务委员、四川省医学会胸心外科分会常委、四川省医学会胸心外科分会青年委员会副主任委员、中国肺癌杂志和中国胸心血管外科临床杂志常务编委。研究方向：肺癌与其肿瘤微环境共演进和分子机制、快速康复流程优化研究。作为项目负责人共获得基金10项，省部级奖4项。专著共9部，其中主编、副主编2部。以第一作者和通信作者共发表文章167篇，其中SCI收录74篇，Medline收录41篇，中文核心期刊52篇。

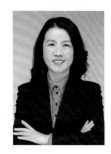

主编：杨梅 副教授　副主任护师

四川大学华西医院胸外科护士长

中国健康促进基金会——中国VTE院内护理预警联盟副主席、中国医疗保健国际交流促进会胸外科分会护理学组副组长。作为项目负责人获得基金2项，作为项目主研人获得基金2项。近5年，以第一作者身份先后在 *Journal of Thoracic Disease*、《中国肺癌杂志》《中国胸心血管外科临床杂志》《华西医学》发表文章共6篇，参编书籍3部。有丰富的多学科护理工作经验，先后在中西医结合科、感染科、胸外科担任护师、副护士长、护士长，从事护理工作近30年。

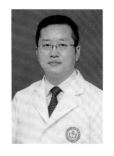

主编：刘伦旭 教授　主任医师　博士生导师　FRCS

四川大学华西医院胸外科主任

国家卫生计生委突出贡献中青年专家，现担任中国医师协会胸外科医师分会副会长、微创胸外科专辑委员会主任委员、中华医学会胸心血管外科学分会胸腔镜外科学组副组长/肺癌学组组长、中国抗癌协会肺癌专业委员会委员、四川省医学会胸心血管外科专委会主任委员。在国内率先开展全胸腔镜肺癌根治术，在国际上创立了"单向式胸腔镜肺叶切除术"，并在国内广泛推广应用；在国际上首先提出腔镜下大血管出血的有效处理方法——胸腔镜吸引侧压止血法；在国际上第一个开展全胸腔镜下支气管肺动脉双袖式成形中央型肺癌切除术。在西南地区首先独立开展了双肺移植手术。主持国家自然科学基金研究3项，作为第一完成人获中华医学科技奖一等奖一项，省部级科学技术进步奖一等奖一项。

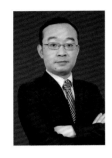

副主编：苏建华 讲师 主管技师

四川大学华西医院康复科

四川省康复治疗师协会委员。2005年毕业于四川大学华西临床医学院，从事肺康复9年，擅长普胸外科围术期评估、治疗和慢性阻塞性肺疾病的肺康复，在国内较早常规对普胸外科患者术前进行运动测试以评估术后并发症风险，较早采用心肺运动试验评估肺切除手术风险，针对高危患者的术前物理康复治疗，以及胸外科术后快速康复和术后并发症的康复治疗。参与胸外科围术期快速康复课题2项，专著共4部；发表文章(Medline)收录1篇。

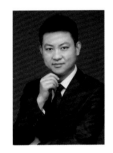

副主编：蒲强 副教授 副主任医师

四川大学华西医院胸外科

中国医疗保健国际交流促进会胸外科分会青年医师协会副主任委员，四川省医学会胸外科专业委员会青年委员。《中国胸心血管外科临床杂志》青年编委，*VATS*杂志Section Editor。2014—2015年赴哈佛大学附属医院进修学习肺及食管疾病微创治疗技术1年。主持四川省科技厅科技支撑项目研究一项，成都市科技局科研项目一项，并参与多项国家自然科学基金研究。发表论文十余篇。作为主要参与者完成的"单向式胸腔镜肺叶切除术的创立及其在肺癌诊治中的应用研究"获2011年四川省科技进步一等奖，"肺癌微创诊治关键技术的建立及应用研究"获2013年中华医学科技奖一等奖。

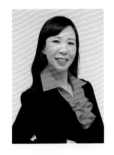

副主编：周洪霞 讲师 主管护师

四川大学华西医院胸外科护理组长

国际伤口治疗师，护理系本科临床带教老师，中国ICW学员，中华护理学会、四川省护理学会会员，负责胸外科急、慢性、疑难伤口治疗，发表文章20余篇，参编书籍2本，在ASTS、ASCVTS学术会议上均有交流。

刘华英
四川大学华西医院胸外科护士

刘雪梅
中国胸心血管外科杂志社

许宁惠
四川大学华西医院手术室护士

杜娜
四川大学华西医院胸外科护士

杜春萍
四川大学华西医院康复科护士长

李洁
四川大学华西医院胸外科护士

李脊
四川大学华西医院手术室护士

李霞
四川大学华西医院胸外科护士

李双江
四川大学华西医院胸外科研究生

李廷玉
四川大学华西医院胸外科护士

李海瑞
四川大学华西临床医学院本科生

李鹏飞
四川大学华西医院胸外科研究生

杨思悦
四川大学华西医院手术室护士

时辉
四川省肿瘤医院胸外科

邱舫
四川大学华西医院胸外科护士

邱姝婷
四川大学华西医院手术室护士

沈诚
四川大学华西医院胸外科研究生

沈春辉
广州中医药大学第一附属医院胸外科

张祥蓉
四川大学华西医院手术室护士

张嘉妮
四川大学华西医院胸外科护士

陈钰
四川大学华西医院胸外科护士

陈娟
四川大学华西医院胸外科护士

陈龙奇
四川大学华西医院胸外科

夏梁
四川大学华西医院胸外科研究生

林琳
四川大学华西医院胸外科护士长

徐慧
四川大学华西医院胸外科护士

林嵘嘉
四川大学华西医院胸外科研究生

徐志华
四川大学华西医院胸外科护士

周坤
四川大学华西医院胸外科研究生

高珂
四川省成都市第二人民医院胸外科

周娴
四川大学华西医院胸外科护士

郭成林
四川大学华西医院胸外科研究生

周渝斌
四川省人民医院胸外科

唐煜东
四川大学华西临床医学院本科生

郑娥
四川大学华西医院胸外科护士

涂雪花
四川大学华西医院手术室护士

赵金兰
四川大学华西医院手术室护士

黄婷
四川大学华西医院胸外科护士

郝淼
四川大学华西医院手术室护士

黄诚一
四川大学华西临床医学院本科生

饶志勇
四川大学华西医院营养科

梅小丽
四川大学华西医院胸外科护士

姚丽
四川大学华西医院胸外科护士

梅建东
四川大学华西医院胸外科

龚仁蓉
四川大学华西医院手术室护士长

喻鹏铭
四川大学华西医院康复科

章迪丽
四川大学华西医院胸外科护士

赖玉田
四川大学华西医院胸外科研究生

戢艳丽
四川大学华西医院胸外科护士

廖虎
四川大学华西医院胸外科

AME 外科系列图书序言

我们AME旗下的心胸外科杂志*Annals of Cardiothoracic Surgery*有一位来自美国罗切斯特(Rochester)的作者，他是个左撇子。在进入外科学习的初始阶段，他遇到了很大障碍，例如，术中使用剪刀和完成打结动作时，他的动作都与教科书上要求的动作相反，于是在手术台上经常"挨老师打"。

后来，他将自己的这段经历和经验总结成文，并发表在一本期刊上，希望能够帮助到与自己"同命相连"的其他外科医生。出乎意料的是，那篇文章发表之后，无数外科医生给他发邮件，向他请教和探讨左撇子医生应该如何接受外科培训，等等。后来，他认识了*Annals of Cardiothoracic Surgery*的主编Tristan D. Yan教授，恰好Tristan也是一位左撇子医生。Tristan鼓励他去做一名心脏外科医生，因为在心脏外科手术中，有一些步骤需要使用左手去完成缝合等动作。Tristan的观点是，外科医生最好左右手都训练好。

前段时间，我陪女儿第一天去幼儿园报到的时候，与幼儿园老师聊了一会，最后，老师问我们家长，有哪些需要注意的地方。我特地交待老师，千万不要将我女儿的用手习惯"矫正"了，让她保持自己的左撇子。老师很惊讶地问我为什么。

2013年12月7日，我们在南通大学附属医院举办了第二届AME学术沙龙，晚餐之后，上海市中山医院胸外科沈亚星医生带领我们几位学术沙龙委员去他的房间喝茶。酒店的电梯位于中间，出了电梯，先向左，再向左，再向左，再向左，然后，到了他的房间门口。我们一群人虽然被绕晕了，但是，还是有点清醒地发现他的房间其实就在电梯口的斜对面，顿时，哈哈大笑。他第一次进房间的时候，就是沿着这个路线走的，所以，第二次他带我们走同样的路。亚星说，其实，这就是"典型的"外科医生！

每一步手术步骤，每个手术动作，都是老师手把手带出来的，所以，很多外科医生喜欢亲切地称呼自己的老师为"师傅"。

如何才能成为一位手术大师？除了自身的悟性和勤奋之外，师傅的传授和教导应该是一个很重要的因素。犹如武林世界，各大门派，自成体系，各有优劣，这是一个不争的事实，外科界亦是如此。

于是，对于一位年轻的外科医生而言，博采众家之长，取其精华，去其糟粕，显得尤为重要。所以我们策划出版了这个系列的图书，想将国内外优秀外科团队的手术技艺、哲学思考和一些有趣的人文故事，一一传递给读者，希望能够对外科医生有一点启发和帮助。是为序。

汪道远
AME出版社社长

序言

　　加速康复外科(Enhanced Recovery Associated Surgery，ERAS)是医学理论和技术发展的必然结果，其终极目标是外科手术"无痛苦和无风险"(Pain and Risk Free)。20世纪末的微创外科无疑极大地推动了加速康复外科从理论走向临床，也使本世纪初加速康复外科不可否认地成为了外科学发展的亮点。

　　自1997年以来，加速康复外科的临床应用已取得了很好的效果，尤其是其理念及方案的临床应用已造福患者，使得"以患者为中心"的理念从"高大上"变得"接地气"。但是我们也不得不承认，加速康复外科的现状是：各专业均有研究和应用，医护人员对加速康复的认识有了极大提高，但是成熟的、可推广的临床应用方案不多，距临床广泛应用还有很大差距。分析参加2016年11月26日第一届胸科ERAS华西论坛的700多名胸外科医护人员所做的关于加速康复外科现状的调查问卷结果发现，我国加速康复外科的现状是：①大家一致认为ERAS的理念发展好于实践；②国外临床应用得比国内广泛；③普外科临床应用得比其他外科好；④临床应用依从性差的主要原因是没有切实可行的方案及指南参考；⑤医患安全也是医患双方最大的顾虑。我基本同意大家的看法，这也说明了近几年我们的宣传还是到位的，结合胸外科的实际情况，主要是加速康复外科的临床研究方案太少，还不足以形成共识及指南。中国医师协会胸外科医师分会2006年就成立了快速康复专委会，并开展了卓有成效的工作，一是2009年就制定了气道管理的专家共识和肺保护专家共识，二是从学会层面对快速康复的理念进行宣传并鼓励大家进行研究和应用，确实降低了胸科术后肺部并发症的发生率和手术风险，加速了患者术后肺康复。

　　加速康复外科的顺利实施首先需要建立团队，需要多学科协作(胸外科、麻醉科、呼吸科、康复科及营养科等)。问题是学科间协作该如何协调并顺利实施呢？华西胸外科的肺快速康复临床实践的经验是"协同创新、学科协作、医护一体"。其次是优化流程，科研结合。主要是基于微创手术对现有的围术期流程进行优化，手术的完成需要多学科协作(麻醉、手术室、ICU)和医护人员共同完成。再次，术后及出院症状管理也是加速康复外科的主要组成部分，从肺癌患者出院后的主要症状分析其原因，优化手术方案、围术期管理流程，以及合理的出院后管理，会促进加速康复外科的推广及临床应用。

　　"以患者为中心"，打破科室之间的"围墙"，简化流程和步骤，均需要多学科协作和医护一体。华西胸外科早期的方法是以问题立项目，以项目建团队，多学科共同参与。项目完成时，大家的认识在提高的基础上形成共识。基于围术期加速肺康复项目研究方向建立的团队有：①肺康复团队(胸外科医生+护理+康复科+ICU+内镜中心)；②围术期管道管理团队(胸外科医护+手术室护士)；③围术期疼痛管理团队(胸外科医护+麻醉科医生+手术室护士)；④围术期肺癌患者营养管理团队(胸外科医护+营养科医师)；⑤围术期肺栓塞管理团队(胸外科医护+呼吸科医护)；⑥围术期及术后肺癌症状管理团队(胸外科医护+康复科医师+研究生+社团)。这些团队经过多年的研究与实践，不但加深了对快速康复外科理念的认识，也极大地提升了科室文化，进而使学科发展速度加快，专科影响力提高。

华西医院胸外科通过近10年的临床实践，以临床问题立项目，以项目建团队，多学科协作、医护一体进行研究，并不断在研究中总结成果，形成了临床上可应用的方案，集中体现"可操作、可评估、可重复"的方案及"简单、易行"的宗旨。编者把这些临床经验写进书里，相信对大家有所裨益。本书的出版，必将推动我国胸外科加速康复外科的推广及应用，同时也必将造福患者。

总之，建立适合胸外科实际的符合每个患者的"个体化"和"精准"治疗，我们仍然需要团队协作、共同创新和精准研究。

王天佑
首都医科大学附属北京友谊医院主任医师

前言

加速康复外科(Enhanced Recovery after Surgery，ERAS)也称快速康复外科(Fast-track Surgery，FTS)，是医学理论和外科技术发展的必然结果，其内涵是：减少创伤对机体的应激反应，促进机能快速康复，外延体现在临床上降低并发症发生率和缩短住院时间。大量临床研究已证明，围绕微创技术对围术期流程进行优化和多学科协作改变了治疗效果，降低了医疗干预且能够促进患者早日恢复。

加速康复外科的实质是降低医疗应激反应(手术及治疗创伤)，机体生理功能快速恢复。而其临床实现或体现需要判定标准，统一的评价标准是ERAS临床获得循证医学证据所必需的。当前各个学科应用最多的是将降低术后并发症发生率和缩短住院时间作为评价ERAS方案可行与否的标准。但是有作者认为，FTS和ERAS的效果评定多是从"医生角度"进行评价，不能准确反映患者机体状况和感受，从而提出将症状恢复(Patient-reported Outcomes，PROs)作为评定是否快速康复的指标。从根源上看，ERAS起源于欧洲和北美，最早主要强调住院日缩短和费用降低，并以此作为判断ERAS方案是否成功的依据。但医疗上不管采用何种模式均需以"患者为中心"，出现了PROs(亚洲国家比较明显，主要关注住院舒适度和医患安全性)也具有合理性。总之，加速康复外科的名称背后，反映了"以患者为中心"(for early normalization after surgery with patient's excellent satisfaction，术后早日康复且患者最大程度满意)的观念，值得我们深思。

加速康复外科应用的临床效果是肯定的，ERAS方案推广以来，为何作为主体实施者医护的依从性会差呢？一是ERAS方案临床应用效果不明显；二是住院日没有缩短或缩短后再入院率高；三是术后并发症(术后恶心、呕吐、疼痛和肺部感染)也是依从性逐渐降低的因素之一，即使在大的医学中心也是如此；四是术前具有高危因素的患者进行ERAS程序导致失败而产生放大的"安全性"顾虑；五是缺乏有效的、大规模临床试验并采用好的ERAS方案进行推广。

如何增加ERAS方案的依从性呢？一是在方案实施的早期阶段应加强对团队成员的专业训练和对结果的持续性评估，方案的依从性便可在早期增加。二是医生要坚持应用并总结经验。三是减少术后并发症，多中心研究发现并发症发生率的降低与ERAS依从性呈正相关。四是团队合作与质量持续改善计划，共同制定ERAS方案和目标管理，如住院时间达到多少等，并持续坚持、学习总结策略。五是多模式或多学科协作，术前重视患者教育、沟通与合作是成功的基础。六是术前高危因素患者的评估、准备及治疗，降低ERAS方案失败率。七是国际协会和专业协会推荐与推广的方案需要有严格的、具有循证医学证据的临床研究。

因此，本书将围绕胸外科围术期如何实现加速康复，结合华西胸外科的临床应用实践，从术前评估、流程优化及术后症状管理等几方面进行研讨和交流，以期实现ERAS多中心研究与协作并取得更多可靠的临床证据。

车国卫
四川大学华西医院主任医师
刘伦旭
四川大学华西医院主任医师

目　录

第5章 围术期流程优化

第1章 加速康复外科现状

第1节 加速康复外科是外科学发展的必然结果

外科学的发展体现在理念和技术两个层面，理念上逐渐从"医病"转向"医人"(体现在减少创伤和减轻痛苦)，技术上主要是从粗放手术转向精准手术。尤其是近30年来，随着外科技术和医疗器械的发展与进步，更多的临床实践(手术数量急剧增加，临床研究结果尤其是循证医学证据不断涌现)直接导致了观念的变化(图1-1)。

回顾已发表的文献不难得出这样的结论：1978年以前，技术和设备是手术能否开展及开展何种手术的决定性因素。由于手术器械、麻醉技术、器官解剖

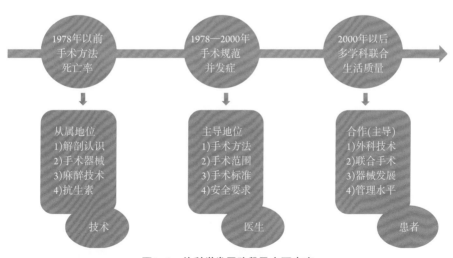

图1-1 外科学发展阶段及主要内容

认识以及抗生素应用的局限性，各医院或医生是否开展某项手术取决于医院水平(装备)和医生个人能力(能力)。此时，医生的技术水平是决定采取何种手术方式以及术后死亡率的主要影响因素。从某种程度上说，患者能够从手术室回到病房就算是成功。1978—2000年，医生个人的技术水平是决定手术种类的主要因素：医疗器械和麻醉方式的变化、对器官及组织解剖和功能的深入理解以及临床证据的出现，引领了大量临床手术规范和手术方式的变革，尤其以根治术和扩大根治术被取代为代表，这反映了在此阶段，外科医生从大量临床实践中不断总结经验，根据围术期并发症及术后生存率综合判定所采取手术方式的合理性及必要性。这也表明，医疗模式已逐渐从单纯医疗模式回归到了外科手术的生物社会模式。尤其是微创外科手术的发展，使减少创伤、降低围术期并发症发生率成为如何选择手术方式最主要的考虑因素。2000年以后，围绕患者的多学科协作开始真正体现"以患者为中心"的理念，尤其以患者对手术要求的提高为主要体现，手术不但要治病，要美容，还要恢复快、术后生活质量高。而微创外科手术能够满足患者的需求，医疗器械和外科技术水平的提高不但促进了微创外科手术的发展和普及，也使得减少创伤和应激得以临床实现，这些成果直接促进了加速康复外科的出现与发展，并使加速康复外科从"高大上"变得"接地气"。

(车国卫)

第2节 加速康复外科理念的演进

1 加速康复外科理念的变化

加速康复外科理念的变化与医学科学(认识和技术)的发展是同步的。应用PUBMED进行关键词检索，加速康复的内涵和外延变化从发表文章中的名字应用概率可以大致体现：

(1)1997年以前，以快速康复外科(Fast-track Surgery，FTS)应用最多。FTS体现的是术前和术后的管理流程(track)优化，临床关注的是优化患者诊治流程[如缩短检查时间(急诊科)，缩短麻醉和气管插管时间(以冠状动脉搭桥手术为例)]，腹部手术关注的是改善围术期饮食管理等。在这期间微创外科已有发展，但其作用未能充分显现(与微创技术自身不完善和外科医生认识不足有关)，这从Fast-track的词义(快速路径)也可见一斑。

(2)1997—2006年，快速康复外科和加速康复外科(Enhanced Recovery after Surgery，ERAS)同时应用。微创技术(腹腔镜外科)在快速康复外科中的作用突显，它不但可以降低外科手术导致的应激反应和并发症发生率，也能缩短住院时间。因此，加速康复外科(ERAS)的英文名称曾经为Enhanced Recovery Program after Surgery，其中的"Program"强调了微创技术(程序)在ERAS中的关键作用。

(3)2006年至今以ERAS为主，这期间围绕微创技术为中心进行了麻醉和术后管理的优化，使得大量临床试验研究均取得了预想的结果，但在临床试验或应用过程中发现，任何一项技术或方法的变化都不可能完全达到患者快速康复的目的。多模式(multimodal interventions)治疗方法被提出并在临床上得到实施，但是至今仍没有一个统一的模式可供临床应用。多学科协作(multidisciplinary team approach)已得到认可，临床上却难以推广。

(4)2015年以后出现的加速康复外科应该以患者症状恢复(Patient-reported Outcomes，PROs)作为目的。有研究者认为，FTS和ERAS的效果评定多是从"医生角度"进行的，不能准确反映患者的机体状况和感受，于是提出以PROs作为评定是否快速康复的指标。从根源上看，ERAS起源于欧洲和北美，主要强调住院时间缩短和费用降低，并以此作为判断ERAS方案是否成功。但医疗上不管采用何种模式均需"以患者为中心"，出现了PROs(亚洲国家比较明显，主要关注住院舒适度和医患安全性)也具有合理性，但目前此类研究尚少。总之，加速康复外科的名称背后，反映了"以患者为中心"(for early normalization after surgery with patient's excellent satisfaction，术后早日康复且患者最大程度满意)的观念，值得我们深思。

2 加速康复外科临床应用效果评价标准的争议

加速康复外科的实质是降低医疗应激反应(手术及治疗创伤)，使得机体生理功能快速恢复。而其临床实现或体现需要判定标准，统一的评价标准是ERAS临床获得循证医学证据所必需的。当前各个学科关注最多的是降低术后并发症发生率和缩短住院时间，并将其作为评价ERAS方案可行与否的标准。如Tiefenthal等对292例结直肠癌患者统一术前与术后ERAS方案，评定微创外科在ERAS中的作用，结果表明腹腔镜组(142例)患者住院时间显著短于开放组患者(250例)(4 *vs.* 6 d；*P*=0.002)，而术后并发症发生率无统计学差异[18.7% *vs.* 21.3%；OR=1.0(95%CI：0.5~2.0)]，作者认为腔镜手术有助于术后快速康复。Groot等将直肠癌快速康复方案应用于妇科肿瘤(子宫肿瘤和宫颈肿瘤)手术患者，显著缩短了住院时间(5 *vs.* 7 d，*P*<0.001)，作者认为结构化的快速方案和临床医生的积极应用有助于临床推广和各专业方案的优化。Pędziwiatr等对92例结直肠癌患者应用统一的快速康复外科方案，分析ERAS方案依从性高低对住院时间、术后并发症的影响，三个组的依从性分别为65%、83.9%和89.6%，而住院时间、并发症发生率与依从性呈反比，提示医患双方对ERAS方案的依从性也影响了快速康复方案的临床应用效果。以上三项不同侧面的研究，均是采用住院时间(Length of Hospital Stay，LOS)和并发症发生率作为评价微创技术、ERAS方案临床扩展和方案依从性是否成功的标准。

住院时间和术后并发症发生率为何成为目前应用最多的用来判断ERAS方案是否成功的评价标准呢？主要原因可能如下。

(1)从起源上看，快速康复起源于欧洲和北美洲，住院费用高和并发症发生率过高存在保险支付问题，这两个指标易于评价和引起医疗机构重视。

(2)欧美国家区域内各家医院管理模式一致，易于评估，如均在门诊检查，手术时入院及出院标准统一等。

(3)采用这两者作为评价标准，医疗机构和医生易于理解和运用。但是如果亚洲国家及其他国家对住院时间的理解不一致，且统计资料也不统一，可能就不太适用。如第一种情况：一般认为，住院时间=术前住院日+术后住院日，但各个医院对术前住院日(如中国大部分省市医保只对住院检查支付费用，导致患者住院后才能进行术前检查)的理解可能并不统一，在这种情况下以术后住院日作为住院时间可能比较恰当。第二种情况是：各家医院和医生掌握的出院标准不同，所以应用术后住院日也存在问题，比如医生和患者从"安全性"方面考虑，可能会多住1~2 d。

现在，术后并发症的发生率也是直接评价加速康复方案是否有效的理想指标，而当前应用数个并发症分级系统(如Clavien-Dindo分级系统)和肺部并发症的评价标准(Melbourne Group Scale)均需要根据每项研究目的进行调整，调整的主要原因是这些分级系统或分类标准均忽略了术后并发症到底是内科原因还是外科原因引起的这一问题，而这对于评估并发症发生的因果关系很重要。以上情况的存在可能在研究过程中导致偏差，原因首先是每个研究者均有可能根据自己的需要进行改动，无统一标准；二是执行同一标准时所采用的数值不同，如诊断肺部感染时，对白细胞数的上限值的设定就可能不同，如10 000 个/mL，12 000 个/mL，15 000 个/mL等，设定的数值不同可能会得出相反的结果。如研究胸腔镜肺叶切除术是否较开放肺叶切除术降低了术后并发症，若以白细胞数>10 000 个/mL作为评价术后肺部感染的一个指标，则胸腔镜肺叶切除术显著降低了术后肺部感染(33.73% $vs.$ 65.21%，$P=0.000$)；若用>15 000 个/mL作为标准，则两种肺叶切除术后肺部感染的发生率没有不同(27.71% $vs.$ 34.78%，$P=0.402$)。

应用住院时间作为ERAS标准存在一定的局限性，Jones等系统分析了行股和膝关节镜手术患者满意度和ERAS方案应用的相关性，8篇论著纳入，共包括2 208例患者，其中有6篇文献显示患者满意度高，但住院时间没有负相关关系，提示住院时间缩短并没有得到患者较高的满意度。Fagundes等对比了60例Ⅰ期或Ⅱ期肺癌患者应用标准后外侧切口和胸腔镜肺叶切除术的术后主要症状及其恢复时间，两种手术方式下患者术后主要症状的前三位是：疲劳、疼痛和气短。胸腔镜组患者术后恢复到轻度症状(与术前相比)所需时间均显著短于开放组，而疼痛在腔镜组恢复最快，作者认为应用患者症状恢复时间结合住院日更有助于评价患者的康复情况(图1-2)。以上两篇研究结果提示从患者角度(症状恢复和满意度)结合住院日可能是较好的评价ERAS的指标。但是日本学者Taniguchi等应用修正的ERAS方案(主要变化是术前口服补液代替静脉输液)，研究表明患者安全性增高(围术期与输液相关的不良事件显著降低)和满意度增加、快速康复团队(医、护)治疗水平提高，尤其是护士工作量显著减轻，作者强调医护工作负荷的变化也是衡量快速康复的指标，在本研究中作者没有太多关注住院日和费用。有作者认为住院费用也应作为评价加速康复方案的指标。Joliat等对了比行胰十二指肠切除患者应用ERAS方案前后住院总费用的变化，ERAS组的费用(56 083欧元)低于非ERAS组(63 821欧元)，但无统计学差异

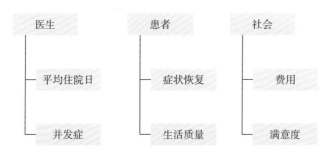

图1-2　加速康复外科的评价标准

(P=0.273)。Nelson等回顾性分析妇科肿瘤手术应用的ERAS患者，平均费用至少降低7 600美元。总之，加速康复外科的评价指标从成本效益、长期结果、生活质量等方面都需要进行大量临床研究。

3 ERAS临床应用依从性差的原因分析

加速康复外科应用的临床效果是肯定的，临床应用现状如何呢？捷克对148名外科医生术前营养支持进行问卷调查，55%的医生仍坚持术前6 h禁饮，7%的医生同意术前饮用碳水化合物，常规术前肠道准备仍有86%的支持率，术后尿管留置3~5 d的比例仍高达52%，只有2%的医生同意早期饮食，西班牙的调查结果同捷克相似。2005—2009年荷兰卫生保健机构对选定的33家医疗机构的结直肠癌患者推广ERAS方案，尽管平均住院时间缩短3 d，但仍有1/3的医院没有应用术后早期肠内营养、术后第1 d下床活动和应用泻药治疗。

ERAS方案推广以来，为何作为主体实施者医护的依从性会差呢？主要有以下几方面的原因：

(1)ERAS方案临床应用效果不明显，Ahmed等将95例连续结直肠癌患者分为两组，用ERAS方案组与不用ERAS方案组，结果发现两组在住院日、细菌性感染和30 d死亡率方面均无差异，患者术后结果无差异，于是使得ERAS方案的应用集中在临床试验中。

(2)住院日没有缩短和时间缩短后再入院率高也是依从性差的主要原因，有研究发现住院时间短则有高依从性，同时也发现住院时间短则有高的再入院率。

(3)术后并发症(术后恶心、呕吐、疼痛和肺部感染)也是依从性逐渐降低的因素之一，即使在大的医学中心也是如此。

(4)术前具有高危因素的患者进行ERAS程序导致失败而产生放大的"安全性"顾虑。

(5)缺乏有效的、大规模临床试验并采用好的ERAS方案进行推广。

4 加速康复外科临床应用方式

多模式医疗(multimodal perioperative care)和多学科协作(multidisciplinary team approach)对推动加速康复外科的实现均有作用，究竟何种模式更好呢？ERAS方案及效果的实施主要是基于外科的发展，当然以外科医生或技术为主的多模式是早期外科加速康复实践中的主要手段，以外科医生为主导，麻醉师或护士提供方案，最后在外科医生的指导下实施，如基于微创技术的流程优化。此种模式的最大优点是易于操作，方案固定，所有执行人员都有章可循，但也存在以下不足：

(1)每种方案的执行效果无法正确评价，如不同患者可能应用同样的方法，可能有效，也可能无效，因为方案的执行者与制定者不同。

(2)执行效果评价差，不能适时对方案进行更新或改变，如护士可能只能执行方案而不能对方案的效果进行评价。ERAS多模式医疗可能主要适用于部分病种或病例，ERAS方案相对简单、易行，如疼痛管理，外科医生负责区域阻滞，麻醉医生关注全身用药和不良反应，护理则适时进行评估并反馈结果。

随着加速康复外科领域的扩展和深入，外科为主导的多模式医疗方法实现的难度不断增加，以麻醉医生为主的"围术期外科之家(Perioperative Surgical Home)"等多模式是一种探索，可以在康复团队中扩大麻醉医生的作用和工作范围(主导作用)，麻醉医生可以参与术前评估、术中合适麻醉方法的选择及ICU管理、全程管理、记录和评价方案效果，有助于积累经验和方案的持续改进。多模式医护方案应用于临床研究或规模比较小的医院可能有其现实性，但是对于多中心临床研究或推广来说则需要多学科的协作。多学科协作模式有助于保证患者的安全性、达成共识并推广，这需要团队先制定某个病种的快速康复目标，达成共识，然后大家优化方案并执行，记录结果与优化。如腹部外科，对参与腹部外科手术的各个专业医生发问卷，征求为实现快速康复应在围术期关注的问题。如无恶心、呕吐，独立活动和尽早饮食是共识且和专业无关；基于这个目标制定麻醉、手术及护理中的各个程序，且不断优化ERAS方案。但是多学科协作的主要不足是每个专科会过多地将过于专业的方案纳入ERAS总体方案，使方案繁琐而难以实施。如何使学科之间围绕ERAS进行深度融合是以后研究的方向。

5 ERAS加速康复临床应用中的困难与对策

如何提高ERAS方案的依从性呢？

(1)在方案实施的早期阶段应加强对团队成员的专业训练和对结果的持续性评估，方案的依从性在早期是会降低的。要使医生的依从性达到80%，需要医生在6个月内管理至少30名患者。

(2)医生要坚持应用并总结经验。

(3)减少术后并发症也是重要手段之一，多中心研究发现并发症发生率的降低与ERAS依从性呈正相关(OR=0.69，$P<0.001$)。

(4)团队合作与质量持续改善计划，团队制定好ERAS方案和目标管理，如住院时间应为多少等，并持续坚持、学习总结策略。如加拿大多家医院应用"Knowledge-to-action(KTA) cycle"不断改进与完善临床实践指南(Clinical Practice Guideline，CPG)，使ERAS方案不断瘦身，从而使临床应用的依从性不断增加。

(5)多模式或多学科协作，术前重视患者教育、沟通与合作是成功的基础。

(6)术前高危因素患者的评估、准备及治疗，降低ERAS方案的失败率也是提高依从性的主要措施。

(7)国际协会和专业协会的推荐与推广，这需要有严格的、具有循证医学证据的临床研究。

ERAS理念被医生接受而又不愿意推广或选择性推广的原因何在呢？主要障碍有：①医务工作者和患者对"传统习惯"和"安全性考虑"的依赖是主观因素。②患者全身情况不同、病种、手术方式及医院的不同决定了ERAS方案必须将"多样化与个体化"结合，具有循证医学证据的ERAS Protoco少是客观原因。③传统心理模式、习惯和组织因素常常影响加速康复方案的实施，是将传统方式抛弃还是并存也是临床应用中的困惑。④如果以一个学科为主的多模式来实现快速康复，可能会存在相应学科的习惯难以改变的问题；若以多学科联合的方式进行，则可能会导致ERAS流程过于繁琐，反而影响了快速康复。⑤医保支付和社会文化背景对ERAS方案的推广也有影响，医保支付在欧美过多看重住院时间和并发症发生率的降低，亚洲则过分强调住院满意度和安全等。这些问题都需要我们在工作中围绕"以患者为中心"和加速康复外科实质进行多中心、有价值的研究，获得循证医学证据并上升为共识或指南，才能更好地推广并造福于患者。

(李为民，周清华，车国卫)

第2章 华西胸外科临床实践与目的

1 围术期是影响胸外科患者术后快速康复的因素

快速康复的理念已得到大家的共认，而目前对快速康复的研究也仅仅是立足于术后管理的改进且没有形成系统的方案。从围术期角度研究快速康复的途径和方案仍然是空白。整体上看，围术期所有干预因素均对患者的康复有影响，从术前的高危因素评估与处理、术中保护措施和术后管理均需要围绕快速康复进行，才能达到快速康复的目的(图2-1)。

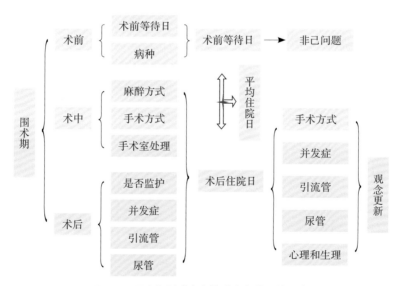

图2-1 围术期影响患者快速康复的可能因素

2 胸外科围术期流程优化的必要性与存在的问题

胸外科手术技术的发展,尤其是微创技术的应用与普及已大大地拓展或改变了外科医生的治疗观念。手术本身对患者造成的损伤缩小也使患者快速康复成为可能,且已通过围术期的部分改进取得了显著进步。但是目前的流程优化主要由外科医生主导,且只局限于外科手术本身,而对术前、术中和术后非手术流程的处理却变化很小或无变化,所以本应该随外科技术发展而优化的围术期流程却远远滞后,这也是进行课题研究的原因。进一步分析导致这些问题的原因:一是主观上各个科室都不愿对"习惯"进行变动,缺乏变化的动力和不符合现有的规范;二是客观上也没有现成的方案和方法,包括快速康复和"以患者为中心"也仅仅是停留在理念上,不同的科室也都只是根据实际情况作些局部的变动;三是对常见问题的处理(尿管和胸腔引流管的处理)也没有统一的规范和流程,随意性强;四是事实上只有外科医生才参与了围术期患者处理的全过程,但他并不是围术期流程优化的设计者和主力军。总之从外科发展来看,围术期变化最大的是术中(手术方式和技术),而术前准备和术后管理(外科医生和护士)及麻醉(麻醉医生)、手术室管理(手术室护士)却变化不大。但是,当前外科技术的发展、社会和患者需求的增加为患者术后快速康复提供了可能性及必要性。快速康复和"舒适化病房"的创建均需要围术期流程的整体优化和医护一体化(图2-2)。

3 华西胸外科加速康复外科的研究思路及内容

ERAS在临床应用中需要多模式或多学科协作完成,真正实现"从疾病治疗到健康管理"的转变,这就需要对流程和管理进行优化。目前,各个学科只进行局部改进,使得基于微创技术进步带来的加速康复外科的优势被削弱。因

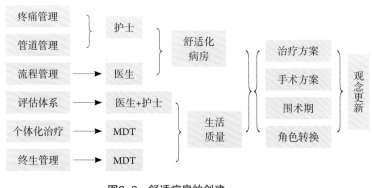

图2-2 舒适病房的创建

此，基于微创技术对围术期流程进行优化，理论上应该可以使加速康复外科的优势充分实现。

3.1 术前准备需要完善或优化

术前准备主要是宣教和高危因素评估，其必要性如何呢？我们首先分析近年来肺癌外科治疗人群的变化：早期肺癌和高龄(>65岁)患者增加。外科治疗方式发生了变化，胸腔镜手术已成为主流术式，肺段切除比例增加，理论上应该和手术方式同样变化的术前宣传教育、评估体系和高危因素预防治疗却没有发生变化。患者的理解与真正的配合治疗，才能使ERAS得以实现。如何才能做到正确的术前宣教并获得好的结果呢？首先护理工作要围绕手术的快速康复进行，并真正理解每一项工作与快速康复的关系，产生"不如此，就会怎样"的理念，如不戒烟，就会增加术后肺部并发症的发生等。其次宣教也要在"群体到个人""个人到群体"间进行恰当转换，即群体宣教与个人宣教相结合。

肺癌外科治疗人群和手术方式的变化，寻找合理的术前心、肺功能评估体系和针对高危因素的预防治疗方法变得越来越迫切。心肺运动试验(Cardiopulmonary Exercise Test，CPET)可以弥补静态肺功能检测(Resting Pulmonary Function Test，PFT)的不足，目前已在临床上广泛应用。现在，通过肺功能评估体系在术前评估肺叶切除的风险已存在局限性，多学科合作(呼吸科或康复科)进行术前评估发现高危因素和预防治疗方法已成为术后肺快速康复的必然。当然这仍然需要更多的研究来证实。

3.2 手术程序和流程需要优化

"个体化"麻醉应用的必要性：全麻状态下预置各种管道(如：气管插管、尿管等)的目的是便于手术操作和观察术中脏器情况等，但过多或不必要的管道应用不但增加了术中及术后管理的难度，也会给患者带来相应的并发症，增加经济负担。微创手术技术和麻醉技术可以使手术时间缩短、出血量减少，为术中管道的应用优化带来了契机。"个体化"麻醉如何在临床上应用呢？

(1)根据手术病种进行"个体化"麻醉，如非插管全麻下胸腔镜下交感神经烧灼术治疗多汗症或气胸等方式。

(2)根据手术方式选择麻醉方法，VATS手术时间短，有时可选择非插管、单腔管等方式。

(3)气管插管拔管的时机也应"个体化"，手术顺利且时间短的患者最好术后立即拔除气管插管，部分患者可在复苏室拔除，个别需要呼吸机支持的患者才需要到重症监护室拔除。这种统一的麻醉方式和拔管时间，不考虑病种和手术情况的方案，值得进一步的研究和思考。

手术情况是快速康复的主要影响因素，而手术器械的优化既可以缩短手术时间(麻醉时间、清点器械时间等)也可以降低费用。事实上，外科手术器械的发展已贯穿整个手术过程，概括起来有切割(电刀)、分离(超声刀)、缝合与止血(切割缝合器、血管夹等)、固定(各种固定器械、机械缝合钉等)。传统应用止血钳和丝线结扎止血的大量器械发挥不了作用，而这些器械仍然出现在的器械包里。根据病种和手术方式选择合适的器械包，不但可以提高效率，也能够降低成本，关键是可以降低术中不良事件发生，缩短手术时间。

管道(尿管与引流管)管理也应进行优化。全麻手术常规需要导尿，目的是监测液体输入和脏器功能。腔镜肺叶切除术时间缩短，需要思考术中常规导尿是否必要？

胸腔引流管近年来的优化应用也有利于术后快速康复，具体表现在：

(1)单管引流取代双管引流(只有脓胸或术中肺漏气严重时才考虑用双引流管)，单管置于胸顶并应用侧孔，有利于患者术后运动、降低疼痛并提高住院舒适度。

(2)引流管管径倾向于应用小的，尽管尚存在争议，有研究表明16F引流管的引流效果等同于28F~32F引流管且不影响切口愈合。

(3)术后引流管的拔除也不一定要拘泥于引流量少于50~100 mL/d，而是若无漏气，300 mL/d也可拔除。

(4)也有建议术后不应用引流管的报道，但是需要术后排气，多数只是术后确认无气体漏出后，就马上拔掉，但是需要选择病例并进行严密监测，目前不能推广，尚需研究。

3.3 术后管理需要优化的方面

外科术后的充分镇痛是快速康复"Pain and Risk Free"的一部分，这是共识。外科医生在临床应用中存在的问题有：1)镇痛不充分或过度，疼痛被认为是止痛药的不良反应，让患者能忍就忍，反之亦然；2)用药单一，吗啡类药物应用过多，直接后果是胃肠道反应多；3)疼痛评估体系与方法主观性强，导致用药合理性差，缺乏围术期统筹安排。麻醉师或疼痛专业医生对患者进行评估，立足于围术期疼痛管理，不但能有效镇痛，且可以降低因疼痛导致的并发症。如围术期合理应用甾体类止痛药同样可以达到吗啡类药物的效果，且能够显著降低恶心、呕吐反应。因此，止痛药应用的合理优化，需要进一步深入研究。

当然术后疼痛的原因除了手术本身造成的创伤外，也和术后过多的监测相关。减少不必要的监测并进行优化也有助于缓解疼痛，结合目前胸外科肺叶切除术的特点，具体优化措施可以从以下几方面进行考虑：

(1)患者从麻醉复苏室回病房后，是否仍有必要应用心电监护，这极大地限制了患者的活动。

(2)尿管应尽早拔掉，强调术前宣教，并应用诱导等方法尽量避免重新导尿，若有前列腺增生可考虑应用相关药物。

(3)胸腔引流管尽快拔除，研究发现术后24 h以后，疼痛主要集中在引流管口；若非临床上必须应用，最好不要以观察或稳妥为借口推迟拔管时间。

(4)鼓励患者尽早下床活动，并围绕患者活动对临床干预和药物使用情况进行优化。

围术期并发症的预防与治疗是加速康复的重要部分，如肺栓塞，术前评估和术后早期预防可以使肺栓塞的发生率显著降低，围术期肺康复训练可以显著降低术后肺部感染的发生率。

3.4 快速肺康复方案持续优化需要加强术后症状随访管理

围术期快速康复的评价标准目前大多采用平均住院日或术后住院日，尽管有争议但目前也没有更合理的评价方法。最近有研究认为，应该用术后患者症状恢复到术前状态的时间作为评价是否达到快速康复的标准，这从另一个侧面提示术后症状管理可以有效促进围术期流程的持续优化并达到患者快速康复的目的。研究发现，胸腔镜与开放肺叶切除术相比较，术后主要症状依次是疲劳、疼痛、气短、失眠、嗜睡。疲劳恢复的时间最长，而腔镜手术的疼痛恢复时间显著少于开放手术(8 *vs.* 18 d，$P=0.022$)。研究同时发现，术前身体状况差且伴随疾病多是术后疼痛时间延长的主要因素。这些发现提示我们，对术后症状进行管理、发现高危因素并进行预防治疗，不但可以优化流程也能够促进患者快速康复。

3.5 多学科协作、医护一体建立"舒适化病房"

快速康复外科的宗旨是"Pain and Risk Free"——外科手术无风险与无痛苦。无风险与无痛苦主要体现在围术期，要让患者不再害怕手术，则需要多学科协作与医护一体化管理，建立"舒适化病房"(Pain and Risk Free Ward)，真正体现"以患者为中心"的医疗理念。多学科协作在肺外科主要是指康复科(心肺康复专业)、呼吸科(物理治疗师)、麻醉科、疼痛科和中医科之间的协作。康复科主要是指心肺康复专业方向，围绕术前患者心、肺功能评估，制定合理的心肺康复训练方案，以达到降低手术风险与术后并发症发生率的目的。目前心肺康复的主要内容是训练上、下肢和呼吸肌，以改善患者通气和排痰为目的，而对肺功能的换气功能影响甚小，因此我们建议对于术前肺癌合并中—重度COPD的患者和因肺功能差不能手术的肺癌患者，可以在术前物理康复的基础上加用药物康复，以清理气道、消除气道炎症，改善通气和弥散功能，减少术后痰潴留和肺部感染等并发症。目前药物康复主要应用于特定的高危因素：如高龄和长期吸烟患者易导致致病性气管定植菌(如G^+菌或G^-菌)存在，这类患者术前需要用敏感抗生素；气道高反应患者应术前应用支气管扩张药或雾化吸入类糖皮质激素；清洁气道时应用氨溴索等有助于降低肺部相关并发症的发生率。麻醉科除了术前评估时应选择合适的麻醉方法外，还应关注术中气道管理和及时拔掉气管插管。呼吸治疗师主要是针对术前气道相关问题进行方案制定，同时注意术后痰潴留的预防。疼痛科可根据患者的手术方式与疼痛特点，并结合患者全身情况，选择适合于患者的止痛药或处理方法。中医科目前最佳的可以应用的药物是改善胃肠功能的药物，预防胃胀气或恶心、呕吐。总之，协作的各个学科均以患者手术后快速康复为中心，合理选择处理方法，从而达到最佳效果。临床多学科协作易出现的问题是处理条块化和繁琐、难以完全执行，因此需要进一步研究并观察最佳方案。

"舒适化病房"的创建护理工作是关键，围术期护理可参与对患者病情的评估，并准确记录观察结果，能够及时发现病情和对处理方法是否有效进行适时的判定。重要的是可以将某些工作直接交由护士处理，如尿管的拔除、术前雾化吸入药物的应用、肺栓塞危险因素的评估、围术期训练和康复方案的执行与监测等。最重要的是通过参与临床工作，可以使护理人员真正地理解病情，并主动参与到临床管理工作中来，在进行临床宣教工作时更加有针对性，与患者沟通的效果会更好。这样是否会增加护士的工作量呢？研究发现，当一个系统的ERAS方案得到执行后，护士的工作量不但没增加反而会显著降低，且随着ERAS方案依从性的增强，其工作负荷越来越低。

4 加速康复外科目前存在的问题与展望

外科学是现代医学的一个重要组成部分，信息时代的来临和生物技术的快速发展，使得传统的外科学正面临着巨大的挑战，一些新的外科理论和技术应运而生，从而把外科学推向新的高度。外科学每一阶段的前进都有无数医生为之探索和奋斗，加速康复外科无疑是本世纪外科学发展的亮点。尽管如此，基于微创外科技术理念的加速康复外科(Enhanced Recovery after Surgery，ERAS)在临床应用中仍存在以下值得思考的问题：1)快速康复临床推进最难的地方在于和快速康复流程相关的工作与现今正在使用的"指南或共识"有冲突，使医务人员的"安全性"难以保证。2)微创技术自身发展过快，而围术期管理措施相对滞后，体现在术前或术后管理仍停留在开放手术层面，微创手术的评价标准(手术适应证)仍沿用开放手术的标准。3)多学科协作模式临床可操作性差，仍有专科局限，过多的专科细节加入使流程变得繁琐而难以执行。4)围术期医护一体化管理仍有局限，缺少实际内容。5)基于患者术后结果(Patient-reported Outcomes，PROs)对快速康复方案改进需要加强。尽管存在以上问题，但瑕不掩瑜，加速康复外科的理念已经贯穿于外科实践之中，大量的研究成果不断涌现，相信在不久的将来，定会实现"Pain and Risk Free"的目标。

(车国卫，刘伦旭，陈龙奇)

第3章 华西加速康复团队建设

1 科室构架

见图3-1。

2 主要成员

胸外科医生：陈龙奇，林一丹，王允，伍仁，寇瑛俐，蒲强，胡杨，马林，袁勇，廖虎，梅建东，刘成武，林峰。

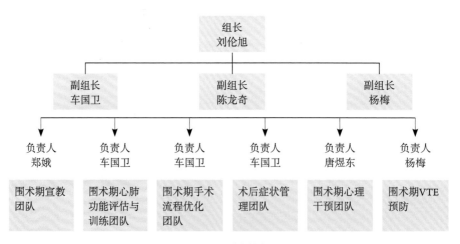

图3-1 科室构架

胸外科护士：林琳，徐志华，马丹，邱舫，牛玲莉，李霞，陈娟，郑娥，周洪霞，戴艳丽，梅小丽，杜娜，李洁，张嘉妮，王维，王蕾，黄婷，姚丽，陈钰，李廷玉，周娴，章迪丽，朱英，李游。

康复科医生：苏建华，喻鹏铭，杜春萍，何成奇。

麻醉科医生：宋海波，余海，刘飞。

手术室护士：龚仁蓉，许宁惠，张祥蓉，李脊，涂雪花，郝淼。

心理卫生中心：邓伟，刘洋。

营养科：饶志勇，陈瑛翼，李雪梅，胡雯。

胸外科研究生：赖玉田，王明铭，林荣嘉，杜恒。

秘书：廖虎，赖玉田，唐煜东。

3 质量控制

(1)质量控制监督员：刘伦旭，车国卫，杨梅，刘成武，廖虎，沈城。

(2)各版质量控制员：

1)血栓管理模块：杨梅。

2)镇痛模块：林琳。

3)管道质量管理：周洪霞，邱舫。

4)呼吸道管理：徐志华，苏建华。

5)症状管理：林荣嘉，王明铭。

6)营养管理：杜娜。

7)宣教模块：郑娥。

8)心理干预：唐煜东，梅小丽。

(杨梅，车国卫，刘伦旭，陈龙奇)

第4章 加速康复外科临床方案及实践

第1节 宣传教育

1 团队架构

见表4-1。

表4-1 团队架构

科室及部门		成员姓名	负责任务
胸外科	医生	刘伦旭、车国卫、陈龙奇、伍仁、王允、寇瑛琍、林一丹	协助，监督实施
	护士	杨梅、林琳、周洪霞、刘华英、琳、邱舫、李霞、徐慧、牛玲莉、徐志华、杜娜、李洁、梅小丽、王维、张嘉妮、姚丽、戢艳丽、陈娟、王蕾、黄婷、章迪丽、朱英、周娴、陈钰、郑娥、李廷玉、赵春林、李游、冉航丞	(1)制定健康教育目标、内容与方案 (2)评估健康教育效果 (3)落实健康教育、强化宣教内容
康复科		苏建华、喻鹏铭	制定心肺评估方案、流程及心肺训练方案及实施策略
营养科		饶志勇、陈瑛翼、李雪梅	术后患者饮食管理方案及宣教

2 目的与目标

2.1 目的

(1)使患者了解自身疾病的一般知识、治疗目的及护理要点；
(2)降低与消除患者的不良心理因素，尽快适应住院患者角色；

18

(3)使患者掌握改善肺功能、促进肺康复的方法与技术；

(4)增强患者对手术的信心，积极配合手术与术后康复；

(5)提高患者自我保健意识与能力，促进术后康复；

(6)激励患者积极参与健康维护，主动寻求健康行为；

(7)改善患者就医体验，提高患者满意度。

2.2　目标

(1)患者知晓自身疾病相关治疗、护理、康复及保健要点；

(2)患者能积极配合手术及术后康复，主动进行肺康复训练；

(3)缩短住院日，降低住院费用；

(4)减少患者术后并发症的发生率；

(5)提高住院患者满意度。

3　宣教内容与方案

3.1　宣教内容

入院宣教包括科室相关制度介绍、术前评估内容与训练、安全教育、环境介绍、主动呼吸控制技术的学习，激励式肺计量器的使用以及个体化指导(见表4-2)。

3.1.1　术前宣教

包括患者自身准备、用物准备、相关制度介绍、术后床位安排、术后配合要点、术后症状管理及个体化指导。

3.1.2　术后宣教

(1)体位：患者全麻清醒后，协助取半卧位，以利于呼吸和引流。

(2)在充分镇痛的基础上休息与活动，保证患者足够的睡眠时间。并在患者血流动力学平稳的基础上鼓励和督导患者从术后第1 d开始下床活动并完成每日制定的活动目标，术后第1 d下床活动1~2 h，至出院时每日下床活动4~6 h。

(3)气道管理：详见"第4章第4节术前心肺功能评估及肺康复训练方案"。

(4)营养与饮食管理：详见"第5章第6节围术期饮食管理"。

(5)管道管理：详见"第5章第4节围术期是否留置尿管管理"与"第5章第5节术中及术后胸腔引流管管理"。

(6)肺栓塞预防：详见"第4章第3节肺栓塞评估"。

(7)术后症状管理：详见"第6章围术期症状管理"。

(8)个体化指导：根据患者实际情况进行针对性指导。

表4-2　四川大学华西医院胸外科入院宣教内容

目录	内容
相关制度	医生查房制度
	护理查房制度
	交接班制度
	陪伴制度
	探视制度
术前评估	心理评估
	肺栓塞评估
	心肺功能评估与训练
	营养状况评估与干预
	疼痛评估与干预
	尿管留置评估与训练
安全教育	防火，防电，防盗，防跌倒，防走失
环境介绍	消防通道，开水间，标本柜，医生办公室，护士站等
术前训练	(1)主动呼吸控制技术 术前每日3次，每次10~15 min，术后协同吸气训练器使用，非睡眠时间，每2 h一次，每次3~5 min，以患者不感到疲劳为宜 操作方法： 步骤1：取放松舒适体位，斜坡卧位，膝关节屈曲 步骤2：做3~5次腹式呼吸(用鼻深吸气使腹部鼓起，屏气1~2 s，用嘴缓慢呼气) 步骤3：做3~5次深呼吸(吸气时感觉胸部扩张，用鼻吸气后屏气，然后用嘴缓慢呼气) 步骤4：做2~3次呵气动作 步骤5：做3~5次腹式呼吸 步骤6：做1~2次咳嗽(深吸气，屏气，关闭声门，腹部收缩用力，开放声门咳嗽) (2)激励式肺计量器 在非睡眠时间，每2 h重复一组训练，每组进行6~10次，以不引起患者疲劳为宜。根据患者年龄、身高对应值设定需达到的目标值，术后根据手术切除肺组织的面积适当减小(用黄色卡子标记目标值) 具体操作方法：患者取易于深吸气的体位，一手握住吸气训练器，用嘴含住咬嘴并确保密闭不漏气，然后进行深慢吸气，将白色浮标吸升至预设的标记点，然后移开咬嘴屏气2~3 s再呼气
个体化指导	根据患者实际情况进行针对性指导

3.1.3 出院前宣教内容

包括：活动与康复、饮食与营养、伤口管理、药物指导、随访指导/后续治疗、个体化指导(见表4-3)。

表4-3 四川大学华西医院胸外科肺手术患者及家属健康指导核对表

姓名：	出院诊断：	住院号：	手术时间：

教育明细	请勾选合适选项				
	无法完成	不愿接受	仅能理解	在协助下完成	能独立完成
(1)活动与康复					
1)术后需要一段时间的休养，2~3周可逐渐恢复正常生活					
2)视体质情况恢复工作，避免重体力劳动，避免外伤					
3)术后半年内坚持行术侧的肢体功能锻炼，每天坚持患侧上肢的上举、外展及旋转锻炼					
4)出院后可终生行深呼吸、腹式呼吸训练及使用深呼吸训练器					
5)保持乐观开朗的情绪，积极配合后续治疗					
6)重视呼吸道保养，尽量避免感冒，如有上呼吸道感染，及时就医彻底治疗，不在空气污浊的场所停留，避免吸入二手烟					
(2)饮食与营养					
1)摄入营养均衡的正常饮食(与病前一致)，少油新鲜易消化即可，少食辛辣刺激饮食					
2)吸烟会增加气道分泌物且难以排出，因此请戒烟					
3)限制乙醇摄入：恢复后每天最多喝1杯红酒(常规红酒杯)或1厅(330 mL)啤酒					
(3)伤口管理					
1)保持伤口敷料清洁干燥，伤口完全愈合之前勿沐浴					
2)请勿抓挠伤口或涂抹滑石粉、面霜或油膏等					
3)正常情况下，伤口3~5 d换一次药，伤口拆线时间为术后10~14 d，引流管口拆线时间为拔管后3周，换药拆线可至我科随访门诊评估开单或当地医院就诊					
4)关注伤口情况，引流管口常有少量分泌物属正常现象，如发现下列征象：发热至38℃及以上，切口变软有较多渗液，伤口周围明显发红或肿胀，疼痛加重，请及时于当地就医至我院胸外科随访门诊就诊					

续表4-3

续表4-3

教育明细	请勾选合适选项				
	无法完成	不愿接受	仅能理解	在协助下完成	能独立完成
(4)药物指导					
1)出院后会存在一些刺激性咳嗽,一般无痰,是由于胸腔内伤口的愈合过程引起,不必紧张,如果咳嗽影响休息,可根据医嘱服用镇咳药物,如有脓痰、发热等请及时就医					
2)术后伤口区域会有针刺样疼痛或麻木感,会持续较长时间,可以根据医嘱按时服用止痛药物,可保证较好的止痛效果					
3)所有药物按医嘱处方服用,确保足够的药物供给					
(5)后续治疗/随访指导					
1)应坚持定期随访,门诊复查时间为术后1个月、3个月、术后半年,之后根据病情每3个月或半年复查1次,第5年后每年复查1次					
2)挂专家号需提前网上预约、电话预约及微信预约,网址:www.cd120.com,电话:028-114,微信号:scyl__114gh					
3)我科专门为术后患者开展了术后随访门诊,每周一、四、五下午,不需预约,可提供以下服务和指导:术后饮食指导及营养监测;疾病健康咨询及心理咨询;伤口换药拆线随访及指导;呼吸功能训练及指导;开具术后复查的检验单					
4)如果发生以下情况,请及时于当地医院就诊或至我院急诊:气促、气紧明显;咳大量黄色黏痰或咯血;发烧(体温>38.5 ℃),伤口化脓渗液多,疼痛加剧;进食困难或梗阻;其他持续存在引起您担忧的症状					
5)除患者至门诊复查外,我科会对肿瘤患者或家属进行电话随访(每半年1次),目前科室随访电话是028-85421026,感谢您支持我们对您病情的后续关注					
(6)个体化指导					

3.2　方案

(1)通过集体宣教和个体化宣教相结合的宣教形式,在节约护理人力成本的同时多方位满足患者需求(图4-1~图4-4)。

(2)集体宣教采用播放录像、讲解示范及实地观摩相结合的方式,个体化

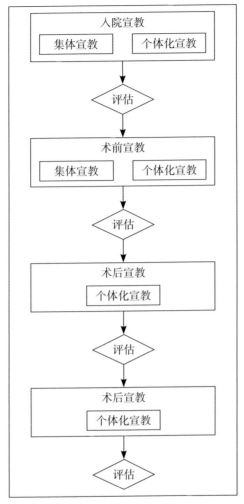

图4-1 健康宣教方案

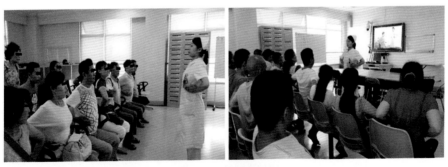

图4-2 集体示范讲解

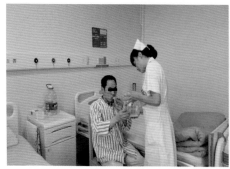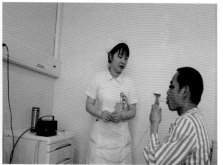

图4-3 个体化宣教

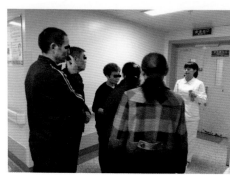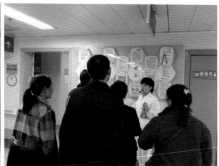

图4-4 集体实地观摩

宣教采用书面宣教与讲解示范相结合的方式，通过多样化的教育手段，提高健康教育效果。

(3)动态评估，不断强化宣教内容，持续改进宣教效果。

4 效果及评估

4.1 评价指标

(1)患者满意度：包括住院患者满意度与随访满意度(见表4-4与表4-5)；

(2)主管医生查房询问患者掌握情况；

(3)护士长不定期抽查健康教育落实情况。

4.2 效果评价

(1)患者总体满意度提高；

(2)患者对健康教育内容总体掌握情况较好；

表4-4 四川大学华西医院住院患者体验与满意度调查问卷

尊敬的女士/先生，您好！为了解我们病房护理服务工作现状，更好地为您服务，请对以下项目进行实事求是的评价，在相应的选项上打"√"，并请您留下宝贵的意见或建议。谢谢！

	是	否
(1)住院期间，是否有照顾您的责任护士？	☐	☐
(2)入院时，病房护士是否给您介绍过病房里的环境设施(例如安全通道的位置、红灯呼叫的位置和使用方法等)？	☐	☐
(3)护士在给您实施给药/操作前是否主动询问您的姓名、床号等相关信息？	☐	☐

	满意	较满意	一般	较不满意	不满意	不涉及
(4)您所在病房的安静状况	☐	☐	☐	☐	☐	☐
(5)当您的疾病致使您不能自理时，护士适时对您进行帮助或协助	☐	☐	☐	☐	☐	☐
(6)护士在照顾您时，能体谅您的病情，让您尽量舒适无痛	☐	☐	☐	☐	☐	☐
(7)护士能及时巡视病房，主动关心您	☐	☐	☐	☐	☐	☐
(8)护士的操作技术熟练	☐	☐	☐	☐	☐	☐
(9)在进行护理操作前，护士能与您交流为什么要进行此项操作，且应注意些什么	☐	☐	☐	☐	☐	☐
(10)在进行护理治疗时，护士注意保护您的隐私	☐	☐	☐	☐	☐	☐
(11)护士为您讲过与您疾病相关的健康知识	☐	☐	☐	☐	☐	☐
(12)在您有任何疑问时，护士进行耐心解答	☐	☐	☐	☐	☐	☐
(13)住院期间，护士尊重您，对您有礼貌	☐	☐	☐	☐	☐	☐
(14)在您悲伤、焦虑时，护士能安慰、帮助您	☐	☐	☐	☐	☐	☐

(15)总体来说，您对住院期间的护士服务的满意度打多少分？(100分为满分，60分及以下请给出具体的文字表述)

分数： 分，意见和建议：

表4-5 出院患者满意度电话随访调查表

第一部分 患者基本情况

患者信息	姓名
	登记号
	出院日期

续表4-5

续表4-5

受访者信息	是否患者本人	是
		否　　与患者关系
		是否是患者的主要照顾人
	联系电话	
患者出院时健康状况		
患者目前健康状况		
住院相关满意度	对医疗服务是否满意	
	对入院流程是否满意	
	对门诊流程是否满意	
	对检查流程是否满意	
备注		

第二部分　护理服务满意度

护理服务满意度	住院期间,是否有照顾您的责任护士
	入院时,病房护士是否给您介绍过病房里的环境设施
	护士在给您实施给药/操作前是否主动询问您的姓名、床号等信息
	您所在病房的安静状况
	病房卫生间干净无异味
	需要特殊饮食时,医院的饮(伙)食能否满足需求
	当您的疾病致使您不能自理时,护士适时对您进行生活照顾
	护士在照顾您时,(护士)能体谅您的病情,让您尽量舒适无痛
	在您不使用红灯呼叫时护士也能及时巡视病房,察觉您的需求
	护士的操作技术熟练
	进行护理操作前,护士能与您交流为什么要进行此操作和注意事项
	在进行护理治疗时,护士注意用拉帘、遮挡等方式保护您的隐私
	护士为您讲过与您疾病相关的健康知识
	在您有任何疑问时,护士进行耐心解答
	住院期间,护士尊重您,对您有礼貌
	在您悲伤、焦虑时,护士能安慰、帮助您
	出院时责任护士告诉您出院后疾病康复应注意的问题
	总体来说,您对住院期间的护士服务的满意度打多少分
护理满意度分值(注:此列分值为自动计算)	

(3)患者平均住院日缩短，住院费用降低；

(4)患者术后并发症发生率降低。

5 存在问题与研究方向

5.1 存在问题

(1)部分患者文化程度较低，理解能力较弱，对健康教育内容掌握程度较差。

(2)效果评价指标较单一，评价方法较简单。

(3)满意度调查表并非专门用以评价健康教育效果，针对性不强。

5.2 研究方向

(1)应在充分评估患者的基础上，根据患者实际情况进行个体化指导。

(3)通过多次、重复教育，加强患者的掌握程度。

(4)进一步丰富评价指标，可采用标准化客观指标与主观指标相结合的方式。

6 病例分析

6.1 宣教内容：激励式肺计量器(呼吸训练器)的使用

患者信息：杨某，男，69岁，身高为160 cm，诊断为左上肺中央型肺癌，于2016年10月15日入院(表4-6)。

6.2 项目研究示例

(1)项目概要(表4-7)

(2)研究流程

1)入院时发放调查表(见附件1)；

2)文化程度高的可以自行填写；

3)文化程度低的由护士询问并填写；

4)表格完成后，统一保管。

(3)分析内容

1)肺部手术患者术前关心问题；

2)肺部手术患者术前忧虑问题；

3)肺部手术患者术前心理状态；

4)肺部手术患者术前心理承受能力。

表4-6 宣教流程和内容

时间	实施者	实施内容
入院当天	责任护士(个体化宣教)	(1)评估患者情况，呼吸训练器 (2)根据患者身高、体重设定吸气目标值为1 700 mL，指导患者及家属掌握呼吸训练器的使用方法 (3)告知患者于周一下午16:30在医生办公室参加新入院患者健康宣教，由专人再次指导呼吸训练器的使用方法(周一至周五新入院患者于入院当天下午参加集体宣教，周末入院患者顺延至下周一参加集体宣教)
	健康教育护士(集体宣教)	(1)播放呼吸训练器使用方法录像 (2)讲解示范呼吸训练器的使用方法、操作要点及使用频率 (3)请一名患者进行示范 (4)对所有患者进行评估，确保每位患者均能正确使用 (5)对患者提出的疑问进行解答
	责任护士	(1)请张某使用呼吸训练器，了解患者的掌握情况 (2)患者吸气速度较快，浮标波动较大 (3)护士再次向患者讲解呼吸训练器的使用方法 (4)再次请患者示范，评估效果较好
术后第1 d	主管医生	(1)对患者进行体格检查，结合胸片结果发现患者肺不张 (2)向患者讲解咳嗽、咳痰的重要性 (3)强调使用呼吸训练器的目的与重要性 (4)请患者使用呼吸训练器，评估患者掌握情况 (5)主管医生通知责任护士动态评估患者，鼓励与督促患者正确使用呼吸训练器
术后第3 d	主管医生 责任护士	(1)对患者进行体格检查，复查胸片结果显示肺部复张良好 (2)患者能自行咳嗽、咳痰 (3)患者对呼吸训练器的使用及掌握情况良好 (4)再次强调使用呼吸训练器的目的与重要性
出院当日	主管医生 责任护士	(1)行出院健康指导 (2)强调复查项目及时间 (3)强调持续使用呼吸训练器与进行呼吸功能锻炼的目的与重要性

(4)结果与结论

1)患者基本信息：共计78名患者参与调查问卷，其中男性患者50人，占69%；女性患者22名，占31%，未填写性别者6名。共计69名患者填写了年龄信息，年龄范围为28~76岁，平均年龄为55.21±13.36岁。男性患者的年龄范围为28~76岁，平均年龄为56.08±10.45岁。女性患者的年龄范围为28~75岁，平均年龄为54.75±13.97岁。

2)吸烟史：共计65名患者填写了吸烟史信息，其中吸烟者为29名(45%)，不吸烟为36人(55%)。在44名填写了吸烟情况的男性患者中，共有16名患者不吸烟(36.36%)，28名患者吸烟(63.64%)；在19名填写了吸烟信息的女性患者

表4-7 宣教项目概要

项目名称	肺部手术患者术前关心问题分析		
项目医生	车国卫	主要人员	林琳,李霞,杨梅等
主要目的	分析华西医院胸外科肺部手术就诊患者术前最关心的问题,以便有针对性地进行术前宣教		
主要目标	(1)明确肺部手术术前患者的忧虑与关注 (2)共性问题进行统一宣教 (3)发现问题患者,有针对性地进行宣教,"个性化宣教"		
主要指标	(1)住院费用 (2)恶性肿瘤 (3)非本院教授手术 (4)手术风险 (5)并发症 (6)基因检测 (7)靶向治疗		
研究时间	2011.5.1~2011.10.30	样本量	共100例
注意问题	(1)胸外科护士在入院时进行调查 (2)文化程度低的要进行帮助 (3)注意不配合患者		
其他			

中,吸烟者人数为0。

3)职业与文化程度:在参与问卷调查的78名患者中,研究生学历1人(1%),大学学历17人(27%);高中学历10人(16%);大专学历10人(16%);中专学历5人(8%);初中学历14人(22%);小学5人(8%);文盲1人(2%)。未填写文化程度信息者15名(图4-5)。

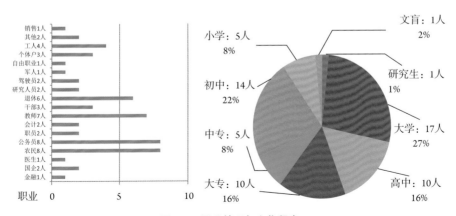

图4-5 职业情况与文化程度

4)结果：

①患者入院感觉评价：总体上是满意的——感到满意的有63人，占77%；觉得等住院时间长的有12人，占15%；觉得住院程序复杂的有6人；很不满意的有1人(图4-6)。

②诊疗过程的期望：患者选择主刀医生的意向——选择门诊开入院证明的医生最多，有29人，占38%；有14人选择专业组医生，占18%；有12人选择自己熟知的医生，占16%；有8人通过入院联系处安排，有7人选择推荐的医生；均可以的有6人(图4-7)。

③患者住院时的期望：期望明确诊断并治疗的人最多，有30人，占28%；

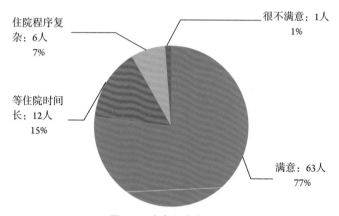

图4-6　患者入院感觉评价

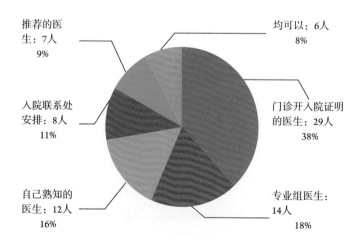

图4-7　选择主刀医生意向

期望手术治疗的患者有25人，占24%；完全听从医生安排的有15人，占14%；手术并决定下一步治疗的有11人，占10%；明确诊断再决定手术的有10人，占9%(图4-8)。

④患者对于手术风险的理解：39%的患者(28人)了解风险并坦然面对；17位患者认为有风险也要手术，占24%；12位患者认为手术虽然风险大，但是不会出问题，占17%；也有10位患者认为风险不大，是小手术，占14%；仅有4人认为若风险大就不手术，占6%(图4-9)。

⑤患者希望被告知的事项：选择住院费用的为15人(7%)，希望了解病情程度的为47人(21%)，希望了解手术方法的为44人(19%)，希望了解手术风险的为29人(13%)，希望了解术后治疗方案的为45人(20%)，希望了解手术能否彻底治愈的为46人(20%)(图4-10)。

⑥患者最终选择手术的途径：主要是听医生的，有73人，占89%；通过他

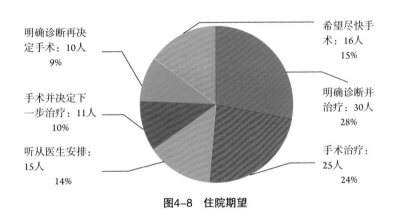

图4-8　住院期望

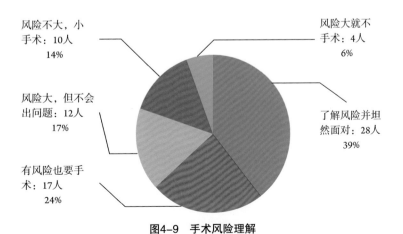

图4-9　手术风险理解

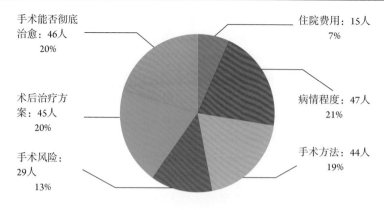

图4-10 希望被告知的事项

人介绍和网络咨询的分别有4人和3人；听基层医生推荐的有1人；听病友介绍的有1人(图4-11)。

⑦患者对于开胸术式的理解：有20位患者认为只有开胸能治好，占23%；有11位患者认为开胸创伤大，恢复慢，影响后续治疗，占12%；有11位患者认为创伤不大，不影响后续治疗，占12%；7位患者认为大家都这么做；有3位患者认为安全性高，28位(32%)患者认为开胸能够治疗彻底(图4-12)。

⑧患者对于微创的理解：34位(35%)患者认为，微创可以达到开胸的效果；40位(41%)患者认为恢复快，创伤小且美观；有8位(8%)患者认为，微创不能切干净，达不到开胸效果；有1人觉得时间长，达不到微创效果；仅有1人关心微创能美容切口；没有人认为微创不安全。另外有12位患者对于微创并不了

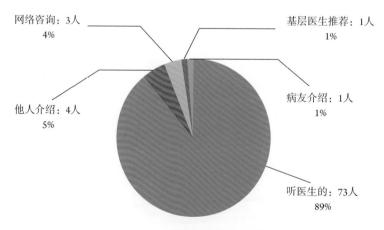

图4-11 最终选择手术的途径

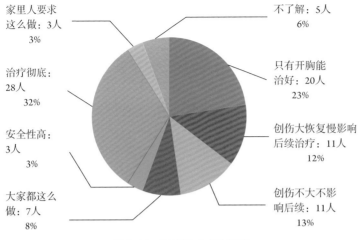

家里人要求
这么做：3人
3%

不了解：5人
6%

治疗彻底：
28人
32%

只有开胸能
治好：20人
23%

安全性高：
3人
3%

创伤大恢复慢影响
后续治疗：11人
12%

大家都这么
做：7人
8%

创伤不大不影
响后续：11人
13%

图4-12　对开胸术式的理解

解(图4-13)。

⑨患者要求微创的原因：门诊医生推荐的有28人，占29%；通过主管医生推荐的有18人；通过网上查询的有12人；不清楚微创的有11人；朋友推荐的有11人；害怕开胸而用微创的患者有8%；其他医生推荐和病友推荐的分别有6人和4人(图4-14)。

⑩患者不愿意微创的原因：了解不多的有21人，占25%；有25人空着没填，占30%；有17人不理解占21%；有8人认为微创切不干净，占10%；4人担心中转开胸；2人担心微创技术不成熟；3人担心出血多，时间长；其他医生说微创效果差的有1人。另外有17位患者表示不理解(图4-15)。

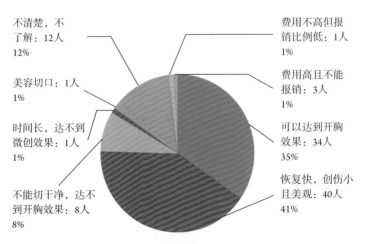

不清楚，不
了解：12人
12%

费用不高但报
销比例低：1人
1%

美容切口：1人
1%

费用高且不能
报销：3人
1%

时间长，达不到
微创效果：1人
1%

可以达到开胸
效果：34人
35%

不能切干净，达不
到开胸效果：8人
8%

恢复快，创伤小
且美观：40人
41%

图4-13　对微创的理解

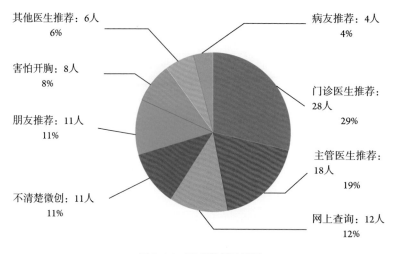

图4-14　要求微创的原因

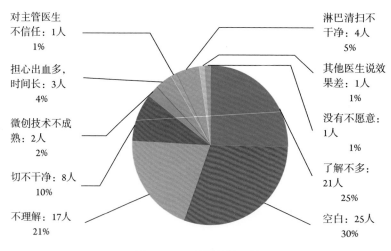

图4-15　不愿微创的原因

⑪患者对于术后并发症的理解：52位患者(61%)表示会积极配合治疗；表示不理解的有12人，占14%；认为手术技术不成熟的有8人；认为手术没做好的有7人；认为身体差或其他疾病有5人；可能会投诉的有1人；认为医生护士没有及时发现或治疗不当引起1人(图4-16)。

⑫患者手术最担心的问题：最担心手术风险的有32人，占23%；担心手术非主治医师而是进修实习生3人，占23%；担心手术不能完全切除肿瘤的人有30人，占22%；担心淋巴结不能清扫干净的有14人，占10%；主治医师技术是

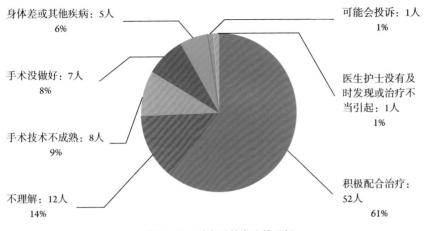

图4-16 对术后并发症的理解

否熟练13人；担心手术方式术中变化大的有8人；担心出血太多的有7人；不清楚2人(图4-17)。

⑬患者希望医生术后告知的问题有：41%的患者(47人)认为医生术后应该完整告知病情；29%的患者(33人)认为应该告诉家属；听医生安排的有18人，占16%；希望告知手术过程等的有12人；觉得无所谓的患者仅有2人；不告诉病情，出院再告知2人(图4-18)。

⑭对查房的理解：50%的患者(44人)希望主管医生每天能查房两次；32%的患者(28人)希望主管医生每天至少查房1次；11人认为应该有电话联系，占13%；认为主管医生周六周日至少查房1次的有4人(图4-19)。

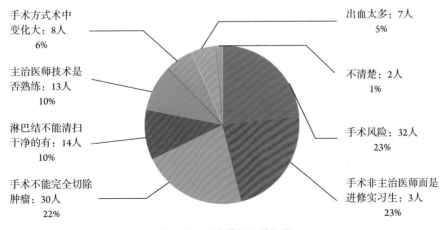

图4-17 手术最担心的问题

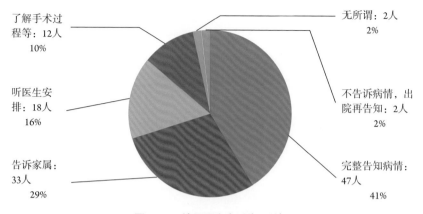

了解手术过程等：12人 10%

听医生安排：18人 16%

告诉家属：33人 29%

无所谓：2人 2%

不告诉病情，出院再告知：2人 2%

完整告知病情：47人 41%

图4-18 希望医生术后告知的问题

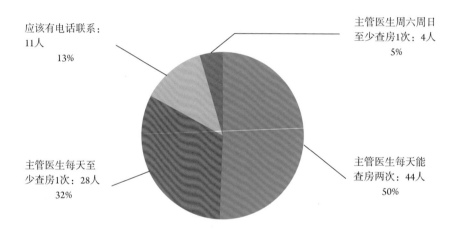

应该有电话联系：11人 13%

主管医生周六周日至少查房1次：4人 5%

主管医生每天至少查房1次：28人 32%

主管医生每天能查房两次：44人 50%

图4-19 对查房的理解

⑮患者希望主刀医生每天查房次数：有55%的患者(47人)希望医生每天至少查房一次；希望主刀医生每天查房两次的有24人，占28%；希望有电话联系的有11人，占13%；有4人希望主刀医生周六周日至少查房1次(图4-20)。

⑯患者术后出院时间选择：76%的患者(67人)听医生的安排；12人认为拆线后出院，占14%；有6人选择在医生安排后再住1~2 d；选择2周后出院的有3人(图4-21)。

⑰患者对主刀医生工作日偶尔不查房的理解：78%的患者(63人)表示可以理解；有11人表示不能理解，占14%；有6人认为不应该由下级医生替代，占

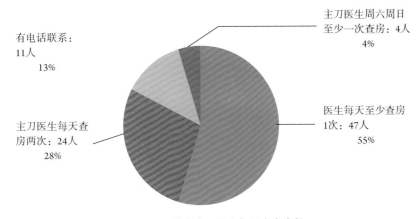

图4-20　希望主刀医生每天查房次数

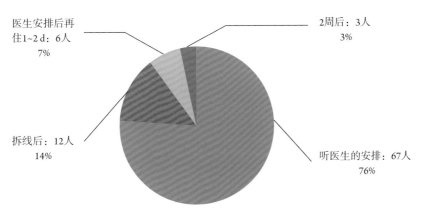

图4-21　术后出院时间安排

7%；有1人认为出了问题可能与此相关(图4-22)。

⑱患者对主刀医生双休日不查房的理解：76%的患者(60人)认为可以理解；有17位患者认为主刀医师至少应该来1次，占22%；觉得病情重，应该查的有1人；觉得每天都应该来的有1人(图4-23)。

⑲对于术后复诊及随访的想法：患者对于术后复诊的要求——有54名患者会按照要求复诊，占49%；有26人选择电话联系，占23%；有15人认为可以随时到病房找主治医生，占13%；有12人认为应该有专人随访，占11%；有4人选择通过互联网方式进行复诊(图4-24)。

⑳若提供电话随访：患者愿意负担费用么？82%的患者愿意(65人)；有13人愿意负担部分费用，占17%；表示不愿意的仅有1人(图4-25)。

㉑对于患者是否愿意通过网络随访：55%的患者(43人)愿意，但是不会使

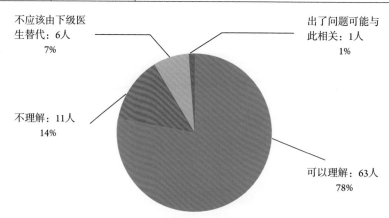

图4-22 对主刀医生工作日偶尔不查房的理解

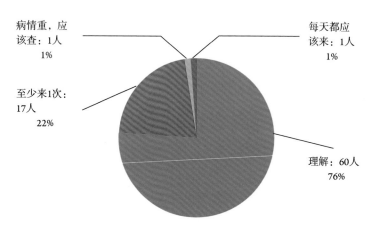

图4-23 对主刀医生双休日不来查房的理解

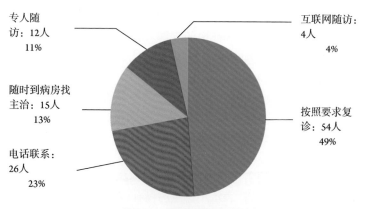

图4-24 对术后复诊的要求

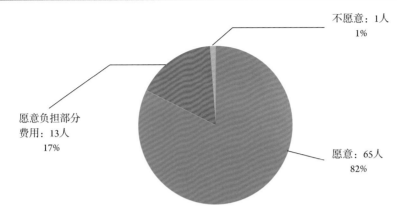

图4-25　若提供电话随访，你愿意负担费用吗

用；有16人担心医生回复不及时，占20%；有9人不愿意，因为觉得网络随访不方便；7人认为网上注册麻烦；有4人担心别人知道病情(图4-26)。

㉒如果是恶性肿瘤术后需要继续治疗，希望继续治疗的医院或者科室：患者还会选胸外科的有42人，占45%；会去中医科治疗的有16人，占17%；会去肿瘤科的有14人，占15%；不想放疗的有8人；会去当地医院的有9人；听医生的有4人(图4-27)。

㉓对费用的看法：患者对于手术费用预期值——觉得在2万左右的有27人，占42%；觉得在3万的有14人，占22%；觉得在4万的有10人，占16%；预估在4.5万的有5人；预估值在5万的有1人；不了解的有4人；觉得要看病情需要的有3人(图4-28)。

㉔对于术后做基因检测：47%的患者(42人)认为最好能进医保；有28人

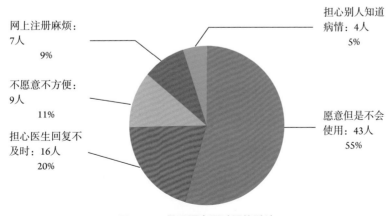

图4-26　是否愿意通过网络随访

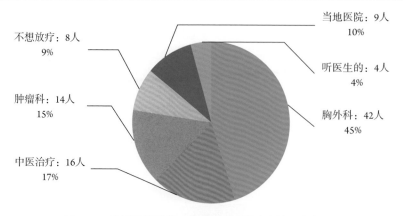

图4-27 若是恶性肿瘤，术后需要继续治疗的医院或科室

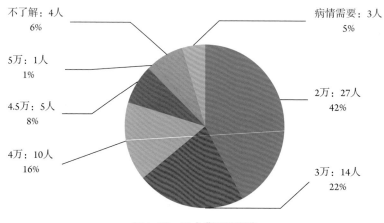

图4-28 手术费用预期值

认为做基因检测应该，因为可以指导治疗，占31%；8人认为应该做，但是费用高；有3人认为在3 000元左右；有1人认为全套在10 000元；有8人不清楚(图4-29)。

㉕关于术后靶向治疗：30%的患者(27人)认为最好能进医保；有22名患者认为不良反应小、效果好、方便，占24%；担心复发转移后无治疗方案的有13人，占16%；担心费用高的有5人，占6%；对终生费用有顾虑的有3人；不清楚术后靶向治疗的有19人(图4-30)。

㉖患者对于手术费用高的理解：有60%的患者认为医用材料和药品价格高，有40人；14人认为药品应该用得多，占21%；10人认为医用材料用得多，占15%；2人认为医生故意用非必需用品；1人认为医院乱收费(图4-31)。

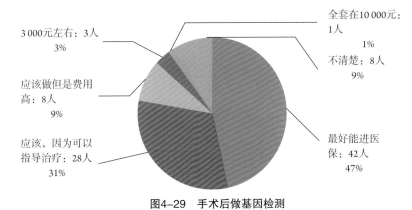

3000元左右：3人
3%

应该做但是费用
高：8人
9%

应该，因为可以
指导治疗：28人
31%

全套在10 000元：
1人
1%

不清楚：8人
9%

最好能进医
保：42人
47%

图4-29　手术后做基因检测

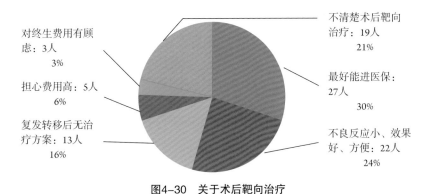

对终生费用有顾
虑：3人
3%

担心费用高：5人
6%

复发转移后无治
疗方案：13人
16%

不清楚术后靶向
治疗：19人
21%

最好能进医保：
27人
30%

不良反应小、效果
好、方便：22人
24%

图4-30　关于术后靶向治疗

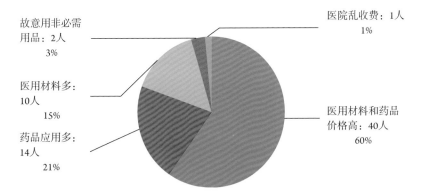

故意用非必需
用品：2人
3%

医用材料多：
10人
15%

药品应用多：
14人
21%

医院乱收费：1人
1%

医用材料和药品
价格高：40人
60%

图4-31　对手术费用高的理解

(郑娥，林琳，周洪霞，陈娟，杨梅)

附件1

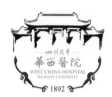

胸部疾病患者调查问卷1.0

四川大学华西医院胸外科

病　　种　□肺部　□食管　□纵隔　□胸壁

填 表 人＿＿＿＿＿＿＿＿＿＿＿＿＿＿＿＿＿

填表日期＿＿＿＿＿＿＿＿＿＿＿＿＿＿＿＿＿

基本信息
(医生填写)

IP号			登记号			
姓名		性别		年龄		
籍贯						
婚姻状况		爱人健康情况				
职业		文化程度				
吸烟史			饮酒史			
备注						

为了更多地了解您的病情，准确地进行诊断和治疗，我们精心设计了这份调查问卷，期望您能回答，以便我们为您提供更多更好的服务，最大程度满足您的需要。感谢您的大力支持！

1. 门诊挂号方式(多选)：
   □电话预约
   □当天挂号
   □加号
   □网上预约(如好大夫)
   □熟人加号
   您的补充：_____

2. 您的门诊就诊的主要原因(单选)：
   □体检发现
   □发热后检查发现
   □咳嗽
   □痰中带血
   □胸疼
   □呼吸困难
   □咯血
   您的补充：_____

3. 您的门诊挂号费用大致是(多选)：
   □≤5元
   □5~20元

☐20~50元

☐≥50元

您的补充：_____

4. 入院前您看过的科室(多选)：

☐呼吸科

☐肿瘤科

☐胸外科

☐消化科

☐其他(急诊科、中西医结合科、感染科、普外科等)

您的补充：_____

5. 您此次住院治疗的原因(多选)：

☐我自己要求住院治疗

☐家属让我住院检查并治疗

☐医生让我到上级医院治疗

☐从呼吸科转科

☐肿瘤科转科

您的补充：_____

6. 您的医保方式(单选)：

☐公费

☐成都市医保

☐新农合

☐商业保险

☐自费

您的补充：_____

7. 您对入院过程的感觉：

☐满意

☐不满意

☐很不满意

☐等住院时间太长

☐住院程序太复杂

您的补充：_____

8. 您了解本院胸外科医生的途径(多选)：

☐挂号才知道

☐门诊介绍

☐导医推荐

☐网上查讯

☐朋友推荐

☐病友推荐

☐本院医生推荐

☐其他医院医生推荐

您的补充：_____

9. 入院后您希望自己的主刀医生是：

☐门诊开入院证的医生

☐胸外科所有医生均可

☐听从入院联系处老师安排

☐自己熟知的医生

☐推荐的医生

☐专业组的医生

您的补充：_____

10. 您对此次住院的希望：

☐检查明确诊断并治疗

☐手术治疗

☐先手术再决定下一步治疗

☐明确诊断再决定是否手术

☐听医生的安排

☐希望尽快手术

您的补充：_____

11. 您对疾病手术风险的理解：

☐风险不大，是小手术

☐风险大，但不会出大问题

☐有风险也要手术

☐若风险大，就不手术了

☐我了解风险，并愿意坦然面对

您的补充：_____

12. 您希望主治医生术前告知事项：

☐病情程度

☐手术方法

☐手术风险

☐术后治疗方案

☐手术能否彻底治愈

☐住院费用

您的补充：_____

13. 您对所采取手术方法选择是通过：
    □听医生的
    □病友介绍这种方法好
    □基层医生推荐
    □他人推荐
    □网上查询
    您的补充：_____

14. 您对开胸手术的理解：
    □我的病只有开胸手术才能治好
    □手术创伤大，恢复慢，影响后续治疗
    □手术创伤不大，不影响后续治疗
    □大家都这么做
    □安全性高
    □治疗彻底
    □家里人都要求这么做
    您的补充：_____

15. 您对微创手术的理解：
    □可以达到开胸手术的效果
    □只是美容切口
    □不能将肿瘤切干净，达不到开胸的效果
    □不安全
    □时间长，达不到微创效果
    □术后并发症多
    □费用高，且不能报销
    □费用不高，只是报销比例低
    □恢复快，创伤小，且美观
    您的补充：_____

16. 您主动要求说微创手术的原因和了解途径：
    □门诊医生推荐
    □害怕开胸手术
    □其他医生推荐
    □朋友推荐
    □病友推荐
    □网上查询
    □主管医生推荐
    您的补充：_____

17. 您不愿微创手术的原因：

　　□了解不多

　　□我是肿瘤，切不干净

　　□其他医生说微创治疗效果差

　　□家属不同意微创手术

　　□担心中转开胸

　　□担心出血多，时间长

　　□淋巴结清扫不干净

　　□费用高

　　□报销比例低或不能报销

　　□对主管医生不信任

　　□现在微创技术不成熟

　　您的补充：_____

18. 您对手术后发生并发症的理解：

　　□手术技术不成熟

　　□手术没做好

　　□我的身体差或其他疾病引起

　　□积极配合治疗

　　□可能会投诉

　　□医生或护士没有及时发现或治疗不当引起

　　您的补充：_____

19您对手术最担心的问题：

　　□手术的风险

　　□手术方式术中变化太大

　　□手术不能完全切除肿瘤

　　□淋巴结不能清扫完全

　　□出血太多

　　□手术非主治医生，而是进修医生或实习生所为

　　□主治医生技术是否熟练

　　您的补充：_____

20. 您希望医生术后告知的问题：

　　□完整告诉我病情

　　□告诉家属

　　□无所谓

　　□听医生的，医生决定

　　□了解手术过程、手术时间、出血量等

□不告诉病情，出院时再告知

您的补充：_____

21. 您术后希望主管医生每天查房次数：

□主管医生每天2次

□主管医生每天至少1次

□主管医生周六、周日至少一次

□应有电话联系

您的补充：_____

21. 您术后希望主刀医生每天查房次数：

□主刀医生每天2次

□主刀医生每天至少1次

□周六、周日至少1次

□应有电话联系

您的补充：_____

22. 您术后希望何时出院：

□听医生安排

□医生安排出院时，再住1~2 d

□最好是拆线后出院

□最好是2周后出院

您的补充：_____

23. 您对主刀医生周一到周五术后偶而不查房的理解：

□可以理解，可能是因为工作原因，如教学或其他事

□不理解，术后病情重，应该查房

□不能用下级医师或其他教授取代主刀医生查房

□出了问题可能与此有关

您的补充：_____

23. 您对主刀医生周六到周日术后不查房的理解：

□可以理解，医生也需要休息

□我的病情重，他应该来查房

□不理解，医生就应该来查房

□应该至少来一次

□每天都应该来

您的补充：_____

24. 您对术后复诊的要求：

□按医生要求门诊复查

□随时到病房找主治医生

□希望医生能用电话联系

□通过互联网联系

□有专人随访

您的补充：＿＿＿＿＿＿＿＿＿＿＿＿＿＿＿＿＿

25. 若提供电话随访，您愿意负担费用吗：

□愿意

□不愿意

□愿意负担部分

您的补充：＿＿＿＿＿＿＿＿＿＿＿＿＿＿＿＿＿

26. 您愿意网络随访吗：

□愿意，但不会使用

□不愿意，不方便

□担心医生不及时回复

□网上注册太麻烦

□担心别人知道自己病情

您的补充：＿＿＿＿＿＿＿＿＿＿＿＿＿＿＿＿＿

27. 您愿意术后将自己的真实情况告诉随访医生吗：

□愿意

□不愿意

□为何要告诉医生

□是我的隐私，不想告诉任何人

您的补充：＿＿＿＿＿＿＿＿＿＿＿＿＿＿＿＿＿

28. 若为肿瘤，术后需要继续治疗，您希望继续治疗的医院或科室：

□胸外科

□肿瘤科

□当地医院

□不化、放疗

□中药治疗

您的补充：＿＿＿＿＿＿＿＿＿＿＿＿＿＿＿＿＿

29. 您对手术费用的预期值为：

□2万

□3万

□4万

□4.5万

□5万

您的补充：＿＿＿＿＿＿＿＿＿＿＿＿＿＿＿＿＿

30. 您认为手术费用高的主要原因是：

    ☐药品应用过多

    ☐医用材料过多

    ☐医生故意应用非必需用品

    ☐医用材料和药品价格高

    ☐医院乱收费

    您的补充：_____

31. 您认为基因检测有用吗：

    ☐有

    ☐没有

    ☐费用太高，没有必要

    ☐若医保报销，可以做

    ☐没关系

    您的补充：_____

32. 您认为靶向治疗的问题是：

    ☐费用高

    ☐担心耐药

    ☐医疗费用不能报销

    ☐治疗不规范

    ☐没必要

    您的补充：_____

再次感谢您的支持！

第2节　心理评估

1　团队构架

见表4-8。

表4-8　团队结构

科室及部门	成员名字	负责任务
胸外科	杨梅、梅小丽、李游、郑娥	问卷调查 协调及收集建议
心理卫生中心	邓伟	指导教师
学生团队	唐煜东、黄诚一、李海瑞、胡旭、肖月	问卷调查 数据统计及结构分析 文章撰写

2　目的与目标

2.1　目的

(1)建立胸外科患者术前心理干预的方案，并探讨其在胸外科患者围术期"舒适化病房"(Pain and Risk Free Ward)建设中的作用。

(2)为多学科协作促进肺快速康复的应用提供经验，加强医院和医务工作者对术前心理干预的重视。

(3)为当前肺癌手术患者的临床心理干预策略提供依据，推广、普及临床心理应用。

(4)探究心理支持和干预成为快速康复流程管理组成部分的潜力和可能。

(5)分析心理干预对术后疼痛、肺功能恢复以及快速康复(术后住院天数，住院费用、术后并发症发生率)的影响。

2.2　目标

(1)掌握胸外科患者手术前、手术后的心理状态，了解心理干预对患者心理状态的影响。

(2)通过心理干预减少患者的心理压力和负担。

(3)筛查出有抑郁及自杀倾向的患者，请心理卫生中心会诊。

3 内容与方案

3.1 内容

(1)胸外科患者是否有不良情绪/抑郁/自杀倾向。

(2)胸外科患者术前进行常规宣教后,术后的心理状态(华西心晴指数评分)及临床指标(包括疼痛指数、肺功能指标等)。

(3)胸外科患者术前进行心理状态评估和心理干预后,术后的心理状态(华西心晴指数评分)及临床指标(包括疼痛指数、肺功能指标等)。

(4)心理干预是否能够改善患者的心理状态,减少患者术后住院天数、住院费用、术后并发症发生率等指标,并提高患者的依从性。

3.2 方案

患者入院后由责任护士评估患者的心理状况(采用华西心晴指数问卷,详见表4-9及附件2),根据问卷总分和条目9得分对患者的心理状况进行分级,并给予针对性的干预措施。

(1)总分:0~8分为正常;9~12分为轻度不良情绪;13~16分为中度不良情绪,17分及以上为重度不良情绪。1)对轻至中度不良情绪患者应由临床专业人士进行心理干预,并动态评估干预效果。如患者心理状态无明显改善,则应请精神科会诊,根据会诊意见给予患者药物治疗、专业心理治疗或转科治疗。2)对重度不良情绪患者,请精神科会诊后,给予患者药物治疗、专业心理治疗或转科治疗。

(2)条目9:得分≥2分者采用自杀态度量表评估患者的自杀倾向,患者信息自动进入"临床心理评估中心"进行统一管理,同时HIS系统中"对自杀者的态度"或"对自杀性质的认识"出现红色标识,此时应请精神科会诊,给予患者药物治疗、专业心理治疗或转科治疗(图4-32)。

4 效果及评估

4.1 评估指标

(1)华西心晴指数问卷(HEI),用于心理干预前、干预后调查,表中共9个问题,以定量打分的方式得出定量数据。

(2)视觉模拟评分法(Visual Analogue Scales,VAS),用来评估患者术后疼痛程度的定量数据。

(3)肺功能指标:用简易肺功能仪评价患者术后第3 d的肺功能状态(四川大学华西医院康复医学中心肺功能康复评定报告)。

表4-9　华西心晴指数问卷(HEI)

姓名:　　　　性别:　　　　年龄:　　　　住院号:　　　　床号:

在最近一个月里,您有多少时候会感到存在下表中的情况:(请在每个问题右侧与您情况相符的对应选项内打"√")

	完全没有	偶尔	一部分时间	大部分时间	全部时间
(1)情绪低落到无论怎样都无法开心?	0	1	2	3	4
(2)对什么事情都没有兴趣?	0	1	2	3	4
(3)过于紧张?	0	1	2	3	4
(4)控制不住地担忧或担心?	0	1	2	3	4
(5)不安以致难以平静下来?	0	1	2	3	4
(6)害怕再次突然出现严重恐惧或惊恐感?	0	1	2	3	4
(7)经常责怪自己?	0	1	2	3	4
(8)没有希望?	0	1	2	3	4
(9)活着没意思?	0	1	2	3	4

总分数:_____　　　列分数　　<u>　0　</u>　+　___　+　___　+　___　+　___

(10)您觉得您近一月的不良情绪(抑郁、焦虑等)对您生活的影响是以下哪种情况:(　　)
A.无影响　　　　B.影响很小　　　　C.有一些影响
D.影响较大　　　E.影响很大

(11)在最近一月中,导致您上述各种情绪问题(如心情不好、担忧等)主要原因是(可多选):
(　　)
A.身体健康问题(如疼痛、长期慢性疾病——糖尿病、哮喘、高血压病、手术、肿瘤放化疗等)
B.恋爱婚姻家庭问题(如亲人去世、家庭成员遭受疾病困扰、恋爱或婚姻失败、子女难以教育等)
C.职业或学业问题(升学压力、经济问题、职业压力等)
D.人际关系紧张
E.其他

计分方法:
1~9题从"完全没有"到"全部时间"分别计0~4分;
若1~9题总分≥9分,则出现10、11题,否则10、11题不出现;
总分为正式问卷的9个项目的分数相加。总分得分范围:0~36分;
10、11题不纳入计分,但结果供临床服务人员参考,在报告中呈现选答结果。

(4)术后住院天数:术后第1 d到出院时的天数。

(5)住院费用:患者住院期间产生的费用。

(6)术后并发症发生率等。

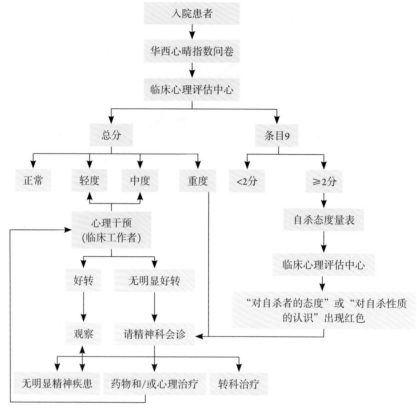

图4-32　心理评估流程图

4.2　临床应用效果评价

　　抽取已评估患者66例，其中轻至中度不良情绪患者7例，重度不良情绪患者1例(表4-10)。

5　存在问题与研究方向

　　(1)开展时间短，样本含量少。
　　(2)缺乏对照。
　　(3)缺乏多中心研究。

表4-10 HEI评估结果抽样

		次数	百分比	有效的百分比	累积百分比
有效	.00	14	21.2	21.2	21.2
	1.00	7	10.6	10.6	31.8
	2.00	9	13.6	13.6	45.5
	3.00	8	12.1	12.1	57.6
	4.00	7	10.6	10.6	68.2
	5.00	7	10.6	10.6	78.8
	6.00	4	6.1	6.1	84.8
	7.00	1	1.5	1.5	86.4
	8.00	1	1.5	1.5	87.9
	9.00	2	3.0	3.0	90.9
	10.00	1	1.5	1.5	92.4
	11.00	1	1.5	1.5	93.9
	13.00	1	1.5	1.5	95.5
	14.00	1	1.5	1.5	97.0
	16.00	1	1.5	1.5	98.5
	22.00	1	1.5	1.5	100.0
	总计	66	100.0	100.0	

6 病例分析

6.1 病例一

患者唐某，女，61岁，因"8个月前行甲状腺手术，2个月前术后复查"前来就诊，行胸部CT检查结果示："右肺尖见一直径约0.6 cm的磨玻璃结节，右肺上叶前段磨玻璃结节，大小约1.1 cm×0.8 cm，右肺中叶体积缩小，右肺中叶内侧段支气管轻度扩张"，门诊以"右肺上叶GGO"于2016年09月30日收入院。患者来时神志清楚，情绪稳定，自诉有抑郁症，嘱患者家属24 h留陪并行安全宣教。入院后上腹部增强CT示：胰腺体尾部增粗，胰尾结节状稍低密度影，多系肿瘤性病变，肝右前叶钙化灶。双肾小囊肿，请胰腺外科会诊，建议转胰腺外科继续治疗。患者于2016年10月14日转胰腺外科继续治疗。

入院后患者有明显焦虑状态,华西心晴指数问卷评分为24分,经过精神障碍科老师及我科心理辅导员对患者进行心理干预后,患者情绪较前有所好转,复评华西心晴指数问卷评分为14分。

6.2 病例二

患者邓某,男,23岁,因"发现前胸壁凹陷畸形10余年"前来就诊,自诉活动后感呼吸困难,行胸部CT结果示:"前胸壁向内略凹陷,约2.1 cm,前后径与左右径相比约1:2,后方心脏受压,稍向左移位",门诊诊断为:"漏斗胸,扁平胸,脊柱侧弯",于2016年10月09日收入院。于2016年10月13日在全麻下行漏斗胸矫形术。患者术后安全返回病房,生命体征平稳,于2016年10月16日好转出院。

入院后患者情绪低落,说话声小,家属诉患者性格内向,不爱讲话,华西心晴指数问卷评分为25分,请精神障碍科会诊。精神检查:意识清楚,接触尚可,问答切题,声音低沉,反应尚可,引出确切的抑郁综合征,表现为情绪高兴不起来,做事没兴趣等,伴有较多躯体不适。否认有自杀自伤念头及精神病性症状。

会诊后诊断为:中度抑郁发作。

建议:充分告知患者家属接受胸外科治疗的必要性,待胸外科治疗结束后可到精神障碍科就诊(已告知患者母亲)。经过精神障碍科老师及我科心理辅导员对患者进行心理干预后,患者情绪有明显好转,复评华西心晴指数问卷评分为8分,于2016年10月16日好转出院。

(唐煜东,杨梅,陈钰,李海瑞,尤祖耀,车国卫)

附件2

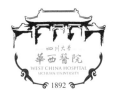

华西心晴指数问卷(HEI)

四川大学华西医院胸外科

实验分组＿＿＿＿＿＿＿＿＿＿＿＿＿＿＿＿＿＿

填 表 人＿＿＿＿＿＿＿＿＿＿＿＿＿＿＿＿＿＿

填表日期＿＿＿＿＿＿＿＿＿＿＿＿＿＿＿＿＿＿

第一部分：患者基本信息

IP		登记号		编号	
姓名		性别		年龄	
籍贯	( )省( )市( )县	职业		床号	
吸烟史	□无　□有　年支	戒烟史	月		
联系方式	电话1：　　电话2：　　电话3：			组别	
主诉	□咳嗽　□痰中带血　□体检　□发热　□胸疼　□其他				
入院诊断					
合并疾病	原发性高血压(无□　有□) Ⅱ型糖尿病(无□　有□) 冠心病(无□　有□) COPD(无□　有□) 焦虑障碍(无□　有□) 脊髓、马尾损伤(无□　有□) 其他：				
术前实验室检查结果	血红蛋白：　　g/L 血小板：　　×10^9/L 中性粒细胞：　　×10^9/L 肌酐：　　mmol/L 尿素氮：　　mmol/L 天冬氨酸转氨酶(AST)：　　mmol/L 谷丙转氨酶(ALT)：　　mmol/L				
新辅助治疗	新辅助化疗：无□　有□ 方案： 周期： 结束时间： 新辅助放疗：无□　有□ 剂量： 周期： 结束时间：				

第二部分：华西心晴指数问卷 (HEI)

在最近一个月里，您有多少时候会感到存在下表中的情况：(请在每个问题右侧与您情况相符的对应选项内打"√")

姓名：		性别：		年龄：		住院号：		床号：	
婚姻：已婚　未婚　其他				文化程度：			手术日期：		
	完全没有		偶尔		一部分时间		大部分时间		全部时间
(1)情绪低落到无论怎样都无法开心？	0		1		2		3		4
(2)对什么事情都没有兴趣？	0		1		2		3		4
(3)过于紧张？	0		1		2		3		4
(4)控制不住地担忧或担心？	0		1		2		3		4
(5)不安以致难以平静下来？	0		1		2		3		4
(6)害怕再次突然出现严重恐惧或惊恐感？	0		1		2		3		4
(7)经常责怪自己？	0		1		2		3		4
(8)没有希望？	0		1		2		3		4
(9)活着没意思？	0		1		2		3		4
总分数：　　　　　列分数	0 ＋ ＿＿ ＋ ＿＿ ＋ ＿＿ ＋ ＿＿								

(10)您觉得您近一月的不良情绪(抑郁、焦虑等)对您生活的影响是以下哪种情况：(　　)
　　A. 无影响　　　　　　B. 影响很小　　　　　　C. 有一些影响
　　D. 影响较大　　　　　E. 影响很大

(11)在最近一月中，导致您上述各种情绪问题(如心情不好、担忧等)主要原因是(可多选)：
　　(　　)
　　A. 身体健康问题(如疼痛、长期慢性疾病——糖尿病、哮喘、高血压病、手术、肿瘤放化疗等)
　　B. 恋爱婚姻家庭问题(如亲人去世、家庭成员遭受疾病困扰、恋爱或婚姻失败、子女难以教育等)
　　C. 职业或学业问题(升学压力、经济问题、职业压力等)
　　D. 人际关系紧张
　　E. 其他

测评人：

第3节 肺栓塞评估

1 团队构架

见表4-11。

表4-11 团队构架

科室及部门		成员名字	负责任务
胸外科	医生	刘伦旭、车国卫、陈龙奇、王允、寇瑛琍、林一丹、廖虎	围术期VTE预防、治疗方案的制定及实施
	护士	杨梅、杜娜、李霞、李廷玉	VTE相关临床试验的开展 数据收集与统计
呼吸内科		易群、王茂筠、王岚	肺栓塞的诊断与治疗
血管外科		赵纪春、黄斌	VTE的诊断与治疗
重症医学科		康焰、廖雪莲、尹万红	肺栓塞危重患者的救治
影像科		余建群	肺栓塞的诊断
超声科		文晓蓉	VTE的诊断

2 目的与目标

2.1 目的

降低胸外科围术期静脉血栓栓塞症的发生率,减少胸外科术后肺栓塞导致的死亡。

2.2 目标

(1)制定安全、有效的胸外科围术期VTE预防与治疗方案。
(2)制定简单、可靠、便于操作的胸外科围术期VTE风险评估表。
(3)优化胸外科围术期深静脉血栓及肺栓塞早期识别与快速诊断体系。

3 内容与方案

3.1 内容

(1)胸外科围术期VTE预防方案的制定;

(2)胸外科术前使用抗凝药的安全性研究。

3.2 方案(附后)

3.2.1 VTE风险评估与患者教育

(1)正确而及时的VTE风险评估并对中、高风险的患者进行早期干预是VTE防治的关键步骤。

(2)主管护士对每一位新入院/术后的胸外科患者进行VTE风险评估,评估的结果分为低危、中危、高危,并用不同的颜色在患者床头的显著位置进行标识。

(3)向每一位患者宣教VTE发生的原理、危害、预防措施与治疗方法,并由患者或家属签字。

(4)暂时采用CapriniVTE风险评估表对VTE危险因素进行评估(图4-33)。

3.2.2 VTE预防方案

对不同VTE危险级别的患者采取不同的预防方式,具体包括药物和非药物预防措施。

(1)药物预防:低分子量肝素(LMWH),商品名为克赛或速碧林。

(2)非药物预防:

1)早期活动。

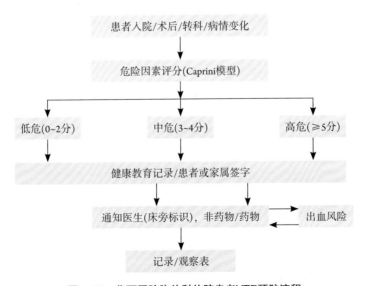

图4-33 华西医院胸外科住院患者VTE预防流程

2)机械性预防：梯度压力弹力袜，间断气囊压迫(IPC)装置，下肢静脉泵(VFP)。

3)腔静脉滤器(IVCF)。

3.2.3　VTE分级预防方案

(1)低危患者(评分为0~2分)：教育患者早期活动(术前护士教育；术后医生教育，护士监督执行)。

(2)中危患者(评分为3~4分)：教育患者早期活动(术前护士教育；术后医生教育，护士监督执行)+术后LMWH抗凝治疗(用药方案：0.2 mL皮下注射，每天1次，术后第1 d到术后第5 d)。

(3)高危患者(评分为>5分)：教育患者早期活动(术前护士教育；术后医生教育，护士监督执行)+梯度压力弹力袜治疗(术前护士建议患者及家属准备及使用)+术后LMWH抗凝治疗(用药方案：0.4 mL皮下注射，每天1次，术前12 h使用一剂0.4 mL，术后12~24 h开始使用第二剂0.4 mL，然后每天使用1次直到出院前1 d，但最长不超过14 d)。

3.2.4　存在下列情况时，禁忌使用LMWH预防VTE

(1)对肝素及低分子肝素过敏。

(2)严重的凝血功能障碍：有低分子肝素或肝素诱导的血小板减少症史(以往有血小板计数明显下降的情况)。

(3)活动性消化道溃疡或有出血倾向的器官损伤。

(4)急性感染性心内膜炎(心内膜炎)，心脏瓣膜置换术所致的感染除外。

1)肾功能损害；

2)肝功能损害；

3)出血性脑卒中；

4)难以控制的动脉高压；

5)消化道溃疡史；

6)糖尿病性视网膜病变。

3.2.5　VTE处置方案

根据患者有无VTE的危险因素、临床表现进行临床评估。

(1)对无明显诱因出现的上肢和(或)下肢肿胀，临床怀疑DVT的患者行四肢静脉超声检查；如果四肢静脉超声等检查发现DVT，立刻进行抗凝治疗，并请血管外科会诊评估是否行腔静脉滤器(IVCF)置入手术。

(2)对临床疑诊为PTE的患者的诊断按照图4-34所示院内急性肺栓塞的诊断

策略进行，同时请呼吸内科肺栓塞专业组会诊(图4-34，表4-12)，协助诊断；对术后急性大面积PTE(呼吸心跳骤停、休克或低血压)呼吸内科或ICU医生建议行溶栓治疗的，需报请胸外科主任或医疗副主任同意方可执行。

(3)诊断DVT或PTE后抗凝方案为：LMWH 0.4mL皮下注射，每天2次+华法林2.5 mg口服，每天1次，用药3~5 d后复查INR，如INR>1.5，改为单用华法林。

3.2.6 抗凝或溶栓导致出血等并发症的处理

(1)抗凝或溶栓后出现胸腔引流增多，颜色加深；或拔管后气紧，心率增快，血色素下降，需考虑可能存在抗凝或溶栓导致手术创面出血。

(2)怀疑有出血的患者，需停用抗凝药，急查血常规、凝血功能、胸部CT检查，必要时输血，注射鱼精蛋白进行拮抗。

(3)如抗凝导致进行性血胸需急诊剖胸探查止血，或凝固性血胸需手术廓清时，应组织全科讨论，紧急情况下总住院医生需要向主任汇报备案。

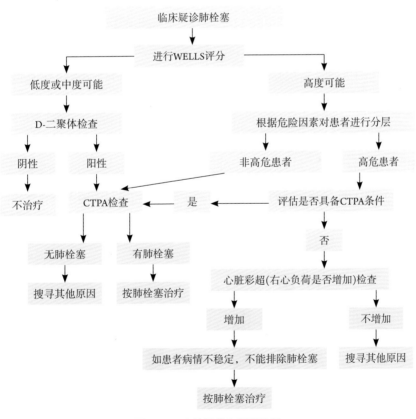

图4-34 血栓评估和干预流程

表4-12　Wells肺栓塞评分表

患者姓名：＿＿＿＿＿＿　　　住院号：＿＿＿＿＿＿　　　诊断：＿＿＿＿＿＿

评估时间：＿＿＿＿＿＿　　　评估医师：＿＿＿＿＿＿

项目	评分
深静脉血栓的临床症状和体征(下肢肿胀和深静脉触痛)	3
肺栓塞的可能性大于其他疾病	5
HR>100次/分	1.5
最近4周内有手术史和制动史	1.5
既往有深静脉血栓史或肺栓塞史	1.5
咯血	1
恶性肿瘤史(正在治疗或近6月内治疗过或姑息治疗)	1
总分：	

Wells评分法：<2,分低度临床可能；2~6分，中度临床可能；>6分，高度临床可能；两分类
Wells评分法：≤4分，不大可能；>4分，很可能。

4　效果及评估

　　通过围术期VTE预防方案的执行，胸外科的术后肺栓塞的发生率呈现下降的趋势(图4-35)。

5　存在问题与研究方向

5.1　存在问题

　　(1)现有VTE风险评估的caprini评分表并不是专门针对中国人群和胸外科手

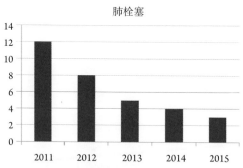

肺栓塞

图4-35　四川大学华西医院胸外科发生率比较(方案从2011年起间断实施)

术患者而制定的。

(2)研究发现其危险评分与实际肺栓塞的发生并不匹配。

(3)对于高危患者的筛选与识别方案仍存在问题。

5.2　研究方向

建立适合中国人群和胸外科手术患者的VTE风险评估体系(见附件3~4)。

6　病例分析

隋某，女，60岁，因"体检发现左下肺结节14 d"入院，合并疾病：高血压病，腹主动脉及双侧髂动脉壁钙化，肝囊肿，左肾结石，脾脏钙化病灶。既往史：甲状腺囊肿，19年前行甲状腺次全切除术(目前甲状腺功能正常)。

(1)入院caprini评分1分，为低风险。

(2)术前VTE预防措施：宣教。

(3)手术：VATS左肺下叶切除+淋巴结清扫。

(4)手术发现：

1)胸内少许无色积液，无粘连，胸膜无种植；

2)斜裂发育不完全；

3)病变位于左肺下叶，约1 cm×1 cm大小，可见脏层胸膜皱缩、无侵犯壁层胸膜；肿瘤距隆突>2 cm，侵及周围脏器情况：无；

4)淋巴结肿大及侵犯情况：第5组、6组、7组、9组、11组、12组；

5)术中冰冻病理检查结果：腺癌；

6)术中特殊情况：无。

手术时间为105 min。术中出血30 mL，未输血，术后转ICU，手术当天拔管。术后第1 d中午转回病房，术后第1 d下午，患者下床活动后突发晕厥、呼之不应，生命体征：HR 106 次/分，R15 次/分，BP：53/36 mmHg，听诊双肺呼吸音稍粗，未闻及明显啰音，心音弱，心率齐，未闻及明显杂音，查体过程中患者逐渐清醒。急查血常规、生化全套、DIC全套、血气分析、心肌标记物，血气分析示：PH 7.254，PO_2 44.3 mmHg，PCO_2 77.8 mmHg，Lac 7.9 mmol/L，考虑肺栓塞。患者逐渐烦躁不安，诉胸闷、呼吸困难，呼吸减慢，约为10次/分，呈"叹气样"呼吸，心电监护不能显示心率，大动脉搏动消失，给予胸外心脏按压、静脉推注肾上腺素、阿托品、可拉明，气管插管，40 min后患者恢复自主心率并转入ICU。

CTA：右肺下叶动脉多发充盈缺损，考虑肺栓塞；头部CT：脑水肿；D-二聚体：22.46 mg/L；静脉彩超：双侧小腿肌间静脉及右侧头臂静脉血栓。

诊断及治疗：肺癌术后，急性肺栓塞，呼吸心跳骤停CPR术后，脑水肿。

给予溶栓、亚低温等对症支持治疗，溶栓后未出现胸腔内大出血。对症治疗后，患者脑水肿逐渐加重，考虑存在严重的缺血缺氧性脑病，呼吸、循环衰竭，血压不能维持，术后第8 d死亡。

影像学及实验室检查：见图4-36。

存在的问题及分析：

1)患者的术前风险评估存在缺陷，按照现行caprini风险模型进行VTE风险评估，评分仅年龄为1分，属于低危组，按照华西医院胸外科VTE预防方案，术前仅进行宣教。但该评分忽略了两个重要的风险点即：恶性肿瘤(2分)和手术时间超过45 min(2分)，患者的真实评分应为5分，属于高危组，需术前使用LMWH进行预防性抗凝。虽然术前无法预测患者的病理类型和手术时间，为避免低估患者的风险等级，临床诊断考虑恶性肿瘤的患者，应按照恶性肿瘤进行评分；患者拟行肺叶切除加淋巴结清扫，可以预测手术时间

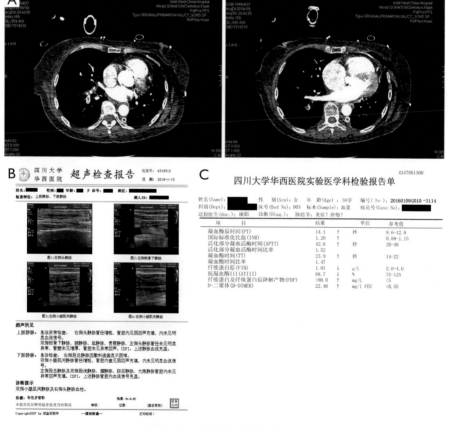

图4-36　影像学及实验室检查

>45 min，故在术前评估时应该按此标准进行。

2)患者术后当天转入ICU进行治疗，术后第1 d转回病房，按照华西医院胸外科VTE预防方案，术后高危患者LMWH预防使用时间为术后24 h，但患者术后第1 d从ICU转回病房，由于转科的原因，在ICU并未使用LMWH，转回病房后尚未使用即发生肺栓塞。

3)患者术后第1 d即发生肺栓塞，术后第1 d静脉彩超提示下肢及上肢静脉血栓，提示静脉血栓发生在手术之前或手术过程中。

4)患者CTA提示右下肺动脉栓塞，并未发生肺动脉主干栓塞或一侧主干栓塞，但患者却出现突发的意识丧失、循环不能维持，呼吸心跳骤停。

(廖虎，杨梅，李洁，刘华英，刘雪梅，刘伦旭)

附件3

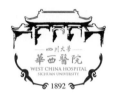

肺癌患者深静脉血栓、肺动脉栓塞临床资料分析

四川大学华西医院胸外科

填 表 人＿＿＿＿＿＿＿＿＿＿＿＿＿＿＿＿＿

填表日期＿＿＿＿＿＿＿＿＿＿＿＿＿＿＿＿＿

第一部分：患者基本信息

IP		登记号		编号		
姓名		性别		年龄		
籍贯	( )省( )市( )县	职业			床号	
吸烟史	□无　□有　　年支	戒烟史		月		
联系方式	电话1:　　　　电话2:　　　　电话3:				组别	
主诉	□咳嗽　□痰中带血　□体检　□发热　□胸疼　□其他					
入院诊断						
合并疾病	原发性高血压(无□　有□)；Ⅱ型糖尿病(无□　有□) 冠心病(无□　有□)；COPD(无□　有□) 焦虑障碍(无□　有□)；脊髓、马尾损伤(无□　有□) 其他:					
术前实验室检查结果	血红蛋白：　　　　g/L 血小板：　　　　×10^9/L 中性粒细胞：　　　　×10^9/L 肌酐：　　　　mmol/L 尿素氮：　　　　mmol/L 天冬氨酸转氨酶(AST)：　　　　mmol/L 谷丙转氨酶(ALT)：　　　　mmol/L					
新辅助治疗	新辅助化疗：无□　有□ 方案： 周期： 结束时间： 新辅助放疗：无□　有□ 剂量： 周期： 结束时间：					
手术	方式：□胸腔镜　□开胸　□胸腔镜中转开胸　□其他					
住院信息	入院日期		手术日期		出院日期	
	住院日		术后住院日		术前住院日	
	住院费用( )元					
出院诊断						
病理类型	□鳞癌　□腺癌　□腺鳞癌　□小细胞癌　□类癌　□转移癌　□其他					
分化程度	低□；中□；高□；低–中□；中–高□					
病理分期	□Ⅰa　□Ⅰb　□Ⅱa　□Ⅱb　□Ⅲa　□Ⅲb　□Ⅳ					

第二部分：四川大学华西医院住院患者静脉血栓栓塞症的风险评估表（对照表）

科名＿＿＿＿＿＿＿＿　　床号＿＿＿＿＿＿＿＿　　住院号＿＿＿＿＿＿＿＿

患者姓名＿＿＿＿＿＿　　性别＿＿＿＿＿＿＿＿　　年龄＿＿＿＿＿＿＿＿

入院时间＿＿＿＿＿＿　　临床诊断＿＿＿＿＿＿　　评估护士及时间＿＿＿＿

VTE高危评分(基于Caprini模型)

高危评分	病史	实验室检查	手术
1分/项	年龄为41~60(岁) 肥胖(BMI≥25) 异常妊娠 妊娠期或产后(1月) 口服避孕药或激素替代治疗 卧床的内科患者 炎症性肠病史 下肢水肿 静脉曲张 严重的肺部疾病，含肺炎(1月内) 肺功能异常，COPD 急性心肌梗死 充血性心力衰竭(1月内) 败血症(1月内) 大手术(1月内) 其他高危因素		计划小手术
2分/项	年龄为61~74(岁) 石膏固定(1月内) 患者需要卧床>72 h 恶性肿瘤(既往或现患)		中心静脉置管 腹腔镜手术(>45 min) 大手术(>45 min)
3分/项	年龄≥75(岁) 深静脉血栓/肺栓塞历史 血栓家族史 肝素引起的血小板减少(HIT) 未列出的先天或后天血栓形成	抗心磷脂抗体阳性 凝血酶原20210A阳性 因子Vleiden 阳性 狼疮抗凝物阳性 血清同型半胱氨酸酶升高	
5分/项	脑卒中(1月内) 急性脊髓损伤(瘫痪)(1月内)		
总分			

0~2分：低危。尽早活动、宣传教育、物理预防，一悬挂黄色预警标志。

3~4分：中危。通知医生，宣传教育，物理预防，悬挂橙色预警标志，必要时与家属沟通并签预防抗凝同意书。

5~8分：高危。通知医生，宣传教育，物理预防，悬挂红色预警标志，医生评估出血风险后与家属沟通并签预防抗凝同意书。

9分及以上：极高危。措施同高危，悬挂红色预警标志，医生评估出血风险后与家属沟通并签预防抗凝同意书。

第三部分：肺癌患者术后深静脉血栓／肺栓塞评估评分表（试用版）

项目	问题	分值	评分
病史	年龄	□<60岁，0分 □60~75岁，1分 □>75岁，2分	2
	肥胖(BMI)	□<25，0分 □≥25，2分	2
	高血压病	□无，0分 □有，1分	1
	糖尿病	□无，0分 □有，1分	1
	COPD(FEV1/FVC%)	□≥70，0分 □60~70，1分 □<60，2分	2
	恶性肿瘤(既往或现患)	□无，0分 □有，2分	2
	深静脉血栓/肺栓塞病史	□无，0分 □有，2分	2
	新辅助化、放疗	□无，0分 □有，2分	2
手术相关	麻醉时间	□<3 h，0分 □3~6 h，1分 □>6 h，2分	2
	ICU治疗	□无，0分 □<48 h，1分 □≥48 h，2分；	2
	单纯肺切除(亚肺叶、肺叶)	0分	0
	单或双袖式肺叶切除、全肺切除	2分	2
	术中出血量	□<500 mL，0分 □≥500 mL，1分	1
	输血量(术中或术后)	□<500 mL，0分 □≥500 mL，1分	1
总分	<5分，低风险；5~10分，中风险；>10分，高风险		22
结论	□不需要抗凝治疗；□需要抗凝治疗；□需要抗凝治疗+弹力袜		

第四部分：肺癌患者术后深静脉血栓／肺栓塞评分表应用结果分析（试用版）

肺栓塞诊断方法	□胸部增强CT □肺动脉造影 □患者出现胸痛且血氧饱和度降低，应用抗凝治疗后缓解		
项目	内容	处理及措施	经验及教训
效果分析	评分： 分	不抗凝□ 抗凝□ 抗凝+弹力袜□	发生肺栓塞□ 发生深静脉血栓无肺栓塞□ 无深静脉血栓及肺栓塞□
成功经验	下床活动时间	术后第( )小时	(请填写)：
	下床活动次数	( )次/天	
并发症	出血需要再次手术	是□，否□	(请填写)：
	肝功能损害	是□，否□	
	其他	是□，否□	
备注			

附件4 肺癌患者术后深静脉血栓/肺栓塞评分表应用结果分析(试用版)

科室:　　　　床号:　　　　住院号:　　　　姓名:

性别:　　　　年龄:　　　　诊断

风险因素	风险分值	评估日期	评估日期	评估日期	评估日期
年龄为41~60岁	1分	☐	☐	☐	☐
肥胖(BMI)≥25	1分	☐	☐	☐	☐
妊娠或产后(1月)	1分	☐	☐	☐	☐
口服避孕药或激素替代治疗	1分	☐	☐	☐	☐
卧床的内科患者	1分	☐	☐	☐	☐
炎症性肠炎	1分	☐	☐	☐	☐
下肢水肿	1分	☐	☐	☐	☐
静脉曲张	1分	☐	☐	☐	☐
严重的肺部疾病，含肺炎(1月内)	1分	☐	☐	☐	☐
肺功能异常、COPD	1分	☐	☐	☐	☐
急性心肌梗死	1分	☐	☐	☐	☐
充血性心力衰竭(1月内)	1分	☐	☐	☐	☐
败血症(1月内)	1分	☐	☐	☐	☐
大手术(1月内)	1分	☐	☐	☐	☐
其他高危因素	1分	☐	☐	☐	☐
年龄为61~74岁	2分	☐	☐	☐	☐
石膏固定(1月内)	2分	☐	☐	☐	☐
患者卧床>72 h	2分	☐	☐	☐	☐
恶性肿瘤(既往或现患)	2分	☐	☐	☐	☐
中心静脉置管	2分	☐	☐	☐	☐
麻醉时间>45 min	2分	☐	☐	☐	☐
年龄>75岁	3分	☐	☐	☐	☐
深静脉血栓/肺栓塞历史	3分	☐	☐	☐	☐
血栓家族史	3分	☐	☐	☐	☐

风险因素	风险分值	评估日期	评估日期	评估日期	评估日期
肝素引起的血小板减少(HIT)	3分	☐	☐	☐	☐
未列出的先天或后天血栓形成	3分	☐	☐	☐	☐
脑卒中(1月内)	5分	☐	☐	☐	☐
急性脊髓损伤(1月内)	5分	☐	☐	☐	☐
合计得分		☐	☐	☐	☐
风险程度：0~2分：低危；3~4分：中危；5~8分：高危；>8分：极高危					
预防措施：		☐	☐	☐	☐
早期下床活动		☐	☐	☐	☐
序贯加压弹力袜		☐	☐	☐	☐
下肢抗血栓压力泵		☐	☐	☐	☐
抗凝药物(评估出血风险、根据医嘱)		☐	☐	☐	☐
护士签名		☐	☐	☐	☐

备注：
0~2分，低危：尽早下床活动、宣传教育、物理预防，不悬挂风险标示。3~4分，中危：通知医生，宣传教育、物理预防，悬挂黄色风险标示，必要时使用抗凝药物预防。5~8分，高危：通知医生，宣传教育，物理预防，悬挂红色风险标示，医生评估出血风险后加抗凝药物预防。8分以上，极高危：措施同高危。

特别说明：
(1)病情变化(包括手术)时，请及时重新评估VTE风险并更改预防措施。对有争议、疑难、特殊病例或未尽事宜应请会诊。本表随病例归档。
(2)根据国际国内相关文献，上述预防措施能有效降低静脉血栓风险，但不能完全避免静脉血栓的发生。
(3)使用抗凝药物，存在出血风险。

患者或家属签名	☐

第4节　术前心肺功能评估及肺康复训练方案

1　团队构架

团队构架见表4-13。

表4-13　团队构架

科室		成员名字	负责任务
胸外科	医生	车国卫、刘伦旭、	设计，协调，监督实施
	护士	杨梅、林琳、杜娜、李霞	宣教，呼吸训练器应用等
康复科		苏建华、喻鹏铭、何成奇	术前评估，肺康复方案的制定
研究生		赖玉田、周坤、沈诚	初筛患者，确定肺康复人群，制定并实施康复方案，监督实施

2　目的与目标

2.1　目标

(1)建立肺癌合并高危因素患者术前评估体系(评估方法及指标)。
(2)建立肺癌合并高危因素患者术前训练肺康复训练方案。
(3)分析术前评估体系及训练方案的临床应用效果并不断优化。

2.2　目的

(1)肺癌患者合并高危因素人群术前评估方法的建立。
(2)术前评估与筛选肺癌患者合并高危因素的人群。
(3)肺癌患者合并高危因素人群术前肺康复训练方法的建立。
(4)术前肺康复训练方法临床应用的效果分析。

3　内容与方案(见附件5~8)

3.1　评估方法

方法：病史(常常被忽略)+静态肺功能(PFT)+心肺运动实验(CPET)(图4-37)。
(1)病史：主要包括患者的出生地及工作所在地，年龄，职业(尤其是有害

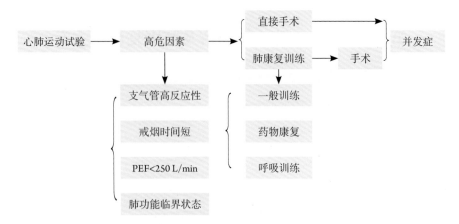

图4-37　心肺运动实验及评估流程

工种，如煤矿、石棉相关等)，吸烟史，基础疾病史。

(2)肺功能检测(静态肺功能)：根据FEV1实测值、预计值及比值(FEV1/FVC<0.7)，即可诊断为COPD。

(3)6 min运动试验和症状限制性爬楼梯试验等简易运动测试。

(4)若简易运动测试高危患者，行心肺运动试验，根据峰值耗氧量最终确定手术风险。

3.2　肺癌患者高危因素的评价标准

3.2.1　气管定植菌

(1)定义：不吸烟的健康人群，气管内通常为无菌环境，而慢性肺部疾病患者，如慢性支气管炎、COPD、支气管扩张、肺癌等，由于其气道机械屏障的破坏，气管内可能存在一定数量的定植菌。依其致病性分为潜在致病菌(Potentially Pathogenic Micro-organisms，PPMs)与非潜在致病菌(Non-Potentially Pathogenic Micro-organisms，Non-PPMs)两类。PPMs为可引起呼吸道感染的细菌，例如铜绿假单胞菌、大肠杆菌、嗜血杆菌、金黄色葡萄球菌、肺炎链球菌、黏膜炎莫拉菌、嗜麦芽窄单胞菌等；Non-PPMs指在免疫功能正常患者体内通常不引起肺部感染的口咽部或胃肠道定植菌，例如草绿色链球菌、奈瑟菌属、棒状杆菌属、念珠菌属等。

(2)气管定植菌异常的高危因素(通过病史进行评定)：高龄、长期大量吸烟为肺癌患者气管内细菌定植的高危因素。高龄：年龄≥70岁(男性若合并吸烟则年龄>60岁；女性年龄>70岁)；长期大量吸烟：吸烟指数≥400年支。

3.2.2 术前戒烟时间短(<15 d)

(1)戒烟时间是从完全戒烟(是指不管原来抽多少烟,从1支烟都不抽开始计算)开始的时间,国外要求戒烟8周再进行手术治疗,根据国内情况一般要求戒烟至少2周,可仍有戒烟时间<15 d却要求马上手术的,这类患者术后发生肺部感染的风险增加,可考虑通过术前肺康复训练等方式进行补救,我们研究发现术前戒烟时间短的肺癌患者通过肺康复训练也可以降低术后并发症的发生率。

(2)评定方法(通过病史进行评定):病史询问时,戒烟时间<15 d(表4-14)。

3.2.3 气道高反应性(airway high response,AHR)

(1)定义:气道高反应性——指因气道炎症而处于过度反应状态,表现出敏感而过强的支气管平滑肌收缩反应,引起气道狭窄和气道阻力增加,从而引发咳嗽、胸闷和喘息等症状。由于气道炎症可导致气道平滑肌的易激性,使气道处于痉挛易激状态,从而导致气道高反应性。气道炎症的其他变化如渗出增加、黏膜水肿、腺体分泌亢进、上皮损伤等均可加剧气道高反应性。气道高反应性是哮喘病的重要特征之一,是气道存在炎症的间接反映。

(2)常用的检测方法:

1)吸入激发试验:吸入激发试验常用的试验激发剂包括以下:①药物:组

表4-14 戒烟效果分析

戒烟时间	客观指标	主观感受
12~24 h	血中CO及尼古丁水平下降	肺部开始清除黏液和其他令人讨厌的吸烟残留物
48 h	碳氧血红蛋白水平恢复	尼古丁全部清除,味觉和嗅觉开始得到改善
48~72 h	支气管黏膜纤毛功能提高	呼吸变得更加轻松,同时会发现整体精神状态有所改善
1~2 w	痰液减少,肺功能恢复30%	血液循环改善,步行变得轻松
4~6 w	肺功能有所改善	咳嗽和疲劳减轻,呼吸进一步改善
6~8 w	免疫功能恢复	
8~12 w	吸烟对PPCs的近期影响解除	
3~9个月	肺部的效率增加了10%	任何呼吸问题都得到了改善
1年	生殖能力增强了1/3	
5年	心脏病的风险下降到了吸烟前的一半	脑卒中的危险与不吸烟者相当
10年	患肺癌的几率达到了正常人的一半	
15年	患心脏病的危险和从不吸烟的人相同	

胺和乙酰甲胆碱是最常用的试验药物；②高渗或低渗溶液；③过敏原提取液。

2)运动激发试验：在室内环境中，患者要以尽可能大的运动量运动6~8 min。患者应通过口进行呼吸，因此需要1个鼻夹。因为哮喘患者对运动后不适感的程度不同，心率是测量运动强度的理想方法。通过监测心率，适当地调整运动量，保证安全。在运动激发试验中，运动后的呼气峰值流量(PEF)和1 s用力呼气量(FEV1)比运动前下降至少15%就可以诊断为运动性哮喘。如果应用特异性传导(SGaw)或最大呼气中期流速(FEF 25~75，FEF50)评价运动性哮喘，降低35%或以上具有诊断意义。一般在运动后3~12 min可以记录到PEF、FEV1和SGaw的最低值。用这个数值计算肺功能下降的百分数，评价运动性哮喘的严重程度。我们从哮喘病患者休息状态的肺功能水平预测不出运动后是否会发生运动性哮喘及其严重程度。肺功能正常的哮喘病患者有73%的人会发生运动性哮喘，在运动前存在气道阻塞的哮喘病患者中有85%的人会发生运动性哮喘。

3)过度通气激发试验：借助患者的过度通气来进行激发试验。因过度通气所需条件所限，目前国内还未得到推广。

(3)评定方法：本研究应用的是运动激发试验。

3.2.4　肺功能处于临界状态(Marginal pulmonary function)

(1)定义：肺功能检测指标处于现在外科肺叶切除的标准低限。目前研究标准选用的也不尽相同：1)ACOSOG Z4099/RTOG标准：FEV1%：50%~60%或年龄>75岁和DLco 50%~60%；2)ACCP标准：预计术后FEV1<40%或DLco<40%。

(2)常用的检测方法：肺功能检测(PFT)。

(3)评定标准：本研究应用的标准：1.0 L<FEV1<1.2 L和40%<FEV1%<60%。

3.2.5　呼气峰流速(peak expiratory flow，PFE)<250 L/min

(1)定义：PEF又称最大呼气流速，是指在用力肺活量的测定过程中，呼气流速最快时的瞬间流速。主要反映呼吸肌的力量及气道有无阻塞。简易通气指标，亦反应咳嗽能力，用力依赖性强。PFE的下降见于阻塞性或限制性通气障碍。

(2)常用测定方法：

1)微型呼气峰流速测定仪：最大峰流速值(PEF)应用峰流速仪主要是测量呼气峰流速(PEF)，也就是用力呼气时，气流通过气道的最快速率，它的正确测量依赖于患者的配合和掌握正确的使用方法。目前峰流速仪的种类很多，但使用的技术大致相同：①取坐位，手拿峰流速仪，注意不要防碍游标移动。并确认游标位于标尺的基底部。②深吸气后将峰流速仪放入口中，用嘴唇包住咬嘴，避免漏气，尽可能快而用力地呼气，注意不要将舌头放在咬嘴内。③再重复检查3次，选择3次中的最高数值。

2)运动前后测试。

(3)国外研究认为PEF<3 L/s，则被认为术后排痰困难，我们研究发现国人PEF<250 L/min则存在术后排痰困难，因此，我们认为若PEF<250 L/min，则需要进行肺康复训练。

3.3 肺癌患者术前肺康复训练方案

术前肺康复训练总方案见表4-15。

表4-15 术前肺康复训练总方案

药物康复	抗感染	术前3 d及术后3 d(敏感抗生素)
	祛痰	术前3 d及术后3 d(盐酸氨溴索30 mg，静脉滴注，每8 h一次；标准桃金娘油300 mg，口服，每天3次)
	平喘	术前3~7 d、术后至少3 d
		①吸烟指数>800年支：布地奈德雾化液+特布他林雾化液，4 mL+2 mL/次，4次/d
		②吸烟指数>400年支：布地奈德雾化液+特布他林雾化液，4 mL+2 mL/次，3次/d
		③吸烟指数<200年支：布地奈德雾化液+特布他林雾化液，4 mL+2 mL/次，2次/d
物理康复	激励式肺量计	(VOLDYNE5000)患者取易于深吸气的体位，一手握住激励式肺量计，用嘴含住咬嘴并确保密闭不漏气，然后进行深慢吸气，将黄色浮标吸升至预设的标记点，屏气2~3 s，然后移开咬嘴呼气。重复以上步骤，每组进行6~10次训练，然后休息。在非睡眠时间，每2 h重复一组训练，以不引起患者疲劳为宜，疗程为3~7 d
	呼吸控制	患者取舒适的体位，按自身的呼吸速度和深度进行潮式呼吸，并鼓励其放松上胸部和肩部，尽可能用下胸部进行呼吸。每天3组，每组15次，以不引起患者疲劳为宜，疗程为3~7 d
	功率自行车运动训练	患者自行调控速度，在承受范围内逐步加快步行速度及自行车功率。运动量控制在呼吸困难指数(Borg)评分5~7分之间，若在运动过程中有明显气促、腿疲倦、血氧饱和度下降(<88%)或其他合并疾病引起身体不适，让患者休息，待恢复原状后再继续进行训练。每次20~40 min，每天2次，疗程为7~14 d
	爬楼梯训练	在专业治疗师陪同下进行，在运动过程中调整呼吸节奏，采用缩唇呼吸，用力时呼气，避免闭气，稍感气促时可坚持进行，若有明显呼吸困难，可做短暂休息，尽快继续运动。每次20~40 min，每天2次，疗程为3~7 d

备注：(1)敏感抗生素：根据现有临床研究应为治疗性应用，国内研究发现主要为G⁻菌。
(2)祛痰药和雾化吸入性药物可根据具体情况选用，也可选用其他糖皮质激素、支气管扩张药。盐酸氨溴索的说明书剂量为30 mg/次，每天3次，所用剂量应向患者讲清，且应该有文献支持。

3.3.1 气管定植菌

包含年龄>50岁和吸烟指数>400年支(表4-16)。

3.3.2 术前戒烟时间短(<15 d)

戒烟时间短术前肺康复训练方案见表4-17。

3.3.3 气道高反应性

气道高反应性术前肺康复训练方案见表4-18。

3.3.4 呼气流速峰值<250 L/min

PEF低术前肺康复训练方案见表4-19。

3.3.5 肺功能处于临界状态

肺功能临界术前肺康复训练方案见表4-20。

表4-16 气管定植菌术前肺康复训练方案

药物康复	抗感染	术前3 d及术后3 d(敏感抗生素)
	祛痰	术前3 d及术后3 d(盐酸氨溴索30 mg,静脉滴注,每8 h一次;标准桃金娘油300 mg,口服,每天3次)
	平喘	术前3~7 d、术后至少3 d
		①吸烟指数>800年支:布地奈德雾化液+特布他林雾化液,4 mL+2 mL/次,4次/d
		②吸烟指数>400年支:布地奈德雾化液+特布他林雾化液,4 mL+2 mL/次,3次/d
		③吸烟指数<200年支:布地奈德雾化液+特布他林雾化液,4 mL+2 mL/次,2次/d
物理康复	呼吸控制(3~7 d)	患者取舒适的体位,按自身的呼吸速度和深度进行潮式呼吸,并鼓励其放松上胸部和肩部,尽可能用下胸部进行呼吸。1天3组,每组15次,以不引起患者疲劳为宜
	爬楼梯训练(3~7 d)	在专业治疗师陪同下进行,在运动过程中调整呼吸节奏,采用缩唇呼吸,用力时呼气,避免闭气,稍感气促时可坚持进行,若有明显呼吸困难,可做短暂休息,尽快继续运动。每次20~40 min,每天2次
备注:		(1)敏感抗生素:根据现有临床研究应为治疗性应用,国内研究发现主要为G⁻菌。 (2)祛痰药和雾化吸入性药物可根据具体情况选用,也可选用其他糖皮质激素、支气管扩张药。盐酸氨溴索的说明书剂量为30 mg/次,每天3次,所用剂量应向患者讲清,且应该有文献支持。

表4-17 戒烟时间短术前肺康复训练方案

药物康复	抗感染	术前3 d及术后3 d(敏感抗生素)
	祛痰	术前3 d及术后3 d(盐酸氨溴索30 mg,静脉滴注,每8 h一次;标准桃金娘油300 mg,口服,每天3次)
	平喘	术前3~7 d、术后至少3 d
		①吸烟指数>800年支:布地奈德雾化液+特布他林雾化液,4 mL+2 mL/次,4次/d
		②吸烟指数>400年支:布地奈德雾化液+特布他林雾化液,4 mL+2 mL/次,3次/d
		③吸烟指数<200年支:布地奈德雾化液+特布他林雾化液,4 mL+2 mL/次,2次/d
物理康复	呼吸控制(3~7 d)	患者取舒适的体位,按自身的呼吸速度和深度进行潮式呼吸,并鼓励其放松上胸部和肩部,尽可能用下胸部进行呼吸。1天3组,每组15次,以不引起患者疲劳为宜
	爬楼梯训练(3~7 d)	在专业治疗师陪同下进行,在运动过程中调整呼吸节奏,采用缩唇呼吸,用力时呼气,避免闭气,稍感气促时可坚持进行,若有明显呼吸困难,可做短暂休息,尽快继续运动。每次20~40 min,每天2次

备注:(1)敏感抗生素:根据现有临床研究应为治疗性应用,国内研究发现主要为G−菌。
(2)祛痰药和雾化吸入性药物可根据具体情况选用,也可选用其他糖皮质激素、支气管扩张药。盐酸氨溴索的说明书剂量为30 mg/次,每天3次,所用剂量应向患者讲清,且应该有文献支持。

表4-18 气道高反应性术前肺康复训练方案

药物康复	抗感染	术前3 d及术后3 d(敏感抗生素)
	祛痰	术前3 d及术后3 d(盐酸氨溴索30 mg,静脉滴注,每8 h一次;标准桃金娘油300 mg,口服,每天3次)
	平喘	术前3~7 d、术后至少3 d
		①吸烟指数>800年支:布地奈德雾化液+特布他林雾化液,4 mL+2 mL/次,4次/d
		②吸烟指数>400年支:布地奈德雾化液+特布他林雾化液,4 mL+2 mL/次,3次/d
		③吸烟指数<200年支:布地奈德雾化液+特布他林雾化液,4 mL+2 mL/次,2次/d
物理康复	激励式肺量计吸气训练	(VOLDYNE5000呼吸训练器):患者取易于深吸气的体位,一手握住激励式肺量计,用嘴含住咬嘴并确保密闭不漏气,然后进行深慢吸气,将黄色浮标吸至预设的标记点,屏气2~3 s,然后移开咬嘴呼气。重复以上步骤,每组进行6~10次训练,然后休息。在非睡眠时间,每2 h重复一组训练,以不引起患者疲劳为宜,疗程为3~7 d

备注:(1)敏感抗生素:根据现有临床研究应为治疗性应用,国内研究发现主要为G−菌。
(2)祛痰药和雾化吸入性药物可根据具体情况选用,也可选用其他糖皮质激素、支气管扩张药。盐酸氨溴索的说明书剂量为30 mg/次,每天3次,所用剂量应向患者讲清,且应该有文献支持。

表4-19　PEF低术前肺康复训练方案

药物康复	抗感染	术前3 d及术后3 d(敏感抗生素)。
	祛痰	术前3 d及术后3 d(盐酸氨溴索30 mg，静脉滴注，每8 h一次；标准桃金娘油300 mg，口服，每天3次)
	平喘	术前3~7 d、术后至少3 d
		①吸烟指数>800年支：布地奈德雾化液+特布他林雾化液，4 mL+2 mL/次，4次/d
		②吸烟指数>400年支：布地奈德雾化液+特布他林雾化液，4 mL+2 mL/次，3次/d
		③吸烟指数<200年支：布地奈德雾化液+特布他林雾化液，4 mL+2 mL/次，2次/d
物理康复	激励式肺量计吸气训练	(VOLDYNE5000呼吸训练器)：患者取易于深吸气的体位，一手握住激励式肺量计，用嘴含住咬嘴并确保密闭不漏气，然后进行深慢吸气，将黄色浮标吸升至预设的标记点，屏气2~3 s，然后移开咬嘴呼气。重复以上步骤，每组进行6~10次训练，然后休息。在非睡眠时间，每2 h重复一组训练，以不引起患者疲劳为宜，疗程3~7 d
	呼吸控制(3~7 d)	患者取舒适的体位，按自身的呼吸速度和深度进行潮式呼吸，并鼓励其放松上胸部和肩部，尽可能用下胸部进行呼吸。1天3组，每组15次，以不引起患者疲劳为宜
	功率自行车运动训练	患者自行调控速度，在承受范围内逐步加快步行速度及自行车功率。运动量控制在呼吸困难指数(Borg)评分5~7分之间，若在运动过程中有明显气促、腿疲倦、血氧饱和度下降(<88%)或其他合并疾病引起身体不适，让患者休息，待恢复原状后再继续进行训练。每次20~40 min，每天2次，疗程为7~14 d
心肺功能再次评估		肺功能+心肺运动试验

备注：(1)敏感抗生素：根据现有临床研究应为治疗性应用，国内研究发现主要为G⁻菌。
(2)祛痰药和雾化吸入性药物可根据具体情况选用，也可选用其他糖皮质激素、支气管扩张药。盐酸氨溴索的说明书剂量为30 mg/次，每天3次，所用剂量应向患者讲清，且应该有文献支持。

4　临床效果分析

4.1　降低术后肺部并发症

4.1.1　资料与方法

(1)临床资料和分组：

纳入标准：1)病理学检查为原发性肺癌患者；2)VATS或开胸手术+系统淋巴结清扫术；3)术前签署肺康复训练同意书。

排除标准：1)需要行全肺切除和需要行肺动脉和支气管袖式成形肺叶切除术；2)术后需要再次止血；3)术中出血量超过1 000 mL和VATS手术中转开胸；4)不愿意接受肺康复训练。我们连续纳入2008年11月—2011年6月四川大学华

表4-20 肺功能临界术前肺康复训练方案

药物康复	抗感染	术前3~7 d及术后3 d(敏感抗生素)
	祛痰	术前3 d及术后3 d(盐酸氨溴索30 mg,静脉滴注,每8 h一次;标准桃金娘油300 mg,口服,每天3次)
	平喘	术前3~7 d、术后至少3 d
		①吸烟指数>800年支:布地奈德雾化液+特布他林雾化液,4 mL+2 mL/次,4次/d
		②吸烟指数>400年支:布地奈德雾化液+特布他林雾化液,4 mL+2 mL/次,3次/d
		③吸烟指数<200年支:布地奈德雾化液+特布他林雾化液,4 mL+2 mL/次,2次/d
物理康复	激励式肺量计吸气训练	(VOLDYNE5000呼吸训练器):患者取易于深吸气的体位,一手握住激励式肺量计,用嘴含住咬嘴并确保密闭不漏气,然后进行深慢吸气,将黄色浮标吸升至预设的标记点,屏气2~3 s,然后移开咬嘴呼气。重复以上步骤,每组进行6~10次训练,然后休息。在非睡眠时间,每2 h重复一组训练,以不引起患者疲劳为宜,疗程为3~7 d
	功率自行车运动训练	患者自行调控速度,在承受范围内逐步加快步行速度及自行车功率。运动量控制在呼吸困难指数(Borg)评分5~7分之间,若在运动过程中有明显气促、腿疲倦、血氧饱和度下降(<88%)或其他合并疾病引起身体不适,让患者休息,待恢复原状后再继续进行训练。每次20~40 min,每天2次,疗程为7~14 d
心肺功能再次评估		肺功能+心肺运动试验

备注:(1)敏感抗生素:根据现有临床研究应为治疗性应用,国内研究发现主要为G菌。
(2)祛痰药和雾化吸入性药物可根据具体情况选用,也可选用其他糖皮质激素、支气管扩张药。盐酸氨溴索的说明书剂量为30 mg/次,每天3次,所用剂量应向患者讲清,且应该有文献支持。

西医院胸外科单个医疗组342例肺癌患者,术前均进行常规检查,无手术禁忌证(图4-38)。

然后进行心肺运动试验评估心肺功能,对评估中出现下列症状之一者即判定为高危因素:1)术前吸烟指数>800年支且戒烟时间<2周(A类);2)支气管高反应性(B类);3)峰值呼气流量(Peak expiratory flow,PEF)<250 L/min/kg(C类);4)肺功能处于临界状态(1.0 L<FEV1<1.2 L,且40%<FEV1%<60%)(D类)。根据上述评估标准将患者分入肺康复组(71例)和对照组(71例)(图4-39)。

(2)方法——基础肺功能(pulmonary function test,PFT)检测指标:由四川大学华西医院肺功能室完成并出具实验报告;肺通气功能(肺容积、肺通气量、小气道功能、呼吸动力学、吸入气体分布、呼吸肌功能)和肺换气功能(弥散功能、通气血流比值)进行测定和评估。心肺运动试验方法检测及项目:1)器械

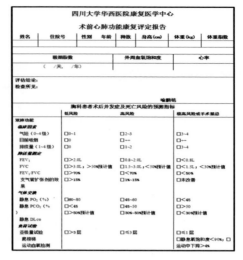

图4-38 康复评定报告

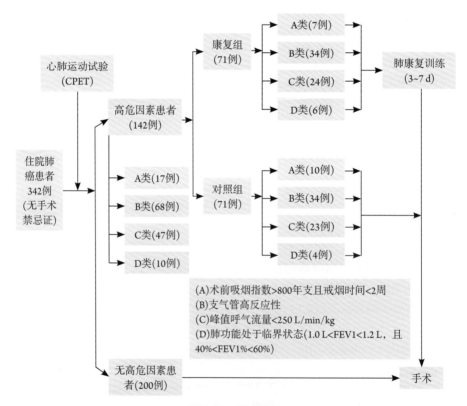

图4-39 研究流程

型号及厂家：运动仪器custo-med，检测仪器konica minolta pulsox-300；2)检测方法：阻力均为27 W，要求6 min之内尽可能快速地运动，如果患者觉得累或气紧可以减慢速度或者停止运动，恢复后继续运动；3)检测项目：从患者静息开始检测心律和血氧饱和度到运动结束停止检测，Borg呼吸困难评分，患者6 min运动距离(6 minute walk distance，6-MVD)和能量消耗。

(3)肺康复方法(见附件5)。

4.1.2 结果

(1)肺癌患者伴发高危因素分析(图4-40)：肺癌患者吸烟>800年支且戒烟时间<2周有17例(4.970%，17/342)；而常规肺功能检测患者肺功能处于临界状态(1.0 L<FEV1<1.2 L，且40%<FEV1%<60%)的有10例(2.924%，10/342)。支气管高反应性发生率为19.88%(68/342)；PEF<250 L/min发生率为13.74%(47/342)。

(2)两组肺癌患者术后并发症分析：术后并发症在肺康复组(16.90%)显著低于对照组(83.31%)($P=0.00$)；过敏反应在两组无差异($P=0.10$)，其他各种并发症在肺康复组均低于对照组(表4-21)。

(3)两组肺癌患者术后肺部感染分析：术后肺部感染发生率在肺康复组(2.81%)显著低于对照组(13.55%)($P=0.009$)；而肺部感染率在左肺(17.9%)显著高于右肺(2.3%)($P=0.00$)(表4-21)。

(4)两组患者住院时间分析：平均住院日在对照组(19.21±9.89 d)显著高于肺康复组(14.54±4.71 d)($P=0.03$)，术后住院时间在对照组(11.07±4.66 d)显著高于肺康复组(7.21±3.18 d)($P=0.00$)。

高危因素	发生率
A类	3.970%(7/342)
B类	19.88%(68/342)
C类	13.74%(47/342)
D类	2.942%(10/342)

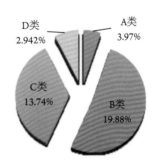

(A)术前吸烟指数>800年支且戒烟时间<2周
(B)支气管高反应性
(C)峰值呼气流速<250 L/min
(D)肺功能处于临界状态(1.0 L<FEV1<1.2 L，且40%<FEV1%<60%)

图4-40 肺癌患者伴发高危因素分析

表4-21 两组患者术后并发症的发生情况比较

种类	康复组	对照组	P值
腹泻	1.40%(1/71)	8.45%(6/71)	0.02
过敏反应	1.40%(1/71)	0(0/71)	0.10
皮下气肿	1.40%(1/71)	12.67%(9/71)	0.00
心率时常	2.81%(2/71)	18.30%(13/71)	0.02
小便失禁	2.81%(2/71)	8.45%(6/71)	0.02
胸腔积气	1.40%(1/71)	14.08%(10/71)	0.00
胸腔积液	2.81%(2/71)	9.85%(7/71)	0.02
肺部感染	2.81%(2/71)	13.55%(8/71)	0.009
合计	16.9%(12/71)	83.31%(59/71)	0.00

(5)两组患者住院费用分析：平均住院费用在肺康复组(40 131.72±4 663.28元)与对照组(36 943.33±3 663.28元)无统计学差异(P=0.304)，而每例患者肺康复的平均费用为1 013.3元。

4.2 低肺功能肺癌患者获得手术机会

4.2.1 临床资料分析结果

32例患者满足纳入标准，并认为术后PPC的风险极高或手术禁忌，其中30例完成术前为期2周的肺康复训练并接受了手术治疗。在完成肺康复的30例患者中，男女比为18：12，年龄62.5±7.7岁，有6例吸烟指数在800年支以上。在肺功能测试中：符合中度COPD 12例，重度COPD 18例；30例满足FEV1<1.5 L、FEV1%<60%；其中FEV1<1.2 L 14例，FEV1/FVC<50% 18例，最大通气量(MVV)%<50% 10例；在6-MWD试验中静息SpO_2<90%或6-MWD中SpO_2下降>4%的患者14例；呼气峰流速(PEF)<250 L/min的患者26例。30例接受手术治疗的患者中，切除左肺上叶8例，左肺下叶3例，右肺上叶10例，右肺下叶7例，右肺中下叶1例，左肺上叶楔形切除1例；16例采用常规后外侧开胸手术，16例采用电视胸腔镜手术(VATS)；术后病理检查显示：鳞状细胞癌18例，腺癌12例；最终术后病理分期：Ⅰa期2例，Ⅰb期8例，Ⅱa期12例，Ⅱb期4例，Ⅲa期4例。

4.2.2 围术期并发症及住院时间分析

30例手术患者无围术期无死亡(表4-22)。术后住院时间8.0±2.4 d；8例患者术后出现PPC，其中2例术后发生肺不张，经胸部物理治疗后复张；4例因为术

住院时间和并发症	数值
术后住院时间(d, $\bar{x}\pm s$)	8.0±2.4
术后PPC(例)	
肺不张	2
纤维支气管镜吸痰	4
肺炎	6
呼吸机使用>3 d	2

表4-22　30例手术患者住院时间和围术期并发症分析

后咳痰乏力行纤维支气管镜吸痰；术后确诊肺炎6例。但经围术期处理后，均无重大并发症且顺利出院。

4.3　术前短期综合肺康复训练对肺癌合并轻-中度慢性阻塞性肺疾病患者的影响

4.3.1　目的与背景

围术期肺康复训练计划能够加速肺癌手术患者的术后快速康复，但是其应用方案、时间等仍未统一。本研究的目的是探讨术前短期综合肺康复训练对肺癌合并轻-中度慢性阻塞性肺疾病患者的影响。

4.3.2　方法

前瞻性分析2015年3月11日~11月31日四川大学华西医院胸外科行肺叶切除的原发性非小细胞癌合并轻中度COPD患者48例，随机分成实验组和对照组；实验组患者术前完成一周短期综合肺康复训练，而对照组患者按常规术前准备进行。

4.3.3　结果

(1)最终24例患者纳入实验组，24例患者纳入对照组。

(2)与对照组患者相比，实验组患者的术后住院时间(5.17±2.91 d *vs.* 7.08±2.21 d，*P*=0.013)和术后抗生素使用时间(3.61±2.53d *vs.* 5.36±3.12 d，*P*=0.032)更短。

(3)实验组患者术后肺部相关并发症发生率(8.3%，2/24 *vs.* 20.8%，5/24，20.8%；*P*=0.416)低于对照组。

(4)实验组患者对比训练前后，PEF(343.71±123.9 L/min^2 *vs.* 268.40±123.94 L/min，*P*<0.001)，6 min运动距离(595.42±106.7 4 m *vs.* 620.90±99.27 m，*P*=0.004)及能量消耗(59.93±10.61 kcal *vs.* 63.03±10.47 kcal，*P*=0.004)显著提高。

4.3.4　结论

术前短期综合肺康复训练能够提高肺癌合并轻–中度慢性阻塞性肺疾病患者心肺耐力，加快患者术后康复的速度，可作为术前快速康复计划的重要部分。

5　存在问题与研究方向

(1)目前肺康复训练方案仍无统一的指南，康复方案、时间等仍存在较大争议。

(2)不同级别、不同区域的医院，康复实施的可行性、可操作性存在较大差异。

(3)如何指导手术患者术后康复，使之远期仍获益，是目前存在的一大问题。

(4)康复方案的个体化制定，将是未来肺康复训练研究的主要方向。

(5)主要是缺乏多中心研究。

6　临床研究项目及病例分析

6.1　病例一

患者为63岁老年女性，因体检发现右肺上叶肿块入院。患者入院后，仔细询问病史，并进行综合心肺评估，总结患者病史如下：

(1)既往有慢性COPD病史，未经正规治疗，入院肺功能检查结果：FEV1=1.21 L；FEV1%=47%；FEV1/FVC=53%；PEF=160 L/min。

(2)入院时患者呼吸困难症状明显，采用EORTC-QLQ-43量表评估呼吸困难症状标准化评分为43分。

(3)其入院心肺评估结果见图4-41：综合评价患者心肺耐力重度减损，咳嗽效力中度减损。

经充分评估，患者的康复方案如下：

1)药物康复治疗：

①雾化吸入支气管扩张药和糖皮质激素治疗：特布他林雾化液2 mL+布地奈德雾化液4 mL，每天2次，雾化吸入；②祛痰治疗：盐酸氨溴索注射液30 mg，每天2次，静脉滴注。

2)物理康复：

①呼吸训练：Ⅰ.腹式呼吸训练20~30次(总时间为15~30 min)，早晚1次；Ⅱ.吸气训练器训练(VOLDYNE 5000呼吸训练器)：每2 h一组，每组12~20次。②下肢耐力训练：Ⅰ.NUSTEP锻炼：每次用时为15~20 min，2次/d，疗程为1周；Ⅱ.爬楼梯训练，每次用时为15~30 min，2次/d，疗程为1周。

患者完成1周康复训练后，再次进行相关指标复评，复评结果如下：

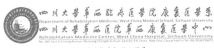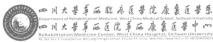

图4-41　心肺评估结果(病例一)

(1)FEV1=1.31 L；FEV1%=49.6%；FEV1/FVC=57%；PEF=270 L/min。较入院均有不同程度提升。

(2)经过综合药物+物理康复，患者呼吸困难症状有所减轻，ORTC-QLQ-43量表评估呼吸困难症状标准化评分为23分，较前有明显下降。

(3)再次心肺功能评估结果：前后对比可以看出，患者的6 min步行距离以及PEF均有不同程度的提高，反应患者心肺耐力的提高。

6.2　病例二

患者为68岁老年男性，诊断为"右肺上叶肿块"入院。患者的病史特点如下：

(1)老年男性，吸烟指数为1 760年支，吸烟史长达40年。

(2)术前合并右肺下叶支气管扩张伴感染。

(3)肺功能检查：FEV1=1.31 L；FEV1%=49.6%；FEV1/FVC=52%；PEF=250 L/min提示患者肺功能中度受损，合并重度COPD。

(4)心肺评估结果见图4-42：结果提示患者心肺耐力轻度受损，咳嗽效力较差。

目前考虑患者的主要问题有：长期的吸烟史以及合并支气管扩张和肺部感染，术后并发症风险增加。肺功能中度受损，是否可以承受右全肺切除术。

图4-42　心肺评估结果(病例二)

综合上述考虑，医疗组决定要求患者进行为期一周的肺康复训练方案，综合康复方案如下：

1)药物康复治疗：

①雾化吸入支气管扩张药和糖皮质激素治疗：特布他林雾化液2 mL+布地奈德雾化液4 mL，每天2次，雾化吸入；②祛痰治疗：盐酸氨溴索注射液30 mg，每天2次，静脉滴注。

2)物理康复：

①呼吸训练：Ⅰ.腹式呼吸训练20~30次(总时间约15~30 min)，早晚1次。Ⅱ.吸气训练器训练(VOLDYNE 5000呼吸训练器)：每2 h一组，每组12~20次。②下肢耐力训练：NUSTEP锻炼——每次用时为20~40 min，2次/d，疗程为1周。

患者完成1周康复方案后，再次进行相关指标复评，复评结果如下：

(1)FEV1=1.6 L；FEV1%=63%；FEV1/FVC=57%；PEF=350 L/min，较入院均有不同程度提升。

(2)结合再次心肺功能评估的结果，前后对比可以看出，患者的6 min步行距离以及PEF均有不同程度的提高，反应患者心肺耐力的提高。同时，术后患者经过5 d短暂恢复后，顺利出院。

(苏建华，赖玉田，杜娜，沈诚，高珂，杜春萍，李鹏飞，李双江，李廷玉，李霞，任杰，沈春辉，时辉，周坤，周渝斌，喻鹏铭，车国卫)

附件5 华西医院胸外科围术期肺康复评估与训练方案2.0

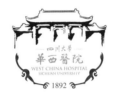

1 肺康复评估与训练目的

见图F5-1。

2 肺癌患者肺康复评估与训练流程图

见图F5-2。

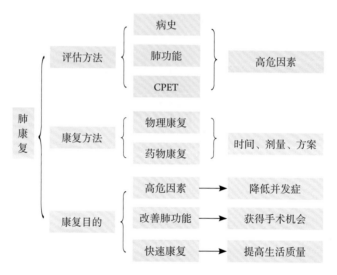

图F5-1 肺康复评估与训练目的

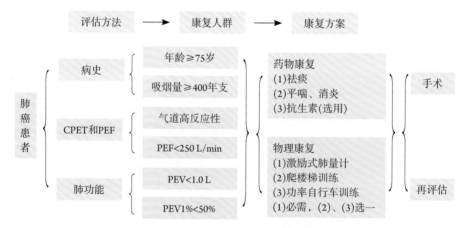

图F5-2 肺癌患者肺康复评估与训练流程图

3 肺癌患者高危因素的分析与评价标准

3.1 年龄≥75岁和吸烟指数≥400年支

(1)评价标准：

1)高龄、长期大量吸烟为肺癌患者气管内细菌定植的高危因素。高龄：年龄≥75岁(男性若合并吸烟则年龄>60岁；女性年龄>70岁)；长期大量吸烟：吸烟史指数≥400年支[1](表F5-1)。

2)影响并发症的相关因素分析，若将WBC≥10 000 /mL，作为标准则并发症有80例，若WBC≥15 000 /mL作为标准，则仅有19例。不论白细胞计数是WBC≥10 000 /L或WBC≥15 000 /mL，仅有吸烟指数与并发症有关，且是高吸烟指数(≥400年支)患者的并发症发生率低于低吸烟指数(<400年支)(P=0.017，P=0.018)患者的并发症发生率。这个结果是因为吸烟指数≥400年支的患者均进行了肺康复训练，可见肺康复训练有助于降低吸烟带来的并发症[2]。

(2)相关背景：

1)气管定植菌定义：不吸烟的健康人群，气管内通常为无菌环境，而慢性肺部疾病患者，如慢性支气管炎、COPD、支气管扩张、肺癌等，由于其气

表F5-1 定植菌的危险因素

变量	OR	95% CI	P值
单变量			
性别(男/女)	0.169	0.021~1.384	0.131
年龄(<60岁，60~70岁，≥70岁)	2.175	1.017~4.650	0.045
BMI(<25 kg/m², ≥25 kg/m²)	1.420	0.419~4.816	0.810
吸烟指数(0, 0~400年支，≥400年支)	2.097	1.043~4.215	0.038
慢性阻塞性肺疾病合并症	2.407	0.682~8.492	0.301
FEV1(≥80%，70%~80%，<70%)	1.289	0.651~2.554	0.466
MVV(≥70%，<70%)	2.127	0.247~18.310	0.792
DLco(≥70%，<70%)	2.677	0.751~9.546	0.234
多变量			
年龄(<60岁，60~70岁，≥70岁)	2.263	1.030~4.970	0.042
吸烟指数(0, 0~400年支，≥400年支)	2.163	1.059~4.429	0.034

BMI, body mass index：体重指数；CI, confidence interval：置信区间；COPD, chronic obstructive pulmonary disease：慢性阻塞性肺疾病；DLco, diffusing capacity of the lung for carbon monoxide：一氧化碳弥散量；FEV1, forced expiratory volume in one second：一秒用力呼气容积；MVV, maximum ventilatory volume：最大通气量；OR, odds ratio：相对危险度。

道机械屏障的破坏，气管内可能存在一定数量的定植菌[1]。依其致病性分为潜在致病菌(Potentially pathogenic micro-organisms，PPMs)与非潜在致病菌(Non-Potentially pathogenic micro-organisms，Non-PPMs)两类。PPMs为可引起呼吸道感染的细菌，例如铜绿假单胞菌、大肠杆菌、嗜血杆菌、金黄色葡萄球菌、肺炎链球菌、黏膜炎莫拉菌、嗜麦芽窄单胞菌等；Non-PPMs指在免疫功能正常患者体内通常不引起肺部感染的口咽部或胃肠道定植菌，例如草绿色链球菌、奈瑟菌属、棒状杆菌属、念珠菌属等。

(3)评价方法：通过病史进行评定(表F5-2~表F5-3)。

3.2 气道高反应性(Airway high response，AHR)

(1)评价标准：

1)应用心肺运动试验可以发现现有术前检测方法不能发现的高危因素，

表F5-2　术后肺炎的危险因素

变量	OR	95% CI	P值
单变量			
性别(男/女)	0.323	0.067~1.565	0.253
年龄(<60岁，60~70岁，≥70岁)	1.654	0.817~3.349	0.162
BMI(<25 kg/m², ≥25 kg/m²)	0.754	0.215~2.643	0.018
吸烟指数(0，0~400年支，≥400年支)	1.429	0.787~2.598	0.241
FEV1(≥80%，70~80%，<70%)	1.364	0.712~2.611	0.349
MVV(≥70%，<70%)	2.547	0.298~21.737	0.644
DLco(≥70%，<70%)	4.580	1.360~15.428	0.025
手术时间(≤3 h，>3 h)	3.889	1.128~13.411	0.050
失血量(≤300 mL，>300 mL)	1.333	0.243~7.329	1.000
手术方式(VATS/开放)	0.882	0.250~3.116	1.000
术前气道定值	9.333	2.564~33.973	0.001
多变量			
DLco(≥70%，<70%)	5.838	1.318~25.854	0.020
手术时间(≤3，>3 h)	6.366	1.349~30.033	0.019
术前气道定植	9.448	2.206~40.465	0.002

BMI，body mass index：体重指数；CI，confidence interval：置信区间；DLco，diffusing capacity of the lung for carbon monoxide：一氧化碳弥散量；FEV1，forced expiratory volume in one second：一秒用力呼气容积；MVV，maximum ventilatory volume：最大通气量；OR，odds ratio：相对危险度；VATS，video assisted thoracic surgery：电视辅助胸腔镜手术。

表F5-3　影响术后并发症的临床因素

因素	并发症	WBS≥10 000 /mL			WBS≥15 000 mL		
		平均值	t	P	平均值	t	P
6 min步行距离(m)	否	644.44	0.828	0.409	643.03	1.576	0.117
	是	633.38			609.47		
BMI(kg/m²)	否	22.75	−0.535	0.594	22.91	0.645	0.52
	是	22.99			22.45		
PEF(L/min)	否	368.18	−0.487	0.627	372.8	0.296	0.767
	是	376.44			364.74		
吸烟指数(年支)	否	847.29	2.435	0.017	784.3	2.398	0.018
	是	626.41			455.69		

BMI，body mass index：体重指数；PEF：呼气峰流量。

气道高反应性19.88%(68/342)[3](图F5-3)。

2)CPET检测过程中，若肺部出现干鸣音或(呼气峰流速)降低>15%，则诊断为气道高反应性。

3)若不能进行CPET，也可在爬楼梯训练过程中(33级台阶)，以每秒中一级台阶的速度，若肺部出现干鸣音或(呼气峰流速)降低>15%，也可粗略诊断为气道高反应性。

4)支气管舒张试验：PFT也可确诊。

(2)相关背景：气道高反应性——指因气道炎症而处于过度反应状态，表

高危因素	发生率
A类	3.970%(7/342)
B类	19.88%(68/342)
C类	13.74%(47/342)
D类	2.942%(10/342)

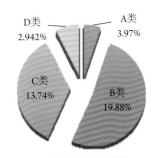

(A)术前吸烟指数>800年支且戒烟时间<2周
(B)支气管高反应性
(C)峰值呼气流速<250 L/min
(D)肺功能处于临界状态(1.0 L<FEV1<1.2 L，且40%<FEV1%<60%)

图F5-3　肺癌患者伴发高危因素分析

现出敏感而过强的支气管平滑肌收缩反应，引起气道狭窄和气道阻力增加，从而引发咳嗽、胸闷和喘息等症状。由于气道炎症可导致气道平滑肌的易激性，使气道处于痉挛易激状态，从而导致气道高反应性。气道炎症的其他变化如渗出增加、黏膜水肿、腺体分泌亢进、上皮损伤等均可加剧气道高反应性。气道高反应性是哮喘病的重要特征之一，是气道存在炎症的间接反映。

(3)常用的检测方法：

1)吸入激发试验：吸入激发试验常用的试验激发剂包括以下：①药物：组胺和乙酰甲胆碱是最常用的试验药物；②高渗或低渗溶液；③过敏原提取液。

2)运动激发试验：在室内环境中，患者要以尽可能大的运动量运动6~8 min。患者应通过口进行呼吸，因此需要1个鼻夹。因为哮喘患者对运动后不适感的程度不同，心率是测量运动强度的理想方法。通过监测心率，适当地调整运动量，保证安全。在运动激发试验中，运动后的呼气峰值流量(PEF)和1 s用力呼气量(FEV1)比运动前下降至少15%就可以诊断为运动性哮喘。如果应用特异性传导(SGaw)或最大呼气中期流速(FEF 25~75，FEF50)评价运动性哮喘，降低35%或以上具有诊断意义。一般在运动后3~12 min可以记录到PEF、FEV1和SGaw的最低值。用这个数值计算肺功能下降的百分数，评价运动性哮喘的严重程度。我们从哮喘病患者休息状态的肺功能水平预测不出运动后是否会发生运动性哮喘及其严重程度。肺功能正常的哮喘病患者有73%的人会发生运动性哮喘，在运动前存在气道阻塞的哮喘病患者中有85%的人会可发生运动性哮喘。

3)过度通气激发试验：借助患者的过度通气来进行激发试验。因过度通气所需条件所限，目前国内还未得到推广。

(4)评定方法：本研究应用的是运动激发试验(CEPT、爬楼梯试验或PEF)。

3.3 呼气峰流量(peak expiratory flow，PEF)<250 L/min

(1)评价标准：

1)应用峰流速仪(图F5-4)或哮喘检测仪进行检测后发现，若PEF<250 L/min则为高危因素[3]。

2)术前激励式吸气训练仪应用于有高危因素的患者后，发现其训练前后的PEF绝对值显著升高，且降低了肺部相关并发症的发生率(见表F5-4)，这部分

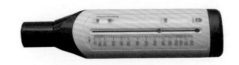

图F5-4　峰流速仪/哮喘检测仪

表F5-4 术前激励式肺量仪吸气训练在高危因素肺癌患者中的应用分析

项目	对照组	实验组	P值
No.(例)	48	23	
PEF(L/min)	训练前	325±105.0	0.000
	训练后	370.7±114.3	
肺并发症(%)	37.2	14.3	0.036
术后住院日(d)	8.7±3.9	7.2±4.9	0.041

资料尚未发表。

3)评定标准：国外研究认为PEF<3 L/s，则被认为术后排痰困难，我们研究发现国人PEF<250 L/min则存在术后排痰困难，因此，我们认为若PEF<250 L/min，则需要进行肺康复训练[3]。

(2)相关背景：PEF定义——PEF又称最大呼气流量，是指在用力肺活量的测定过程中，呼气流量最快时的瞬间流速。主要反映呼吸肌的力量及气道有无阻塞。简易通气指标，亦反应咳嗽能力，用力依赖性强。PEF的下降见于阻塞性或限制性通气障碍。

(3)常用测定方法：微型呼气峰流量测定仪——最大峰流速值(PEF)应用峰流速仪主要是测量呼气峰流速(PEF)，也就是用力呼气时，气流通过气道的最快速率，它的正确测量依赖于患者的配合和掌握正确的使用方法。目前峰流速仪的种类很多，但使用的技术大致相同：1)取坐位，手拿峰流速仪，注意不要防碍游标移动。并确认游标位于标尺的基底部。2)深吸气后将峰流速仪放入口中，用嘴唇包住咬嘴，避免漏气，尽可能快而用力地呼气，注意不要将舌头放在咬嘴内。3)再重复检查3次，选择3次中的最高数值。

3.4 肺功能处于临界状态(Marginal pulmonary function)

(1)评价标准：本研究应用的标准：FEV1<1.2 L[4](表F5-5)。

(2)相关背景：肺功能处于临界状态定义——肺功能检测指标处于目前外科肺叶切除的标准低限。目前选用的研究标准也不尽相同：1)ACOSOG Z4099/RTOG标准：FEV1%：50%~60%或年龄>75岁和DLco 50%~60%；2)ACCP标准：预计术后FEV1<40%或DLco<40%。

(3)常用的检测方法：肺功能检测(PFT)。

4 肺癌患者术前康复训练方案

(1)抗感染：根据标准应用。

表F5-5　30例肺癌合并中、重度COPD患者术前临床资料

临床资料	例数(例)
性别	
男	18
女	12
年龄(岁，$\bar{x}\pm s$)	62.15±7.7
体重指数(kg/m², $\bar{x}\pm s$)	22.5±3.5
吸烟指数	
<400年支(人)	16
400~800年支(人)	8
>800年支(人)	6
中度COPD	12
重度COPD	18
PEV1	
50%~80%	12
<50%	18
PEV1	
1.2~1.5 L	16
<1.2 L	14
PEV1/FVC	
50%~70%	12
<50%	18
MVV<50%	10
6-MVD静息SpO2<90%或6-MVD中SpO$_2$下降>4%	14
PEF<250 L/min	26

　　(2)祛痰：术前3~7 d及术后3~7 d；盐酸氨溴索30 mg，静脉滴注，每8 h一次，和/或标准桃金娘油300 mg，口服，每天3次(必需)。

　　(3)平喘或消炎：术前3~7 d、术后3~7 d；布地奈德雾化液+特布他林雾化液，4 mL+2 mL/次，2次/d(必需)。

　　(4)激励式肺量计吸气训练：(VOLDYNE 5000呼吸训练器)患者取易于深吸

气的体位，一手握住激励式肺量计，用嘴含住咬嘴并确保密闭不漏气，然后进行深慢吸气，将黄色浮标吸升至预设的标记点，屏气2~3 s，然后移开咬嘴呼气。重复以上步骤，每组进行6~10次训练，然后休息。在非睡眠时间，每2 h重复一组训练，以不引起患者疲劳为宜，疗程为3~7 d(必需)(图F5-5~图F5-6)。

(5)功率自行车运动训练：患者自行调控速度，在承受范围内逐步加快步行速度及自行车功率。运动量控制在呼吸困难指数(Borg)评分为5~7分，若在运动过程中有明显气促、腿疲倦、血氧饱和度下降(<88%)或其他合并疾病引起身体不适，让患者休息，待恢复原状后再继续进行训练。每次20~40 min，每天2次，疗程为7~14 d(可选)。

(6)爬楼梯训练：在专业治疗师陪同下进行，在运动过程中调整呼吸节奏，采用缩唇呼吸，用力时呼气，避免闭气，稍感气促时可坚持进行，若有明显呼吸困难，可短暂休息，尽快继续运动。每次20~40 min，每天2次，疗程3~7 d(可选)。

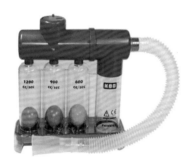

图F5-5　深呼吸训练器

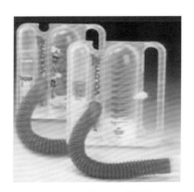

图F5-6　激励式肺量计

5 心肺运动试验(Cardiopulmonary exercise testing，CPET)方法说明

(1)简介：自从1986年Weber等在论著*Cardiopulmonary exercise testing*中总结了他们应用CPET 10年的经验，1987年Wasserman等在论著*Principles of exercise testing and interpretation*中明确提出要消除心脏运动负荷试验和肺脏运动负荷试验分家的概念以来，心肺运动功能负荷试验——这一把运动心功能和运动肺功能融为一体的试验方法和试验内容就在国际上被广泛接受和推行。心肺运动试验就是具备这种功能的一种独特的检查方式和诊断工具。其之所以独特，是由于国内外学者普遍认为——那就是这些诊断不能用其他较容易的诊断方式来完成，但是能够从心肺运动试验所出现的气体交换反应中推导出来(图F5-7)。

(2)定义：心肺功能运动负荷试验简称心肺运动试验(Cardiopulmonary Exercise Test，CPET)是用运动呼吸代谢的方法确定受试者从事体力活动的能力。人体在运动时，虽然新陈代谢是在肌肉中进行的，但其气体(O_2、CO_2)的运输是通过心血管系统和呼吸系统来完成。如果能够在负荷连续递增的运动全过程中准确地、不间断地连续监测和分析受试者的通气量和呼出气中的O_2和CO_2，再配以连续的血氧饱和度(SaO_2)监测、完全计算机化的12导联运动心电图监测和血压、血乳酸、血气等监测，就能在不同做功水平准确地诊断出受试者的心、肺功能状况，凭借分析受试者在运动各阶段的反应和气体交换，即可推导出相应的疾病。

(3)常用仪器及工作原理：以Oxycon Delta心肺运动功能测试系统为例。

1)仪器组成——由相互紧密联系的三大部分组成：①运动系统(踏车或平板)；②生理信号监测输入系统[十二导心电图、血压、呼吸气体(面罩式)、经

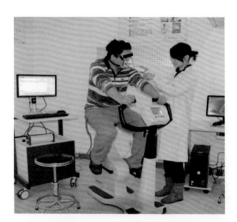

图F5-7　心肺运动试验

皮血氧饱和度]；③实时连续一口气接一口气(breath by breath)的自动分析及显示系统(气体代谢分析、心电分析、运动功率与心率及气体代谢关系分析)。

2)运动试验方法及运动方案：常用的运动方式有功率任意可调的电动踏车和活动平板。踏车较之平板具有如下优点：①可直接控制和准确测定在任意时间的运动功率；②运动中心电图干扰小；③运动中血压测定方便干扰小；④在需要时能容易采集运动各程段血标本；⑤运动方式为主动运动、安全、各年龄段和性别的患者无紧张和运动恐惧感；⑥价格较低。所以，心肺运动试验普遍采用踏车的运动方式。

3)运动试验方案：目前均采用症状自限性的方法。患者准备就绪并测量静息阶段各项指标后，首先以35~45(60)转/分零负荷蹬车热身运动3 min，接着恒以此转速以负荷功率近似线性递增(2 W/7 s)(每个患者递增的量不同)的方式运动，至完成预计运动指标(预计心率和预计运动负荷)或患者不能保持至少35(40)转/分的转速时，卸载负荷继续运动2 min后停止运动。运动试验全程监测并记录十二导联心电图、血压、血氧饱和度(SpO_2)、摄氧量(VO_2)、公斤摄氧量(VO_2/kg)、每分钟通气量(VE)、氧脉搏($O_2pulse=VO_2/HR$)、无氧阈(AT)、呼吸困难指数(DI)、代谢当量(MET)、心率储备(RR)、呼吸储备(Br)等。AT的测量采用V-slope法，以各阶段最大耗氧量的百分数表示，DI的测量以最大耗氧量($V'O_2max$)除以最大运动负荷功率和最大通气量($V'E$)既$DI=VO_2/W/V'E$表示。

4)常用指标：最大摄氧量(maximaloxygen．uptake，VO_2max)代谢当量(metabolicequivalentMET)、氧通气等量(VE/Vo_2)无氧阈(anaerobicthresholdAT)运动最大通气量(MVV)心排血量(cardiacoutputCO)、每搏量(strokevolume醐，SV)、每搏氧耗量(O_2pulse)二氧化碳排出量($carbondioxideoutputVco_2$)、每分钟通气量(VE)、终末潮气氧分压($PETo_2$)终末潮气CO_2分压($PETco_2$)、生理死腔(Vd/Vt)呼吸困难指数(Dyspneaindex)肺泡-动脉血氧分压差($PA-aDO_2$)。

(4)临床应用：用于探讨循环与呼吸系统的生理和病理生理了解病程进展程度判断疗效及预后对劳动力鉴定康复医疗有价值。由于CPET是以综合的运动——心肺——细胞气体代谢藕联为基础的测试手段，又有丰富、科学的综合评价方法和材料来源，因此被广泛地应用于心血管疾病、呼吸系统疾病、不明原因的呼吸困难等许多方面的患者的评价，为这些患者疾病和症状的诊断和鉴别诊断提供了可靠的依据。

1)阻塞性通气功能障碍时，由于VA/Q失调，休息时Vd/Vt可增高，运动期间不下降，VE/Vco_2、VE/VO_2、$PA-aDO_2$亦增高，VO_2max峰值未能形成平台，最大每搏氧量下降，最快心率下降。由于呼吸功增加，功效减低，VEmax/MVV增加。

2)限制性通气功能障碍时，由于肺顺应性减低引起呼吸频率增快，特别当增加运动负荷后，Vt减少，由于肺泡毛细血管床减少与VA/Q失调，引起Vd/vt

与PA-aDO$_2$增高。由于低氧血症对通气的刺激,引起VE/VCO$_2$,VE/VO$_2$增高,其他改变有VEmax/MVV增加,VO$_2$max与最快心率减低。

3)胸壁疾病时,由于对通气的机械限制,引起VEmax、最快心率与VO$_2$max的减低,而PaCO$_2$增高。

4)运动诱发性哮喘时,由于支气管痉挛在剧烈运动后2~15 min PEF与FEV1均减低。

5)肺血管疾病时,由于肺泡毛细血管床减少与VA/Q失调,引起Vd、Vd/Vt、VE/VCO$_2$、VE/VO$_2$增高肺动脉压增高,VO$_2$max减低,最快心率正常或减低。

(5)CPET的适应证:

1)不能解释的呼吸困难、胸闷气短患者的评价。

2)心血管疾病或疑似心血管疾病患者的评价。

3)肺及呼吸系统疾病及疑是患者的评价。

4)合并存在心、肺疾病患者的心、肺功能评价。

5)药物疗效的评价。

6)心肺手术或涉及心肺功能状况的外科手术前风险评价。

7)有氧运动能力的评价。

8)制定心肺康复的运动处方。

9)功能障碍的评价。

10)近些年来,国内有许多学者和临床工作者还利用CPET进行体动感知式频率适应性心脏起搏器起搏频率和肌体代谢的关系研究、研究慢性阻塞性肺疾病营养状态对运动心肺功能的影响、研究结缔组织疾病患者的早期肺损害等,均取得肯定的结果。

(6)CPET的禁忌证:CPET有较广泛的安全适应范围,包括急性心肌梗死3周后、慢性心力衰竭Ⅰ~Ⅱ度、COPD、运动性哮喘等,但也有禁忌证,主要的禁忌证有:急性心肌梗死、不稳定性心绞痛、严重心率失常、急性心包炎、心内膜炎、严重主动脉瓣狭窄、严重左心功能受损、急性肺动脉栓死或肺梗塞、严重下肢脉管炎或肢体功能障碍。

(7)注意事项:

1)出现急性损害情况面色苍白大汗、恐惧头晕、迷糊。

2)严重呼吸困难出现新的发绀。

3)复杂的室性心律失常、室上性心动过速显著的心动过缓。

4)出现心前区疼痛伴缺血性ST改变>2 mm。

5)严重高血压(Bp>240/140 mmHg)。

6)收缩压下降>10 mmHg时。

7)严重疲劳严重腿痛或间歇跛行不能踏板者。

(8)心肺运动试验结果的评价和应用：

1)CPET的主要特点是探讨导致患者运动受限的原因，定量的评价心肺功能。患者在试验中因某种原因导致运动受限——终止运动，提示肺——心血管——血液——肌肉系统这个环节中的一个或几个系统有病变，结合患者在运动中产生的症状、病史，综合分析CPET的结果，不难看出患者所患疾病和心肺功能的真正状况。

2)在CPET过程中由于心血管疾病导致氧运输不足而造成的运动受限，除了胸闷、胸痛的症状和心电图异常外，主要表现为VO_2max、$O_2/HRmax$、AT、MET的降低以及较低的运动负荷却产生较高的心率；心功能不全者并有心率升高时可有SpO_2下降。由于呼吸系统疾病慢性气流受限(阻塞性肺疾病)或肺弹性异常(限制性肺疾病)导致运动受限者，除了随着运动负荷的增加，气短、呼吸困难加重的症状较为突出外，VO_2max、$O_2/HRmax$降低，AT较低或有时难以确定，其中阻塞性肺疾病由于静息时VD增加因而在运动中通气需要增加，但因为通气能力的限制，表现为MVV及VEmax降低，VEmax/MVV仍然>75%；限制性肺疾病则表现为VEmax/MVV<75%，呼吸频率增高(BF>50次/分)，呼吸困难指数(DI)增高，呼吸储备降低(BR<28)。

3)当达到一定运动量时，随着运动负荷的增加，SpO_2显著持续下降是间质性肺疾病最具特征性的变化。与心血管疾病不同的是，呼吸系统疾病在运动受限时心率储备(HRR)均较高。当患者同时患有心血管疾病和呼吸系统疾病时，在CPET中表现出较多的观察指标异常，且以较重疾病所导致的运动受限的观察指标异常为主。植物神经功能紊乱及过度肥胖者，在CPET过程中大多除了运动耐力降低、心率上升较快外，心电图、VO_2max、$O_2/HRmax$、MET均在正常范围。

4)心肺运动试验是通过定量化的最大摄氧量等指标来衡量心肺功能的。由于它不同于一般的心脏负荷试验和肺功能检查，不受患者主观努力与否的影响，因而对于鉴别产生呼吸困难的原因有特殊的价值，尤其是对同时合并有心血管疾病和肺疾病的患者来说，他/她产生呼吸困难时通过心肺运动试验提供的患者运动心功能和运动肺功能状态，可以明显地辨别出呼吸困难的主要原因。

参考文献

[1] Mei J, Liu L, Tang M, et al. Airway bacterial colonization in patients with non-small cell lung cancer and the alterations during the perioperative period[J]. J Thorac Dis 2014; 6: 1200-1208.

[2] Gao K, Yu PM, Su JH, et al. Cardiopulmonary exercise testing screening and pre-operative pulmonary rehabilitation reduce postoperative complications and improve fast-track recovery

after lung cancer surgery: A study for 342 cases[J]. Thorac Cancer 2015; 6: 443-449.

[3] Su J, Yu P, Zhou Y, et al. [Influencing factor of postoperation fast-track recovery and in hospital cost after lobctomy for lung cancer][J]. Zhongguo Fei Ai Za Zhi 2014; 17: 536-540.

[4] 沈春辉,梅龙勇,喻鹏铭,等. 术前肺康复对肺癌合并中–重度慢性阻塞性肺疾病患者运动耐力的影响[J]. 中国胸心血管外科临床杂志,2011,18(6): 514-517.

[5] 沈春辉,车国卫.肺康复在肺癌围术期应用现状与进展[J].中国康复医学杂志,2011,26(7): 686-689.

[6] 宋志芳,韩兆杰,林琳,等. SF-36量表评价胸外科住院患者生活质量的信度和效度[J].中国胸心血管外科临床杂志,2014,21(2): 164-167.

[7] Lai Y, Shen C, Wang X, et al. Status and perspectives of detection by low-dose computed tomography or computed radiography in surgical patients with lung cancer, based on a five-year study[J]. Thorac Cancer 2016; 7: 111-117.

[8] Che GW, Yu PM, Su JH, et al. [Cardio-pulmonary exercise capacity in patients with lung cancers: a comparison study between video-assisted thoracoscopic lobectomy and thoracotomy lobectomy][J]. Sichuan Da Xue Xue Bao Yi Xue Ban 2013; 44: 122-125.

[9] 鲍珊,苏建华,廖虎,等.肺癌合并慢性阻塞性肺病和手术方式对患者术后快速康复及治疗费用的影响[J].中国胸心血管外科临床杂志,2014,21(1): 17-20.

[10] Jennifer A Pryor, S Ammani Prasad. 成人和儿童呼吸与心脏问题的物理治疗(4版)[M].喻鹏铭,车国卫,译.北京:北京大学医学出版社,2011.

[11] 赖玉田,田龙,樊骏,等.肺癌住院手术患者临床特征与就诊模式的关系[J].中国肺癌杂志,2015,18(7): 457-461.

[12] 车国卫,支修益.肺癌合并慢性阻塞性肺疾病患者围术期气道管理现状[J].中国肺癌杂志,2014 ,17(12): 884-888.

[13] 周渝斌,刘伦旭,喻鹏铭,等.胸腔镜肺叶切除术后心肺功能的快速康复[J].中国胸心血管外科临床杂志,2013,20(2): 168-171.

[14] 朱蕾,刘又宁,钮善福.临床呼吸生理学[M].北京:人民卫生出版社,2008:436-446.

[15] Piirilä P, Sovijärvi AR. Objective assessment of cough. Eur Respir J 1995; 8: 1949-1956.

[16] Beverley Harden. 呼吸物理治疗值班医师手册(2版)[M].刘伦旭,喻鹏铭,译.天津:天津科技翻译出版社,2014.

附件6 常用评估指标临床意义分析

1 FEV1和FEV1%

当前肺功能测试的主要优势是简单、廉价、重复性好且易于操作。研究表明FEV1和FVC是术前评估肺功能的主要客观指标。曾有用其他肺功能指标评估手术风险，肺功能术前肺功能测试在20世纪50年代被认为是评估胸外科术后并发症发生率和死亡率最有效的方法，并且采用了多种肺功能指标。直到20世纪70年代仍提示FEV1<1.2 L，RV>3.3 L和肺总量(total lung capacity，TLC)>7.9 L与术后并发症发生率呈正相关。后多采用FEV1和FVC两个指标。近年来随着大家对肺功能认识的加深，以及对肺切除术后并发症发生原因的深入分析，大家越来越发现术前肺功能指标FEV1和FVC已不能准确评估肺功能状况和预测肺切除术后的风险，需要加一氧化碳弥散量(DLCO)等指标。

首次把FEV1和并发症联系起来是在1971年，Boushy发现支气管肺癌切除术后发生并发症的患者FEV1都<2 L。米勒等人在1981年发现了FEV1与并发症的关系，要求全肺切除者FEV1需>2 L，肺叶切除者FEV1需>1 L，肺段切除者FEV1需>0.6 L。20世纪70年代，BTS分析了3个大型研究(超过2000个病例)，发现肺叶切除FEV1>1.5和全肺切除FEV1>2 L时的死亡率<5%。

由此可见，随着手术及相关技术的发展，对肺功能的要求呈下降趋势，然而同时也发现采用FEV1绝对值评估术后风险可能对老年患者、身材瘦小的患者、女性患者这些本来肺功能数值就较低的患者存在偏见。随后有报道指出，FEV1百分比与并发症的相关性优于其绝对值。Berry报道了FEV1百分比是肺切除术后肺部并发症的独立预测因素，术前FEV1%<30%的患者术后呼吸疾病发生率高达43%，而FEV1%>60%者发生率为12%。Ferguson分析后也发现FEV1%是预测术后并发症的独立因素，包括肺部并发症(FEV1%每下降10%，并发症增加1.1倍)和心血管并发症(FEV1%每下降10%，并发症增加1.3倍)。Licker分析发现预测术后肺部并发症最佳FEV1%临界值为60%。而Wyser报道：如果FEV1%为正常值的80%以上，则无需进行进一步评估即可进行肺切除手术。进一步研究发现FEV1%不适用于不同手术切除范围的风险评估，后来引入ppo FEV1。《2013ACCP肺切除术前评估指南》有提到相关问题：初筛没有FEV1绝对值和FEV1%的相关推荐，建议采用术前评估结果预测术后肺功能。

2 预测术后FEV1值(ppo FEV1)

2003年ACCP指南中ppo FEV1的算法为：肺叶切除ppo FEV1=术前实测

FEV1×(剩余肺段数/总肺段数)，全肺切除ppo FEV1=术前实测FEV1×(1-切除的有灌注的肺)。

Olsen等提出肺切除术最低标准为ppo FEV1=0.8 L。然而，Pate及同事发现ppo FEV1为0.7 L时可耐受开胸肺癌肺切除术。这种算法可能存在与FEV1绝对值存在同样的问题：会影响那些如老年患者、身材瘦小的患者和女性患者等本来肺功能数值较低患者的评估结果。因此2007年ACCP指南建议用ppo FEV1%作为评估手术风险的指标。

2007年和2013年ACCP指南ppo FEV1%报道的算法为：

全肺切除术ppo FEV1%=术前实测FEV1%×(1-切除的有灌注的肺)。

肺叶切除术ppo FEV1%=术前实测FEV1%×(1-y/z)，其中y为被切除的有功能的或者通畅的肺段，z为有功能的肺段总数，建议术前实测FEV1在使用支气管扩张剂后测得。

肺切除术前评估方法中，ppo FEV1%的作用是建议进一步测试或者排除手术。Pierce报道ppo FEV1%<40%，术后并发症发生率和死亡率会增加到16%~50%。Nakahara报道ppo FEV1%<30%时术后并发症增加60%。KEARNEY完成肺切除风险因素多变量分析后发现ppo FEV1%是最佳预测因子。Markos和Holden报道ppo FEV1%<40%时死亡率达50%(病例分别为6例中的3例和10例中的5例)。Wahi发现ppo FEV1%<41%时围术期死亡率为16%，而ppo FEV1>41%者围术期死亡率为3%。Pierce报道了13例ppo FEV1%<40%的患者，其中5例在手术不久后就死亡，Bolliger报道了4例ppo FEV1%<40%的患者，其中2例在围术期死于呼吸衰竭。Alam等人研究了1 400例接受肺切除的患者后发现，随着ppo FEV1%和ppo DLCO%下降，术后肺部并发症逐步增加(ppo肺功能每下降5%，并发症风险增加10%)。

随着手术方式的改进和VATS的成熟运用，可以更好地促进术后恢复，Endoh证实VATS术后肺功能下降程度较开胸手术低。同时加强围术期的管理和治疗，根据情况选取局部切除等方法，制定个体化的治疗方案会取得更好的临床效果。

ppo FEV1也存在弊端，ppo FEV1会高于实际术后FEV1，Varela前瞻性研究了125例患者，在术前和术后6 d内每天及出院时进行肺功能测试，发现术后第一天实际FEV1比ppo FEV1低30%。

同时在2009年RES/ESTS指南建议：中度到重度COPD肺癌患者，ppo FEV1不能作为评估肺癌肺切除术是否高危的唯一参数。Brunelli发现ppo FEV1%可有效预测无气流受限即FEV1%>70%的患者肺切除术后并发症发生率，而与FEV1%<70%的患者相关性不明显。这种发现可能与"肺减容效应"有关，对于合并中度到重度COPD的肺癌患者来说，切除肺实质后可能改善肺弹性回缩，降低气道阻力和改善通气/血流比。Brunelli另一篇文章表明，肺容积还原

效果在肺切除术后非常早期就已发生，161例肺切除术后患者测试肺功能(中位数为8 d)后，发现术前FEV1<70%的患者平均FEV1损失12.6%，而术前FEV1>70%的患者平均FEV1损失为30%。这一发现也被Varela证实，肺叶切除术后第1 d肺功能损失和COPD指数成反比关系。

这种劣势仅限于根据肺段和术前FEV1计算的ppo FEV1，规避这个劣势的方法有两种，一是采用术后肺功能，Varela通过回归分析发现术后第一天实测FEV1比ppo FEV1有更好的预测作用。二是建议计算ppo FEV1时采用定量通气/灌注显像等影像学技术。在实际临床工作中，这些影像技术不是常用技术，但是灌注显像是预测肺切除术后肺功能使用最广泛的方法，ERS2009年指南建议如果支气管镜检查或CT检查没有发现气管阻塞存在时，计算术后肺功能可以基于肺段计算。

3 DLCO%

DLCO是评估肺切除手术风险非常重要的指标，早在20世纪80年代Ferguson就发现DLCO异常是肺切除手术的不利因素。他们发现，DLCO<60%的患者有高达20%的死亡率和40%的术后肺部并发症发生率。Wang发现DLCO降低的患者(65.3±5.0%)术后肺部并发症发生率比DLCO(90.1±5.9%)正常者高。

除预测术后并发症和死亡率之外，术前DLCO较低的患者还会有更高的再入院率，且患者长期生活质量较差。

4 ppo DLCO

ppo DLCO的计算方法与ppo FEV1相同，20世纪90年代第1次被提出并证实可以用于预测肺切除术后肺部并发症的发生率和死亡率，研究发现ppo DLCO低于40%的患者死亡率高达23%，因而建议把ppo DLCO作为预测肺切除术后肺部并发症的独立因素。Ribas选取了ppo FEV1或ppo DLCO<40%的65例患者，肺叶或楔形切除44例，全肺切除21例，术后4例死亡，心肺并发症34例。综合考虑围术期护理和手术技巧的进步后，建议把ppo DLCO的极限值定位为30%。

Pierce建议结合术后肺功能预测值，认为ppo FEV1×ppo DLCO<1 650的患者不能进行手术。Pieretti建议将患者的ppo DLCO作为是否纳入ICU的依据以减少手术风险。

DLCO的必要性：对于DLCO有争议的地方在于是否所有肺切除术前患者都应被测试；或只是针对肺功能测试存在受损的患者。实际临床工作中，很多医生认为患者FEV1>80%时无需检查DLCO，胸外科医师协会统计了2000—2006年进行过肺切除术的患者，其中57%进行过DLCO测试。而在欧洲胸外科数据库中，只有23%行肺切除术后的患者有弥散值记录。据Brunelli报道，

FEV1%>80%的患者中有40%的患者DLCO<80%，有7%患者ppo DLCO<40%。因而ERS/ESTS指南建议无论肺功能是否正常，均应在肺切除术前常规测试DLCO。

因此2013年ACCP指南建议ppo FEV1和ppo DLCO都>60%，肺切除手术为低危；ppo FEV1或者ppo DLCO都在30%~60%之间，建议行简易运动测试进一步确认风险；如果ppo FEV1或者ppo DLCO其中任意一项低于30%，建议直接进行CPET以确认肺切除手术风险。

5 运动测试

运动试验越来越多的应用于肺切除术前评估，Stringer发现开胸手术可引起氧耗量由静息时的110 mL/(min·m²)增加到术后的170 mL/(min·m²)，即增加50%，并且这种高氧耗状态会维持较长时间，需要足够的心肺储备才能满足术后氧耗量的增加，因此采用术前运动测试来判断患者是否有足够的心肺储备。

5.1 简易运动测试

简易运动测试能粗略估计患者的有氧运动能力，具有简单易操作的优点，缺点为测试的有氧运动能力结果比较粗略，这些简易运动试验测出的峰值耗氧量与心肺运动试验检测出的峰值耗氧量有较大差异。

5.2 6/12 min步行试验

12 min步行试验在COPD患者和移植患者的健康调查中显示和VO₂max的关联是高度可靠的，然而步行试验测试结果和肺切除术后并发症发生率的关系还需进一步研究。一些学者发现6 min步行测试和肺切除术后并发症发生率无相关性，因而ERS/ESTS指南建议不把6 min步行试验作为术前评估方法(不在肺切除术前进行6 min步行试验)(表F6-1)。

(1)SWT：患者在10 m直线距离间来回步行，随着已录制的固定的节律步行，速度逐渐增加，直到呼吸困难或不能继续步行为止，记录总的步行距离。每30 s记录1次氧饱和度，并进行Borg评分，记录恢复的时间和运动停止的原因。如果患者步行距离<250 m，其VO₂max<10 mL/(min·m²)，手术风险高危；若步行距离超过450 m，则VO₂max>15 mL/(min·m²)，手术风险低危。然而Lewis发现，SWT会低估实际VO₂max，ERS/ESTS指南建议不能把SWT作为单独评估术后风险的指标，但可作为一个筛选试验。Benzo发现完成250 m以上的患者有90%表现出VO₂max>15 mL/(min·m²)，因此建议将SWT作为没有进行CPET或不能完成CPET试验的COPD患者的筛选试验。

(2)早在1968年，Van Nostrand发现不能完成爬2层楼梯的患者，肺切除术

108

表F6-1　6 min和12 min行走和速度的关系

速度(m/h)	行走距离	
	6 min	12 min
3	1 584	3 168
2	1 056	2 112
2	528	1 056
0.5	264	528
0.25	132	264

注：对于40~80岁的成年人，6 min试验行走距离(6MWD)的预测方程式为：男性，6MWD=[(7.75×身高(cm)]-[5.02×(年龄(岁)]-309 m；女性，6MWD=[2.11×身高(cm)]-[5.78×(年龄(岁)]-[2.29×体重(kg)]+667 m。结果以米表示(1m=3.28 ft)。

后死亡率高达50%。Olse在1991年证实SCT可有效预测肺切除术后严重并发症发生率。能爬2楼的患者VO_2max为12 mL/(min·m²)，能爬5楼的患者VO_2max>20 mL/(min·m²)。Brunelli报道了640例肺切除术后患者进行了症状限制性SCT，爬楼梯高度低于12 m的患者与能高于22 m的患者相比，并发症发生率高2倍，死亡率高13倍；能完成高度22 m以上的患者死亡率低于1%，并且在能完成22 m的患者中，即使ppo FEV1和/或ppo DLCO<40%，死亡率为0，而<12 m的患者死亡率为20%。Koegelenberg报道了另一种标准化爬楼梯测试，参考指标为爬楼梯的速度而不是高度。Pate用爬楼梯阶数代替高度来标准化运动测试，Brunelli发现这个标准值是老年患者肺切除术后心肺并发症的重要预测指标。ERS/ESTS指南建议把标准化症状限制性SCT作为肺切除术前第一线筛选试验。

2013年ACCP指南建议，根据术前肺功能需进行简易运动测试的患者，如果SCT>22 m或SWT>400 m，肺切除手术风险为低危；如果SCT<22 m或SWT<400 m，则建议行CPET以进一步确认手术风险。

6　心肺运动试验

CPET被认为是术前评估肺切除术风险的金标准。与简易运动测试相比，CPET具有以下优点：在可控制的环境中连续监测各种心源性和呼吸参数；是一个标准化运动测试，具有良好的可重复性；可准确识别氧转运系统中的各种问题，从而在围术期中及时处理，以提高整体心肺功能状态。VO_2peak是可直接获得且最重要的，可以反应运动能力的参数。

Reichel最早于1972年报道了CPET在全肺切除手术术前评估的使用，Eugene

发现VO_2max与肺切除术后死亡率关系密切。同时发现，将VO_2max绝对值用于评价不同年龄和身高的患者，可能会排除部分适合进行肺切除手术的患者，因此建议应用体重对VO_2max进行校正，以最大公斤耗氧量评估手术风险更为科学，并发现若$VO_2max<15$ mL/(min·m^2)时肺切除术后并发症发生率达100%，而$VO_2max>20$ mL/(min·m^2)时并发症发生率为10%。Bolliger于1995年进行大量数据分析后发现VO_2max占预计值的百分比也是一个有效的预测术后并发症发生率的参数，患者VO_2max占预计值的75%以上，肺切除术后并发症发生率为10%，而VO_2max占预计值的43%以下，术后并发症发生率为90%。随着围术期管理方法的改善和手术技术的进步，2013年ACCP指南建议VO_2max>20 mL/(min·m^2)或其百分比高于预计值的75%，肺切除术后并发症风险低；而$VO_2max<10$ mL/(min·m^2)或其百分比低于预计值的35%时，则为手术禁忌。

2013年ACCP指南建议，根据术前肺功能或简易运动测试不能确认手术风险的患者需行CPET，如果CPET结果$VO_2max>20$ mL/(min·m^2)或者大于预计值的75%，手术风险低危；如果CPET结果VO_2max为10~20 mL/(min·m^2)或者为预计值的35%~75%，手术风险中等；如果CPET结果$VO_2max<10$ mL/(min·m^2)或者低于预计值的30%(图F6-1)。

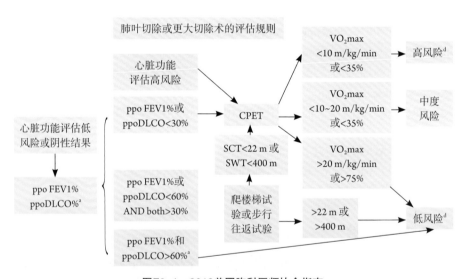

图F6-1　2013美国胸科医师协会指南

ppoDLCO，predicted postoperative diffusing capacity for carbon mon oxide：预测术后DLCO；ppo FEV1，predicted postoperative FEV1：预测术后FEV1；CPET：心肺运动试验；SCT，stair climb test：爬楼梯试验；SWT，shuttle walk test：步行往返试验；VO_2max，maximal oxygen consumption：最大耗氧量。

7　运动过程中氧饱和度下降EOD

　　EOD特指在运动测试过程中，受试者动脉血氧饱和度下降>4%。有报道提出EOD为肺切除术前评估有价值的参数，但也报道称EOD与肺切除术后早期并发症的相关性并不确切。来自英国的文献报道步行往返试验中EOD出现与围术期是否发生并发症没有相关性。文献报道EOD可用于判别术后是否发生呼吸衰竭以及是否需要进入重症监护室，Ninan发现EOD患者住院时间更长，并需要家庭氧疗，并且运动试验中氧饱和度低于90%并不能很好地预测肺切除术后并发症的风险。Brunelli采用了EOD与其他因素回归分析后发现，发生EOD现象与肺切除术后并发症显著相关。且相比于CPET，ISWT和6 min步行试验能更有效地鉴别出哪些患者会出现EOD。ERS/ESTS指南建议出现EOD的患者需进一步完成CPET，以更好地评估心肺系统。

附件7 肺癌患者术前肺功能评价方法及危险因素评估应用现状

1 肺癌患者目前肺功能应用现状分析

肺癌外科治疗仍然是患者获得根治的唯一方法，而术后并发症(肺部相关并发症)是影响患者围术期快速康复及术后生活质量，甚至威胁患者生命的主要因素。患者术前肺功能状态直接与术后并发症相关，因此，肺功能测试是肺癌患者术前必备检查之一。肺功能检测(pulmonary function test，PFT)目前仍沿用1992年美国麻醉协会推荐的检测方法及评价标准，当时主要是适用于开胸手术的肺叶切除术及全肺切除术术前评估，对肺癌外科治疗起到了巨大的作用，临床上以其简单、易操作和良好的预测功能而得到了世界范围内的广泛认可。但肺外科治疗人群及手术方式的发展，也使肺功能检查的局限性日渐显露。肺癌外科治疗人群的变化：

(1)早期肺癌(如小结节等)，新辅助化疗和二次手术(转移瘤、肺重复癌)患者比例均增加。

(2)高龄(>65岁)和具有伴随疾病(如：糖尿病、高血压和慢性阻塞性肺疾病)患者显著增加。

(3)术前服用药物(如抗凝药、免疫抑制药或靶向肿瘤药物)且需要肺手术的患者在增加。手术方式的变化：

1)胸腔镜手术已成为主流术式(80%以上)，开放手术已成为腔镜手术的补充。

2)肺段切除比例增加，肺叶切除有所降低，全肺切除显著减少。目前主要的术前肺功能检查指标仍不能满足临床需要，主要体现在以下几方面：

①肺功能检查主要以通气指标为主，不能完全反映肺功能的真实状态。

②静态肺功能检测，不能检测到患者的运动耐力和心脏功能储备。

③肺术后主要原因是痰潴留，而目前采用的检测方法不能预测患者术后的排痰能力。

④当前的肺功能检测标准也不能真实反映术前的危险因素，尤其是微创手术的大量运用。从理论和实践上，应该和手术方式同样变化的术前评估体系和高危因素预防治疗却没有发生变化。

2 目前肺功能常用指标意义

肺功能检测的研究主要集中在肺功能精确评估及心、肺功能储备方面。主要有以下几方面：

(1)常用肺功能检测指标及意义：1950年时，肺功能认为是在胸外科预测术后并发症和死亡率最有效的检查。常用指标如下：FEV1>1.2 L，RV(残气量)>3.3 L，TLC(肺总量)>7.9 L。1970年时，英国胸科学会关于FEV1的评估指标如下：FEV1>2 L全肺手术，FEV1>1.5 L肺叶切除。

(2)术后肺功能预测值ppo FEV1(1990年)术后预测FEV1=术前FEV1×(1-手术切除的肺段百分比)：低风险：ppo FEV1>60%，禁忌：ppo FEV1<30%； ppo FEV1不能作为预测术后并发症的独立因素，特别是中度到重度COPD，证据水平2+，推荐级别：C(2009年欧洲胸科指南)。

(3)DLCO(1990年)DLCO作为独立因素预测术后并发症和死亡率，DLCO需作为肺切除手术常规检查，无论患者肺功能评价是否正常(2009年欧洲胸科指南，2013年美国胸科指南)，ppo DLCO术后预测DLCO=术前DLCO×(1-术后切除肺段百分比)，低风险：ppo DLCO>60%，禁忌：ppo DLCO<30%。

(4)运动测试：由于肺切除手术氧耗量相对静息增加40%~60%，因而先采用术前运动测试以增加氧耗量，观察患者是否能耐受氧耗量增加，并以此来判断肺切除术后并发症分析：一是简易运动测试(6 min步行试验、步行往返试验、爬楼梯试验)。

1)6 min步行试验：6 min步行试验在健康人群和VO_2peak有较好相关性，但在COPD患者相关性较差，也和肺切除术后并发症相关性差；6 min步行试验不宜选用于预测肺切除术后并发症。

2)步行往返试验>400 m提示低风险。

3)爬楼梯试验：建议2 min内完成的高度，不能借助扶手，或以患者症状限制的高度，试验完成高度>22 m提示低风险，运动中氧饱和度下降>4%，与术后并发症相关性需进一步研究，有文献提示会延长术后机械通气时间和回家需要氧疗。

二是心肺运动试验(CPET)测定最大摄氧量和心肺储备标准化的心肺运动试验具有良好的客观性和可重复性。

(5)定量灌注显像可以显示相关切除肺段的比预测术后肺功能；多探测器计算机断层摄影术(MDCT)允许客观和可重复鉴定的肺气肿组织；MRI动态观察吸入的氦气分布到各处肺组织。

(6)肺成像：肺部呼吸成像就是通过记录吸气相和呼气相呼吸振动产生的能量来形成肺部动态图像可按区域对肺功能进行评估，对评估术后残余肺功能提供客观依据。但以上也存在以下缺点：肺功能越好(ppo FEV1>60%)，实际肺功能与术前预测越接近，肺功能越差，实际肺功能比ppo FEV1低30%有肺大疱在相应肺切除部位，手术后FEV1反而提高。

肺功能检测已从单纯的肺通气和部分换气功能检测，延伸到亚极量(登楼试验)和极量(心肺运动试验)检测，以及最近研究比较多的最大氧耗量和能量代谢，以期实现准确的心、肺功能评价。当前的研究及标准方案的制定仍存在临床应用单一的检测，可能不能正确评估术前肺功能，若组合应用又有检查繁琐，难以临床执行。研究简单、实用的术前的肺功能评估方法是目前的方向和重点。

3　需要研究的方向

(1)常用肺功能检测方法的优势与不足及其在术前评估肺癌患者高危因素中的价值。

(2)心肺运动试验作为术前肺功能评估方法的临床应用意义。

(3)发现适合当前肺癌患者人群及手术方式变化的肺功能评估方案。

附件8

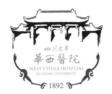

肺癌患者围术期高危因素评估及肺康复临床资料分析

四川大学华西医院胸外科

填 表 人_____

填表日期_____

第一部分：患者基本信息

负责人：

IP		登记号		编号	
姓名		性别		年龄	
籍贯	四川省( )市( )县	职业		床号	
吸烟史	年支 包/年	戒烟史		年 月 天	
联系方式			组别		
相关疾病	肺结核(无□ 有□)；哮喘(无□ 有□)；鼻炎(无□ 有□)； 肺大疱(无□ 有□范围>10%)；高血压(无□ 有□)；糖尿病(无□ 有□)； 冠心病(无□ 有□)；其他：				
入院日期		手术时间		出院时间	
平均住院日		术前住院日		术后住院日	
入院诊断					
入院原因	□咳嗽 □痰中带血 □体检 □发热 □胸疼 □其他：				
出院诊断	主要诊断：				
	Ⅰa□ Ⅰb□ Ⅱa□ Ⅱb□ Ⅲa□ Ⅲb□ Ⅳ□				
COPD分级	Ⅰ级(FEV1>80%)□；Ⅱ级(50%<FEV1<79%)□；Ⅲ级(30%<FEV1<50%)□， Ⅳ(FEV1<30%)□				
肿瘤标志物	CEA( )；CA125( )；NSE( )；Cyfra21-1( )				
药物治疗	术前抗生素：无□ 有□ 名称： 剂量： 时间： 术后抗生素：无□ 有□ 名称： 剂量： 时间：				
	化、放疗：无□ 有□ 名称： 剂量： 时间：				
手术	方式：□C-VATS；□OPEN；□其他：				
	时间：( )分；麻醉时间：( )分；复苏时间：( )分				
	术中出血：( )mL术中输血液制品( )mL				
	备注：				
住院费用	总费用( )，药费( )元，材料费( )元				
病理号 ( )	肿瘤类型	鳞癌□ 腺癌□ 腺鳞癌□ 小细胞癌□ 类癌□			
	分化程度	低□ 中□ 高□ 低-中□ 中-高□			

第二部分：术前高危因素评估与训练方案 5.0

负责人：

分类	高危因素诊断标准 (以下符合一项即可，打√)	训练方案(打√)
病史	①年龄≥75岁□ ②吸烟指数≥400年支且戒烟≥15 d□ ③肺部听诊有干鸣音或湿啰音□	□抗感染(备选)(有明确的应用证据) □祛痰(必需) □①标准桃金娘油：0.3 g，tid，po □②盐酸氨溴索：30 mg，q8 h，ivgtt □平喘(必需)
气道高反应性(BHR)	①支气管舒张试验□ ②CEPT过程中出现干啰音或哮喘PEF下降>15%□ ③服用抗过敏药物或激素等□ ④爬楼梯训练前后PEF下降>15%□	□布地奈德雾化液+特布他林雾化液，4 mL+2 mL/次，3 次/d；(术前3 d和术后3 d) □激励式肺量计吸气训练(必需)：每组进行10 次/2h(白天)，疗程为3~7 d
呼吸末峰值流速(PEF)	PEF<250 L/min□	□功率自行车运动训练(每次约30 min，每天2次，疗程7~14 d)
肺功能临界状态(MPF)	①FEV1<1.0 L且FEV1%<60%□ ②PCO$_2$≥45 mmhg□	或□爬楼梯训练(每次约30 min，每天2次，疗程7~14 d)选1个
BHR，bronchial hyperresponsiveness：支气管高反应性；PEF，peak expiratory flow：呼气峰流量 MPF，Marginal pulmonary function：肺功能临界状态。		

第三部分：项目研究检测指标

负责人：

患者基本信息	身高		体重	
	BMI指数			
运动评估	日期	训练前	训练后	出院时
	距离(m)(选填)			
	能量(J)(选填)			
	Spo_2下降(%)(选填)			
	呼吸评分(Borg)(选填)			
	最大/小心率(min)(选填)			
	VO_2max(选填)			
	PEF(min/L)(必需)			
	备注			
肺功能检查	日期	训练前	训练后	出院时
	FVC(%)(必需)			
	FEV1(必需)			
	FEV1(%)(必需)			
	MVV(%)(必需)			
	DLCO(%)(选填)			
	备注			
其他(选填)	日期	训练前	训练后	出院时
	Po_2(mmHg)			
	Pco_2(mmHg)			
	6 min距离			

第四部分：围术期相关并发症

负责人：

种类	发生情况	并发症
说明	临床现有标准写实记录	新标准判定(满足一项既定)
过敏反应	无□ 有□ 术后第 天	
神经系统	术后精神症状：无□ 有□	□①需要药物治疗 □②神经内科会诊
消化系统	腹泻：无□ 有□ 腹胀：无□ 有□ 反流性食管炎：无□ 有□ 应激性溃疡：无□ 有□ 呕吐：无□ 有□	□①腹胀需要灌肠 □②应激性溃疡伴便血或呕血
心脏	窦性心动过速(P>120 bpm) 房颤：无□ 有□ 室早：无□ 有□ 其他：	□①需要药物治疗 □②心脏内科会诊 □③室性早搏
肺栓塞	无□ 有□	□①呼吸困难或PO_2降低，应用抗凝药物治疗后，症状缓解 □②肺动脉造影发现血栓
乳糜胸	无□ 有□	□①禁食治疗超过5 d □②每日引流量>500 mL，超过3 d且采取其他治疗方法 □③需要手术治疗的
皮下气肿	无□ 有□： □轻度：气肿范围在同侧胸壁周围 □中度：气肿范围在同侧和对侧胸壁 □重度：气肿范围在胸壁和颈部或面部 □极重度：气肿范围蔓延至全身(腹部、双大腿)	□①重度和极重度 □②需要皮下切开排气 □③持续时间超过15 d
声音嘶哑	无□ 有□	□①饮水呛咳 □②喉镜提示声带麻痹 □③环杓关节脱位
痰中带血或咳血	无□ 有□ 术后第 天	□①痰中带血>3 d，药物治疗效果差 □②咳血量1次>30 mL □③需要再次手术治疗

种类	发生情况	并发症
肺部感染	以下重要任务具备4个可诊断： □WBC>10 000/mL □中性粒细胞>70% □发热>38.5 ℃ □影像学：新出现的片状影或浸润影 □新出现的湿啰音或脓痰 □室内未吸氧情况下spO$_2$<90% □内科医生建议为肺部感染 □痰培养：致病性微生物	无□　有□ □①体温>39.0 ℃，且连续3 d □②需要更换抗生素治疗或抗生素使用时间延长 □③明确病原学证据
ARDS或呼吸衰竭	无□　有□	□①气管插管 □②呼吸机 □③ICU
持续性漏气	无□　有□	□①时间>15 d □②需要再次置管引流 □③持续负压吸引时间>15 d □③手术治疗
支气管胸膜瘘	无□　有□	纤支镜证实
胸腔积气	>30%	□①需要再次置管 □②呼吸困难症状 □③引流时间>15 d
胸腔积液	中到大量	□①呼吸困难 □②再次引流 □③引流时间>15 d
肺不张	无□　有□	□①影像学 □②呼吸困难征象 □③血氧饱和度下降至90%以下
引流问题	个数(1，2)根；部位(2，7)； 引流时间(　　)小时； 引流量(　　)mL， 再次置管(无□　有□)	□①各种原因导致引流时间>15 d □②再次置入引流管 □③引流管口愈合时间超过30 d
重回ICU	原因： □痰潴留　□二次手术　□肺部感染　□心脏骤停□其他 ICU住院时间： 转归：□回病房　□主动出院 □死亡	
死亡		
备注	术后30 d再入院或死亡(无□　有□) 术后90 d再入院或死亡(无□　有□)	

肺功能评估与训练相关图片(见图F8-1)。

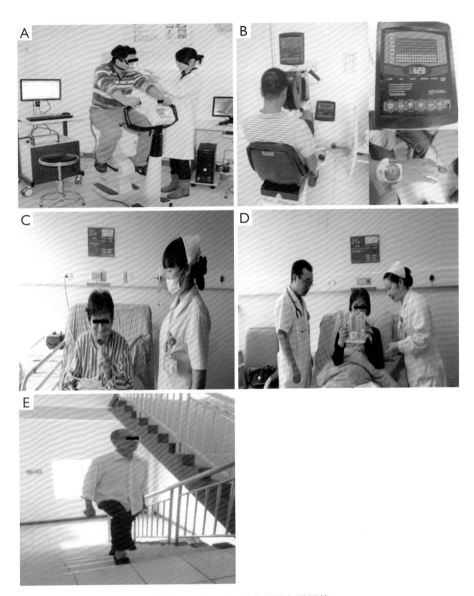

图F8-1　肺功能评估与训练相关图片

第5章　围术期流程优化

第1节　手术方案的制定

1　团队构架

见表5-1。

表5-1　团队构架

科室及部门	成员名字	负责任务
胸外科	刘伦旭、车国卫、蒲强、马林、刘成武、梅建东、廖虎	探索更优手术方法、制定合理手术方案，实施手术并对手术进行疗效评价
放射科	杨志刚	研究诊断效率更高影像学手段
手术室	许宁惠、郝淼、涂雪花、洗手护士(当日上台)	器械准备，相关记录，配合手术
设备科	杨思悦	设备、器械配备

2　目的与目标

2.1　优化目的

变革手术方式，探索微创手术方法。优化微创手术流程、方法，使微创手术更加易学、更加易于掌握。探索困难、意外情况处理方法，建立微创手术风险防控体系。建立早期肺癌微创诊治新流程。探索更加微创的"个体化"手术方案。

2.2 优化目标

通过实施微创手术，减少手术创伤、降低并发症发生率。使微创手术流程、方法标准化、简单化，更多医师能学习掌握微创手术。通过建立风险防控体系，提高微创手术安全性、可靠性。优化早期肺癌微创诊治流程，减少诊治环节，节约患者费用，提升患者就医体验。运用更少的切口完成微创手术，根据不同病变的临床病理特征制定"个体化"手术方案，实现肺癌微创精准切除。

3 内容与方案

3.1 内容

(1)创立"单向式胸腔镜肺叶切除术"。

(2)创立"无抓持整块淋巴结切除"技术。

(3)突破微创手术禁区，拓展微创手术适应证。

(4)探索一系列术中困难、意外情况处理方法，建立手术风险防、控体系。

(5)有机结合影像新技术与腔镜技术，建立早期肺癌腔镜诊治新流程。

(6)将"单向式"与单孔胸腔镜手术相融合，解决单孔胸腔镜手术"别扭"的问题；分析早期肺癌影像、病理、临床特征，对其生物学特征再认识，探索不同特征肺癌合理肺切除范围及淋巴结清扫范围，实现精准切除。

3.2 优化方案

(1)变革以往经肺裂及肺门四周钝性分离为主的"多点式"解剖方法，提出"不对称""垂直–平行"切口新设计(图5-1)及只在肺根部"单点单向层次推进"切除新方法(图5-2)；以"吸引–电凝游离技术"替代钝性解剖，实现

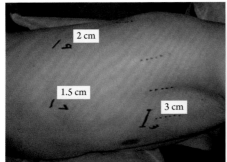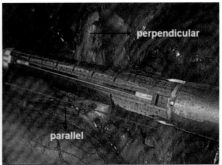

图5-1　"不对称"切口设计，"垂直–平行"理念

Parallel，平行的；Perpendicular，垂直的。

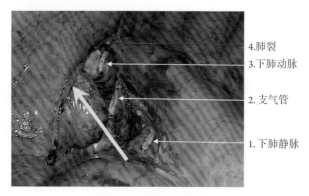

4.肺裂

3.下肺动脉

2.支气管

1.下肺静脉

图5-2　单向式肺叶切除

"无血化游离"(图5-3)。

(2)通过吸引器代替各种抓钳，单器械实现淋巴组织块无抓持暴露与把控，设计各站淋巴结程序化整块切除流程，避免有限操作空间内器械相互干扰及淋巴结破碎的问题，易于操作又完整切除(图5-4)。

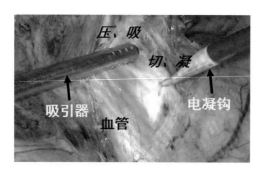

图5-3　吸引-电凝无血化游离技术

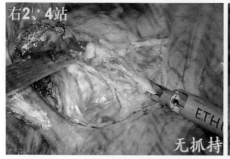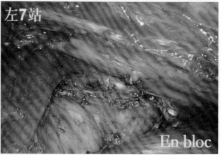

图5-4　无抓持整块纵隔淋巴结清扫法

(3)探索高难肺癌手术微创切除方法，提出单线双针连续吻合、肺门"镂空"、腔镜下大血管阻断与离断等策略(图5-5A，图5-5B)，完成支气管袖式、支气管/肺动脉双袖式肺叶切除(图5-5C)等高难手术，突破腔镜手术禁区，显著拓展了微创手术适应症。

(4)针对胸膜腔闭锁，采用"隧道法"分离粘连，并提出腔镜下分离胸膜粘连的"隧道"指征(图5-6)；针对大血管损伤出血尚无法在腔镜下处理这一

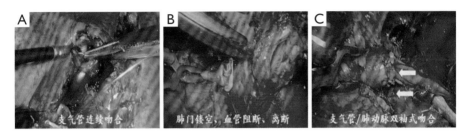

图5-5 支气管或支气管/肺动脉袖式切除成形

(A)单线双针连续吻合；(B)肺门"镂空"及腔镜下大血管阻断、离断技术；(C)支气管/肺动脉双袖式吻合。

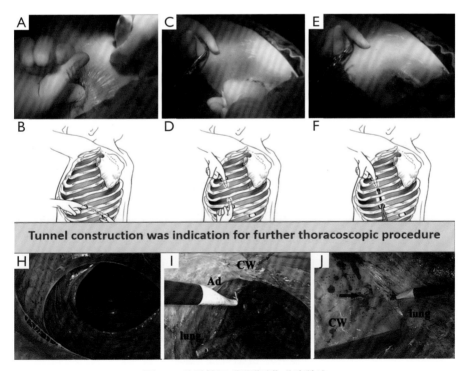

图5-6 胸腔镜下"隧道法"分离粘连

世界性难题,建立了"一压二夹三缝合"的"吸引-侧压止血法"(图5-7),实现胸腔镜下处理大血管损伤出血的突破;针对解剖困难的"困难肺门",摸索针对不同情形的多种处理策略(图5-8)。

(5)结合影像、分子诊断等手段进行肺部结节鉴别诊断,提高鉴别诊断率,对高危病灶直接采用胸腔镜下空芯针穿刺诊断,并依据穿刺结果同期完成手术治疗,同时开展双侧多原发癌单孔胸腔镜同期手术,实现早期肺癌微创诊

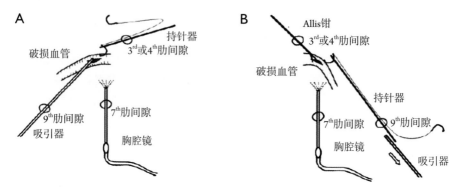

图5-7 "吸引-侧压止血法"

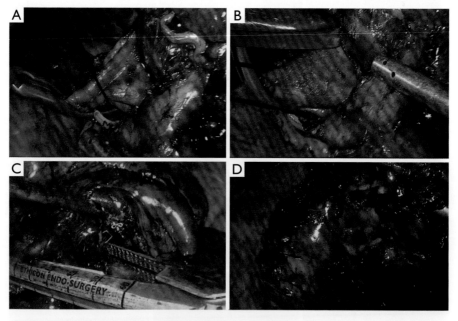

图5-8 困难肺门处理策略

(A,B)肺动脉预阻断策略;(C)肺动脉/支气管同时切割闭合策略;(D)支气管预先切断策略。

治一体化(图5-9)。

(6)将"单向式"与单孔胸腔镜手术相融合,解决单孔胸腔镜肺切除术"别扭"的问题,使绝大多数肺癌手术通过1个不到5 cm的切口便可顺利完成(图5-10)。

(7)早期肺癌在影像、病理、临床特征方面往往存在高度一致性,通过对其生物特征的再认识,探索不同肺切除范围、不同淋巴结清扫范围对患者结局的影响,以最小切除范围实现最优结局,实现精准切除(图5-11),体现真正微创。

4 效果及评估

4.1 评价指标

(1)手术时间=从开始打孔到关胸结束;

2)平均肺叶切除时间=从始切开纵隔胸膜时间到肺叶移除胸腔外;

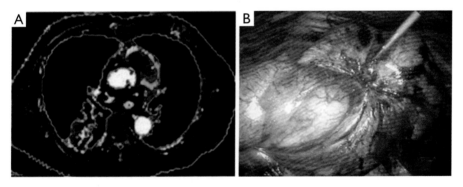

图5-9 (A)肺结节64层螺旋CT首过时间灌注成像;(B)胸腔镜下空芯针穿刺活检

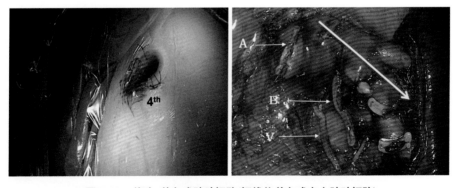

图5-10 单孔-单向式肺叶切除(切线位单向式左上肺叶切除)

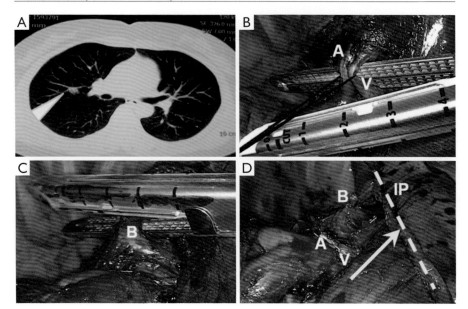

图5-11 肺段切除(右上肺后段)

A：artery，动脉；V：vein，静脉；B：bronchus，支气管；IP：intersegmental plane，段间界面。

(3)平均淋巴结清扫时间=从始切开纵隔胸膜到完成所有站点淋巴结清扫；

(4)纵隔淋巴结清扫总数=各站纵隔淋巴结数总和(右侧：2、3、4、7、8、9组，左侧：4、5、6、7、8、9组)；

(5)术中出血量；

(6)中转开胸率=中转开胸患者数/计划行胸腔镜手术患者总数；

(7)腔镜下成功止血比例=腔镜下止血成功例数/腔镜下出血患者总数；

(8)诊断效率指标：敏感性、特异性、准确率；

(9)术后引流管时间=从手术结束到拔除所有引流管；

(10)术后平均住院时间；

(11)并发症发生率=术后发生并发症患者数/患者总数；

(12)患者康复指标：术前、术后肺功能，术后疼痛程度，术前、术后日常活动能力。

4.2 临床应用效果评价

(1)胸腔镜手术实现患者快速康复：肺功能恢复更快、术后伤口疼痛更轻、体力恢复更快、术后平均住院时间更短(图5-12)。

(2)与国际同行相比，单向式胸腔镜肺叶切除术各项手术相关指标(中转开胸率、手术时间、术中失血、术后引流时间等)更优(表5-2~表5-3)，术后主要

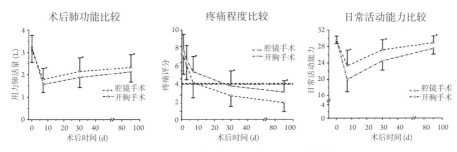

图5-12　胸腔镜对比开胸肺癌切除的优势

表5-2　"单向式胸腔镜肺叶切除术"相关指标和国际对比

	术后持续漏气	心率失常	术中失血	术后引流时间
Yan TD等*	8.1%	3.7 h	146 mL	4.6 d
项目组	1.7%	2.8 h	93 mL	3.8 d
*，Yan TD等对国际上21项研究结果的Meta分析。				

表5-3　"单向式胸腔镜肺叶切除术"术后主要并发症和国际对比

作者	术后持续漏气	心率失常	肺炎
Cao C，等*	8.1%	7.3%	3.2%
项目组	3.7%	1.0%	3.8%
*，Cao C等对4项国际上经过严格设计的对照研究进行的Meta分析。			

并发症发生率(如：术后持续漏气率、心率失常、肺炎等)更低(表5-2~表5-3)，远期疗效更优(图5-13)。

(3)技术应用推广情况：2012年对中国大陆地、市级医院(183家)胸腔镜肺叶切除方法统计显示有54.64%医院采用单向式方法(图5-14)。

(4)显著提高腔镜下止血成功率，降低了中转开胸率(表5-4)。

(5)显著提高了肺部结节鉴别诊断率，显著节约了患者费用(表5-5)。

(6)摸索了胸腔镜肺段切除在早期肺癌中的应用，短期效果确切。

(7)探索出了单孔胸腔镜肺癌切除的合适器械、操作流程及器械与流程的有机结合。

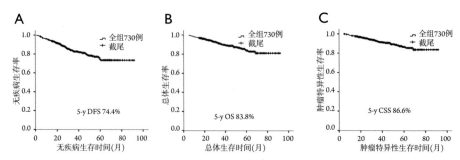

图5-13　单向式胸腔镜肺叶切除治疗I期肺癌远期疗效

5-y DFS、OS、CSS均优于国际同行报道平均水平。

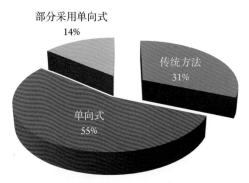

**图5-14　2012年大陆183家地市级医院胸腔镜
肺叶切除方法调查**

表5-4　腔镜下大血管损伤出血报道

作者	国家	总病例数	出血病例数	腔镜下成功处理的比例
Shaw JP	美国	180	5	0
Congregado M	西班牙	237	10	0
Ng Thomas	美国	94	4	0
Daniels LJ	美国	110	3	0
Yamashita S	日本	557	26	26.9%
Liu L	中国	414	17	88.2%

表5-5　影像结合胸腔镜肺癌诊治一体化技术指标先进性：诊断效率比较

诊断方法	敏感性(%)	特异性(%)	准确率(%)
痰hnRNPB1标记物检测	71.4%	93.3%	-
联合检测血清肿瘤标志物	93.8%	71.5%	86.5%
CT引导经皮肺穿刺活检	67.7%	100%	78.8%
64层螺旋CT首过时间灌溉成像	91.3%	86.4%	88.2%
影像与胸腔镜结合	100%	100%	100%

经济效益：避免术前穿刺及术中局部切除活检；人均节约6 000元诊治费用。

5　存在问题与研究方向

(1)外科医生对各种方法、流程、技术的掌握程度差别很大，操作流程标准化是质控的保证。

(2)对早期肺癌精准切除的探索还需长时间随访观察疗效，尚缺乏多中心研究。

6　病例分析

患者，69岁男性，因"体检发现左上肺结节3月"入院，3月前体检发现左上肺磨玻璃样结节(GGN)(图5-15)，3月后复查无明显变化。入院拟诊：左上肺GGN(肺癌？)。完善相关检查后行VATS左上肺尖后段切除+特异性淋巴结清扫，术后第2 d拔除引流管，术后第4 d出院。术后病理提示：微浸润性腺

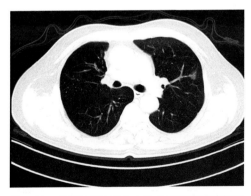

图5-15　胸部CT提示左上肺尖后段磨玻璃样结节(1.8 cm×1.3 cm)

癌，各组淋巴结未见癌转移，病理分期：Ⅰa期。术后随访3年未见复发、转移征象。

分析讨论：随着影像诊断技术的不断进步，病理分型的细化，对微小肺癌(≤2cm)的临床病理特征有了更深入的认识，微小肺癌有其独特的影像、病理及预后特征，且其影像、病理、临床特征呈现高度一致性。越来越多的证据表明以磨玻璃样病变(GGO)为影像表现的肺癌在病理类型上往往表现为非侵袭性病变，且极少有淋巴结转移，预后良好。已有一些临床研究探索了亚肺叶切除在早期肺癌中的地位，目前普遍认为，对于≤2 cm，且GGO>50%的微小肺癌来讲，肺段切除可达到肺叶切除相同的远期疗效。甚至对于≤2 cm，且GGO>75%的微小肺癌来讲，楔形切除亦有可能达到和肺叶切除相当的远期疗效。还有一些研究探索了纵隔淋巴结清扫范围对该类微小肺癌预后的影响，研究发现，对于≤2 cm，且GGO>50%的微小肺癌来说，肺叶特定淋巴结清扫或采样或许已能满足肿瘤完整切除要求，没有必要行系统淋巴结清扫。面对越来越多的微小肺癌，以最微创的切口、最合理的切除方式、最适宜的切除范围获得良好疗效才是真正的微创，才能真正达到快速康复，实现真正的精准医疗。但是，对于微小肺癌该选择何种肺切除方式及淋巴结清扫范围，目前尚缺乏大宗病例或随机对照研究，还需要进一步开展临床研究探索。

(刘成武，蒲强，刘伦旭)

第2节 预防口腔气道致病微生物再分布管理

1 团队构架

见表5-6。

表5-6 团队构架

科室及部门	成员名字	负责任务
胸外科	车国卫、刘伦旭、蒲强、王文凭、廖虎	受试者术前准备及教育
手术室	张祥蓉、许宁惠、龚仁蓉、李脊、郝淼、涂雪花、丁宁莹	插管前后准备及痰培养,相关记录
麻醉科	魏薇、余海及当日麻醉师	插管前后提醒及相应处理
研究生	周坤、王鑫、沈诚	化验单收集及结果分析

2 目的与目标

2.1 研究目的

(1)肺癌患者术前口腔护理(漱口或刷牙+益口含漱液)是否可以降低因气管插管行肺切除术患者口腔及气道致病性微生物的再分布。

(2)不同处理方式是否可以降低肺癌患者术后并发症及肺部相关并发症。

2.2 研究目标

(1)肺癌患者术前口腔处理方式对行气管插管行肺切除术患者口腔及气道致病性微生物再分布的影响。

(2)影响肺癌患者因气管插管导致致病性微生物再分布的主要因素。

(3)不同处理方式对致病生微生物再分布的影响。

(4)麻醉气管插管是否影响口腔及气道致病性微生物再分布。

(5)降低肺癌患者术后肺部并发症的最佳口腔处理方式。

3 内容与方案

3.1 内容

(1)肺癌患者术前一般处理(漱口或刷牙)后,气管插管对口腔和气道致病

133

性再分布有无影响。

(2)肺癌患者术前特殊处理(漱口或刷牙+益口含漱液)后，气管插管对口腔和气道致病性再分布有无影响。

(3)麻醉气管插管是否影响口腔及气道致病性微生物再分布。

(4)分析不同的术前处理方式对致病性微生物再分布的影响。

3.2 研究方案

(1)所有入组肺癌患者，病房入手术室前进行漱口或刷牙处理。

(2)进入手术间前，将患者分为两组，常规处理组(漱口或刷牙)和特殊处理组(漱口或刷牙+益口含漱液)。

(3)常规处理组(漱口或刷牙)不作处理。

(4)特殊处理组(漱口或刷牙+益口含漱液)，主要成份及含量：三氯羟基二苯醚1.5~2.0 g/L；使用方法：麻醉开始前30 min，取益口含漱液10 mL，含漱1 min。

(5)气管插管前15~30 min分别取两组患者的口腔双颊黏膜，上腭及咽后壁黏液培养。

(6)气管插管后用吸痰管吸取气道分泌物培养。

(7)气管插管拔出后，取两组患者的气管插管前端痰液进行培养。

(8)气管插管拔出后，再分别对两组患者进行口腔双颊黏膜及咽后壁黏液培养。

(9)记录患者相关资料。

(10)收集患者围术期并发症及肺部相关并发症。若发生严重并发症则需再次痰培养。

(11)收集检查结果。

(12)资料分析。

4 效果及评估

4.1 评价指标

(1)口腔及气道内是否存在致病性微生物及种类。

(2)气管插管是否引起致病性微生物再分布。

(3)术前特殊处理(益口含漱液)能否降低致病性微生物再分布。

(4)这种致病性微生物是否导致术后肺部相关并发症。

(5)术前口腔益口含漱液处理是否降低了术后肺部相关并发症。

(6)分析临床处理的临床意义。

4.2 效果分析

(1)是否降低了致病性微生物的再分布。

(2)术前使用口灵含漱液处理的价值。

(3)麻醉气管插管是否影响口腔及气道致病性微生物再分布。

5 存在问题与研究方向

(1)目前文献对口腔处理是否处理尚无统一建议。

(2)不同患者术前口腔处理方式是否应不同"个体化方案"。

(3)针对不同群体,是否需要采取"个体化"方案。

(4)"个体化"方案人群的最佳处理方案。

(5)主要是缺乏多中心研究。

6 病例分析

(1)题目:肺癌患者围术期气管定植菌分布及其临床意义。

(2)研究团队:见表5-7。

(3)研究缘起:

1)肺癌患者行肺叶切除术后术后相关并发症(Postoperative Pulmonary Complications,PC)的发生率及发生种类的理论上随着外科理论、技术及抗生素的进展均应相应发生变化,尤其是肺部感染(Postoperative Pneumonia,POP);而事实是两者均没有发生变化,原因是什么?

2)从围术期整个过程看,手术过程及术中相应处理变化最大,且极大地缩短了手术时间;术前对患者的检查方法和手术评估标准变化很小或没有变化;术后管理尽管变化不大,却也优化了不少,尤其是在抗生素应用等方面。从术中及术后变化看,理论上术后肺部并发症应该下降,而实际上并没有变化的原

表5-7 研究团队

团队	人员构成	主要工作
麻醉科	麻醉师1~2人	麻醉记录及痰培养
手术室	护士3~4人	痰培养及相关记录表格
呼吸科	纤支镜室2人	术前痰培养及结果
检验科	微生物室2人	微生物检测及药敏
ICU	护士3人	痰培养及记录
胸外科	医生+护士+研究生	数据录入及分析,协调及改进

因推断应该是术前患者存在某种高危因素，且这种高危因素在医疗干预的情况下导致术后相关并发症的发生(尤其是肺部感染)。

3)若术前这种一直存在的高危因素且和术后并发症发生存在因果关系，则说明两个问题：一是目前我们术前应用的检查手段不能发现这种高危因素；二是目前我们没有对这种高危因素进行相关干预，以预防其发生。

4)因此，从长期吸烟和中–重度COPD患者气道定植菌群变化看，尤其是肺部感染或肺炎是严重并发症看来，需要研究气道内定植菌群的变化及其与围术期肺部感染的关系(图5-16)。

(4)研究目的：

1)分析下呼吸道内是否存在致病性微生物或细菌，其因医疗干预是否会发生再分布及其意义。

2)若存在气道定植菌，分析其与肺癌患者术后肺部并发症及肺部感染发生的关系。

3)围术期引起致病性气道定植菌导致术后肺部感染的诱发因素是什么？

(5)研究内容：

1)肺癌患者术前(纤维支气管镜)，术中(麻醉双腔气管插管换为单腔气管插管时，反映术中麻醉气管插管及操作、手术时间的影响)，术后ICU(气管留置超过4 h)，术后病房出现需要纤维支气管镜吸痰时或肺部感染相关征象时，再次做痰培养。分析围术期各个阶段下呼吸道致病微生物的变化。

2)导致气道定植菌群紊乱(致病性细菌)高危人群。

3)术后发生肺部感染肺癌患者是否存在高危因素。

(6)研究思路：见图5-17。

(7)研究对象与方法：

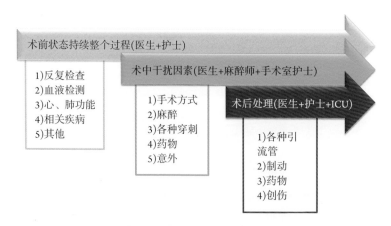

图5-16　肺癌患者术后发生肺部感染可能发生的阶段

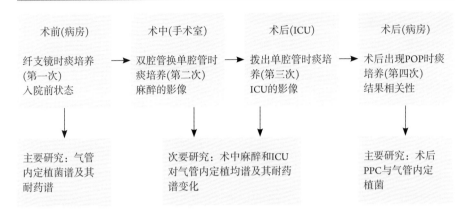

图5-17　研究思路

1)研究对象：2014年3月10日—2014年7月10日，四川大学华西医院连续收治的行肺叶切除的患者。

①入组标准：A.年龄为18~75岁；B.病理诊断为肺癌；C.手术方式为开胸或胸腔镜肺叶切除术+系统淋巴结清扫；D.手术切除范围为单叶或双肺叶切除术。

②排除标准：A.术前有阻塞性肺炎症状或脓痰；B.术前4周内有抗生素治疗史；C.术前行新辅助化疗或放疗史；D.肺动脉或支气管袖式成形肺叶切除术或全肺切除术；E.未签署知情同意书。

2)研究方法：

①入院患者常规于行支气管镜检查时，应用纤支镜取痰，并立即送检。支气管镜检查时的呼吸道取样：用双侧防污染样本毛刷(PSB)和支气管抽吸术(BAS)在双侧主支气管远端进行取样；对有肿瘤阻塞气道者则在阻塞近端进行取样。样本按标准操作步骤进行定量培养。

②麻醉结束后，双腔气管插管换单腔气管时，留取气管插管深部的痰液，立即送检。

③重症监护病房(ICU)，于拔除气管插管时，留取气管插管深部的痰液，立即送检。

④术后回病房后，出现肺部并发症时应进行痰培养。

⑤所有患者应于术前30 min，应用同一种抗生素。

(8)主要结果：

肺癌患者气管定植菌以G⁻菌为主，鲍曼不动杆菌和克雷伯菌为主。

致病性气管定植菌存在的高危因素是高龄(>70岁)和吸烟史(>800年支)。

1)项目概要：见表5-8及附件9。

表5-8　项目概要

项目名称	肺癌患者术前应用口灵处理对口腔气道致病微生物再分布及术后并发症的影响
项目医生	车国卫　　　　　　主要人员　张祥蓉，许宁惠，李脊，郝淼，涂雪花，丁宁莹
主要目的	术前口腔管理和全麻气管插管是否影响口腔及气道致病性微生物的再分布
主要目标	口腔及气道内是否存在致病性微生物及种类 术前口腔应用益口处理的临床价值 麻醉气管插管是否影响口腔及气道致病性微生物再分布 口腔及气道内存在致病微生物的危险因素
主要指标	致病微生物；并发症
研究时间	2016年10月9日—2016年12月30日　　　　　　样本量　　共200例，每组100例
注意问题	取材污染问题 术前处理方式，关注患者依从性 病房结果易丢失
其他	

2)研究流程：

①医生评估患者需作单向式胸腔镜肺叶/段切除术，通知手术室。

②病房护士应通知所有患者术前进行口腔常规护理(漱口或刷牙)。

③手术室巡回护士指导并行术前口腔准备(益口含漱液)。

④口腔标本采样(插管前后)。

⑤气管插管拔出后痰培养。

⑥医生及病房护士收集信息。

⑦统计结果。

3)分析内容：

①口腔及气道内是否存在致病性微生物及种类。

②气管插管是否引起致病性微生物再分布。

③术前特殊处理(益口含漱液)能否降低致病性微生物再分布。

④致病性微生物是否导致术后肺部相关并发症。

⑤术前口腔使用益口含漱液处理是否降低了术后肺部相关并发症。

4)结果与结论：术前口腔护理(漱口或刷牙+益口含漱液)通过降低/不影响口腔或气道微生物再分布，可以/不能降低肺癌患者术后相关并发症。

(张祥蓉，李脊，龚仁蓉，车国卫)

附件9

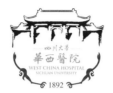

肺癌患者经口气管插管对口、鼻和呼吸道微生物再分布的影响分析

四川大学华西医院胸外科

填 表 人＿＿＿＿＿＿＿＿＿＿＿＿＿＿＿＿＿

填表日期＿＿＿＿＿＿＿＿＿＿＿＿＿＿＿＿＿

第一部分：患者基本信息

负责人：

IP		登记号		编号	
姓名		性别		年龄	
籍贯	四川省( )市( )县	职业		床号	
吸烟史	年支 包/年	戒烟史	年 月 天		
联系方式					
相关疾病	肺结核(无□ 有□)；哮喘(无□ 有□)；鼻炎(无□ 有□)； 肺大疱(无□ 有□范围>10%)；高血压(无□ 有□)；糖尿病(无□ 有□)； 冠心病(无□ 有□)；其他：				
入院日期		手术时间		出院时间	
平均住院日		术前住院日		术后住院日	
入院诊断					
入院原因	□咳嗽 □痰中带血 □体检 □发热 □胸疼 □其他：				
出院诊断	主要诊断： Ⅰa□ Ⅰb□ Ⅱa□ Ⅱb□ Ⅲa□ Ⅲb□ Ⅳ□				
COPD分级	Ⅰ级(FEV1>80%)□；Ⅱ级(50%<FEV1<79%)□；Ⅲ级(30%<FEV1<50%)□， Ⅳ(FEV1<30%)□				
肿瘤标志物	CEA( )；CA125( )；NSE( )；Cyfra21-1( )				
药物治疗	术前抗生素：无□ 有□ 名称： 剂量： 时间： 术后抗生素：无□ 有□ 名称： 剂量： 时间：				
	化、放疗：无□ 有□ 名称： 剂量： 时间：				
手术	方式：□C-VATS；□OPEN；□其他：				
	时间：( )分；麻醉时间：( )分；复苏时间：( )分；				
	术中出血：( )mL术中输血液制品( )mL				
	备注：				
住院费用	总费用( )，药费( )元，材料费( )元				
病理病理号 ( )	肿瘤类型	鳞癌□ 腺癌□ 腺鳞癌□ 小细胞癌□ 类癌□			
	分化程度	低□ 中□ 高□ 低-中□ 中-高□			

第二部分：项目资料

1 血液检查指标(手术前[必需])

术前	WBC			RBC			PLT		
	总数(×10^9/L)			HB和总数(×10^{12}/L)			计数(×10^9/L)		
	分类(%)	N		平均红细胞体积(MCV)	MCH		分类	PCT	
		L			MCHC			MPV	
		M			RDW-SD			MPLT	
		E			RDW-CV			PDW	
		B							
	肝功能			肾功能			变化差异>5倍生化指标		
	ALT		ALB	UREA			种类		
	AST		GLB	CREA					
	TP		ALP	Cys-C					
备注									

2 口腔和鼻咽部相关问题

部位	项目		部位	项目	
口腔(打√)	溃疡	无□ 有□	鼻、咽(打√)	鼻炎	无□ 有□
	口臭	无□ 有□		咽炎	无□ 有□
	假牙	无□ 有□		声带息肉	无□ 有□
	每天刷牙	无□ 有□		打鼾	无□ 有□
	备注			备注	

3 气管插管前准备

对照组(打√)				实验组(打√)			
术晨刷牙		无□	有□	术晨刷牙		无□	有□
处理措施	口灵含漱液	无□	有□	处理措施	口灵含漱液	无□	有□
	2%~4%碳酸氢钠(小苏打)溶液	无□	有□		2%~4%碳酸氢钠(小苏打)溶液	无□	有□
	氯已定含漱液	无□	有□		氯已定含漱液	无□	有□

4 气管插管前口腔分泌物培养结果(日期：_____)

对照组(打√)			实验组(打√)		
常住菌	过路菌	真菌	常住菌	过路菌	真菌
□链球菌 □奈氏菌属 □凝固酶阳性葡萄球菌 □流感嗜血杆菌 □副流感嗜血杆菌 □其他嗜血杆菌 □肺炎双球菌	□链球菌 □凝固酶阳性葡萄球菌 □消化球菌 □拟杆菌 □韦荣球菌 □棒状杆菌 □放线菌 □肠杆菌 □变形虫 □绿脓杆菌 □假单孢菌 □梭杆菌 □病毒 □螺旋体 □支源体 □丙酸杆菌 □双歧杆菌 □纤毛杆菌 □丝状杆菌	□白色念珠菌	□链球菌 □奈氏菌属 □凝固酶阳性葡萄球菌 □流感嗜血杆菌 □副流感嗜血杆菌 □其他嗜血杆菌 □肺炎双球菌	□链球菌 □凝固酶阳性葡萄球菌 □消化球菌 □拟杆菌 □韦荣球菌 □棒状杆菌 □放线菌 □肠杆菌 □变形虫 □绿脓杆菌 □假单孢菌 □梭杆菌 □病毒 □螺旋体 □支源体 □丙酸杆菌 □双歧杆菌 □纤毛杆菌 □丝状杆菌	□白色念珠菌

5 手术结束后拔除气管插管时痰培养结果(日期:_____)

痰培养结果	
对照组	实验组

药敏试验结果	
对照组	实验组

与口腔分泌物相似的结果(打√)

对照组			实验组		
常住菌	过路菌	真菌	常住菌	过路菌	真菌
□链球菌 □奈氏菌属 □凝固酶阳性葡萄球菌 □流感嗜血杆菌 □副流感嗜血杆菌 □其他嗜血杆菌 □肺炎双球菌	□链球菌 □凝固酶阳性葡萄球菌 □消化球菌 □拟杆菌 □韦荣球菌 □棒状杆菌 □放线菌 □肠杆菌 □变形虫 □绿脓杆菌 □假单孢菌 □梭杆菌 □病毒 □螺旋体 □支源体 □丙酸杆菌 □双歧杆菌 □纤毛杆菌 □丝状杆菌	□白色念珠菌	□链球菌 □奈氏菌属 □凝固酶阳性葡萄球菌 □流感嗜血杆菌 □副流感嗜血杆菌 □其他嗜血杆菌 □肺炎双球菌	□链球菌 □凝固酶阳性葡萄球菌 □消化球菌 □拟杆菌 □韦荣球菌 □棒状杆菌 □放线菌 □肠杆菌 □变形虫 □绿脓杆菌 □假单孢菌 □梭杆菌 □病毒 □螺旋体 □支源体 □丙酸杆菌 □双歧杆菌 □纤毛杆菌 □丝状杆菌	□白色念珠菌

6 术前高危因素评估与训练方案

分类	诊断标准(以下符合一项即可,打√)	高危因素(打√)	训练方案(打√)
病史	①年龄<50岁, 吸烟史>400年支 ②年龄50~65岁, 吸烟史<400年支 ③65岁≤年龄<75岁	☐	☐抗感染 名称: 剂量: 时间:
戒烟史	①戒烟<15 d ②听诊有干鸣音或湿啰音	☐	☐祛痰 ☐①标准桃金娘油: 0.3 g, tid, po ☐②盐酸氨溴索: 30 mg, q8h, ivgtt
气管定植菌	①年龄≥75岁 ②Ⅱ级或Ⅲ级COPD ③吸烟史>800年支 ④年龄50~65岁, 吸烟史≥400年支	☐	☐平喘 ☐①吸烟指数>800年支: 布地奈德雾化液+特布他林雾化液, 4 mL+2 mL/次, 4次/d; ☐②吸烟指数>400年支: 布地奈德雾
气道高反应性	①支气管舒张试验 ②CEPT过程中出现干啰音或哮喘 ③服用抗过敏药物或激素等 ④运动前后PEF下降>15%	☐	化液+特布他林雾化液, 4 mL+2 mL/次, 3次/d; ☐③吸烟指数<200年支: 布地奈德雾化液+特布他林雾化液, 4 mL+2 mL/次, 2次/d
呼吸末峰值流速	PEF<250 L/min	☐	☐激励式肺量计吸气训练:每组进行6~10次, 疗程3~7 d ☐呼吸控制
肺功能临界状态	①1.0 L<FEV1<1.2 L ②40%<FEV1%<60% ③50 mmhg<PCO$_2$<55 mmhg ④拟行全肺切除者	☐	每天3组, 每组15次, 3~7 d ☐功率自行车运动训练 每次约30 min, 每天2次, 疗程7~14 d ☐爬楼梯训练
其他:	原因:		每次约30 min, 每天2次, 疗程7~14 d

7 围术期相关并发症

负责人:

种类	发生情况	并发症
说明	临床现有标准写实记录	新标准判定(满足一项既定)
过敏反应	无☐ 有☐ 术后第 天	
神经系统	术后精神症状: 无☐ 有☐	①需要药物治疗 ②神经内科会诊
消化系统	腹泻: 无☐ 有☐ 腹胀: 无☐ 有☐ 反流性食管炎: 无☐ 有☐ 应激性溃疡: 无☐ 有☐ 呕吐: 无☐ 有☐	①腹胀需要灌肠 ②应激性溃疡伴便血或呕血

种类	发生情况	并发症
心脏	窦性心动过速(P>120 bpm) 房颤：无□　有□ 室早：无□　有□ 其他：	①需要药物治疗 ②心脏内科会诊 ③室性早博
肺栓塞	无□　有□	①呼吸困难或PO_2降低，应用抗凝药物治疗后，症状缓解 ②肺动脉造影发现血栓
乳糜胸	无□　有□	①禁食治疗超过5 d ②每日引流量>500 mL，超过3 d且应用白介素-2治疗 ③需要手术治疗的
皮下气肿	无□　有□： □轻度：气肿范围在同侧胸壁周围 □中度：气肿范围在同侧和对侧胸壁 □重度：气肿范围在胸壁和颈部或面部 □极重度：气肿范围蔓延至全身(腹部、双大腿)	①重度和极重度 ②需要皮下切开排气 ③持续时间超过15 d
声音嘶哑	无□　有□	①饮水呛咳 ②喉镜提示声带麻痹 ③环杓关节脱位
痰中带血或咳血	无□　有□　术后第　　天	①痰中带血>3 d，药物治疗效果差 ②咳血量一次>30 mL ③需要再次手术治疗
肺部感染	□WBC>10000 /mL □中性粒细胞>70% □发热>38.5 ℃ □影像学:新出现的片状影或浸润影 □新出现的湿啰音或脓痰 □痰培养：致病性微生物	无□　有□ ①体温>39.0 ℃，且连续3 d ②需要更换抗生素治疗或抗生素使用时间延长 ③明确病原学证据
ARDS或呼吸衰竭	无□　有□	①气管插管 ②呼吸机 ③ICU
持续性漏气	无□　有□	①时间>15 d ②需要再次置管引流 ③持续负压吸引时间>3 d ③手术治疗
支气管胸膜瘘	无□　有□	纤支镜证实
胸腔积气	>30%	①需要再次置管 ②呼吸困难症状 ③引流时间>15 d

种类	发生情况	并发症
胸腔积液	中到大量	①呼吸困难 ②再次引流 ③引流时间>15 d
肺不张	无□　有□	①影像学； ②呼吸困难征象； ③血氧饱和度下降至90%以下
引流问题	个数(1，2)根；部位(2，7)； 引流时间(　　)小时； 引流量(　　)mL， 再次置管(无□　有□)	①各种原因导致引流时间>15 d ②再次置入引流管 ③引流管口愈合时间超过30 d
重回ICU	原因：□痰潴留　□二次手术　□肺部感染　□心脏骤停　□其他 ICU住院时间： 转归：□回病房　□主动出院　□死亡	
非计划再次手术	原因	
备注	术后30 d再入院或死亡(无□　有□) 术后90 d再入院或死亡(无□　有□)	
其他备注		

8　血液检查指标[出院时(必需)]

术前	WBC		RBC		PLT	
	总数 ($\times 10^9$/L)		HB和总数 ($\times 10^{12}$/L)		计数 ($\times 10^9$/L)	
	分类(%)	N	平均红细胞体积 (MCV)	MCH	分类	PCT
		L		MCHC		MPV
		M		RDW-SD		MPLT
		E		RDW-CV		PDW
		B				
	肝功能		肾功能		变化差异>5倍生化指标	
	ALT	ALB	UREA		种类	
	AST	GLB	CREA			
	TP	ALP	Cys-C			
备注						

第3节 术中手术器械优化

1 团队构架

见表5-9。

表5-9 团队构架

科室及部门	成员名字	负责任务
胸外科	车国卫、王文凭、廖虎	改良器械应用中的问题及优势分析
手术室	许宁惠、郝淼、涂雪花	器械准备，相关记录
设备科	杨思悦	器械配备
手术室	洗手护士(当日上台)	器械清点时间及安装时间等

2 目的与目标

2.1 优化目的

(1)根据手术方式选择相应的器械包。

(2)将器械"模块化"包装，将器械分为基本包和特殊包。

(3)医生可根据个人要求准备相应的手术器械包。

(4)体现"人文"与提高效率。

(5)减少无需使用的器械安装，节约洗手护士的工作量，提高工作效率。

(6)延长器械寿命，节约成本，减少器械不必要的清洗、拆卸和消毒。

(7)"个体化"和"人文化"器械包。

2.2 优化目标

(1)组配与胸腔镜手术方式最适宜的手术器械种类与数量。

(2)通过减少器械件数和适当种类，节约清点器械时间、装配时间、清洁时间。

3)外科医生与手术方式最适宜的手术器械。

4)缩短手术时间(尤其是护士清点及组装器械)。

3 内容与方案

3.1 内容

(1)建立适合于胸腔镜肺手术相应的器械包("模块化"器械包),细化手术器械模块。

(2)建立适合于每个术者相对应胸腔镜肺手术相应的器械包("人文化"器械包)。

(3)建立某种腔镜手术方式且每位外科医生均应用的种类与数量("基本"器械包)。

3.2 优化方案

(1)通过对现有胸腔镜肺叶切除手术器械包的种类和数量在临床应用中进行分析,发现最常用器械、次常用器械,备用器械和临时添加器械进行分类。

(2)通过分析每个外科医生对腔镜特定手术最常用的器械,和偶尔使用器械及临时使用器械进行分析和分类。

(3)主要是对"胸腔镜常用器械包"和"胸腔镜改良器械包"进行分析(图5-18~图5-19,表5-10~表5-13)。

4 效果及评估

4.1 临床应用评价指标(表5-14)

(1)胸腔镜器械数量=胸腔镜常用器械包+特殊器械包;

(2)器械包重量=所有器械重量之和;

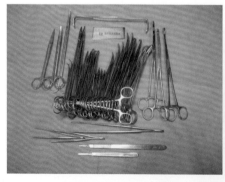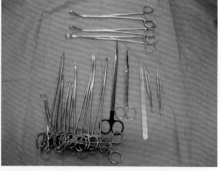

胸腔镜普通器械最原始包照片 ➡ 胸腔镜改良后普通器械照片

图5-18 改良前后器械包对比(1)

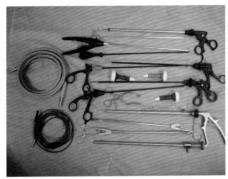
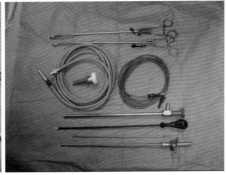

胸腔镜特殊器械最原始包照片 胸腔镜改良后特殊器械照片

图5-19　改良前后器械包对比(2)

表5-10　胸腔镜常用器械

胸腔镜常用器械(37件)			胸腔镜常用器械改良后(19件)		
名称	件数	若用请打√	名称	件数	若用请打√
拉钩	1		组织镊	2	
组织镊	2		3L刀柄	1	
无损伤镊	1		大弯止血钳	2	
手术刀柄	2		弯止血钳	1	
弯蚊式止血钳	4		直角钳	1	
弯止血钳	4		持针钳	2	
大弯止血钳	2		组织钳	2	
直角钳	2		巾钳	2	
肺叶钳	2		卵圆钳	3	
持针钳	4		手术剪	2	
组织钳	4		条码牌	1	
巾钳	2				
卵圆钳	3				
手术剪	3				
器械牌	1				

表5-11 胸腔镜特殊器械

胸腔镜特殊器械(16件)			胸腔镜特殊器械改良后(9件)		
名称	件数	若用请打√	名称	件数	若用请打√
30°光学视管	1		30°光学视管	1	
导光束	1		导光束	1	
高频电缆线	1		高频电缆线	1	
多齿牵开器	1		电凝勾	1	
腔镜有齿抓钳	1		吸引杆	1	
腔镜分离钳	1		推结器	1	
腔镜环钳	2		穿刺鞘	1	
电凝钩	1		腔镜环钳	2	
腔镜剪刀	1				
腔镜持针钳	1				
推结器	1				
吸引杆	1				
穿刺鞘绿色	1				
合成夹钳小	1				
腔镜钛夹钳	1				

(3)器械包使用率=应用器械数/总器械数;

4)手术总时间=从开始打孔到关胸结束(去除冰冻病理切片检查的时间);

5)平均肺叶切除时间=从始切开纵隔胸膜时间到肺叶移除胸腔外;

6)清点器械时间=术中多次清点器械时间之和;

7)清洗器械时间=术后清洗时间;

8)组装时间=需要组装器械时间之和;

9)平均出血量=术中出血问题。

4.2 临床应用效果评价

1)提高器械使用率;

2)没有影响肺叶切除时间,相反却缩短了时间;

3)清点和清洗器械时间缩短;

4)护士可以更好配合医生手术,而不用一直清洗和组装器械。

表5-12 项目资料

项目	影响因素
医生姓名	职称: 同类手术台数( )
肺手术方式	□单肺叶切除术(包括单或双叶) □肺段切除术( )
术中情况	
胸腔情况	胸膜腔粘连情况: □完全闭锁;□1/3~2/3;□<1/3;□完全没有 胸膜腔积液: □超过500 mL;□300~500mL;□<300 mL □淡黄色;□草绿色或黄色;□淡红色;□暗红色
肺裂	□完全发育;□1/3~2/3;□<1/3
肺裂处理	□手工缝合;□切割缝合器
术中漏气	□完全没有;□鼓肺时有;□自主呼吸没有;□其他:
术中出血:	( )mL 术中输血液制品( )mL
洗手护士	职称: 低□、中□;工龄:(年);同类手术台数( )台 清点器械总时间:(分)
手术时间	总时间:( )分 麻醉时间:( )分;手术时间:(分)复苏时间:(分)
术后去向	□ICU;□麻醉复苏室;□直接病房
尿管应用情况	□无 □有
引流管应用情况	16F□ 28F□ 28F□ 36F□

表5-13 胸腔镜特殊器械一览表

钛夹钳	1	有齿抓钳	1
穿刺鞘	3	分离钳	1
高频电缆线	1	吸引杆	1
多齿牵开器	1	钢尺	1
推结器	1	导光束	1
直角钳	1	30°光学视管	1
腔镜手术剪	1	波浪钳	1
腔镜环钳	2	□	□
持针钳	1	总数: 20件	
电凝勾	1		

表5-14　两组各指标统计比较

项目	常规组	模块化组	T或X^2	P
器械数/件	26	11	2.34	<0.05
总质量/kg	3.63±0.67	2.85±0.71	1.61	<0.05
器械使用率/%	14.14±2.67	93.47±3.33	9.02	<0.05
手术总时间/min	110.59±20.33	80.67±9.21	3.03	<0.05
平均肺叶切除时间/min	40.13±15.67	35.33±11.21	1.97	>0.05
平均出血量/mL	53.67±21.71	60.47±18.24	2.64	>0.05
清点器械时间/min	15.33±5.13	8.21±2.77	4.41	<0.05
清洗器械时间/min	30.67±8.71	14.56±6.89	1.59	<0.05

5　存在问题与研究方向

(1)外科医生应用中差别很大。

(2)医院间因电刀及相关设备不同，对手术器械要求也不同。

(3)基本包及特殊包中器械仍需进一步优化。

(4)"模块化"可以降低外科医生因习惯不同而造成的差异。

(5)主要是缺乏多中心研究。

6　病例分析

(1)项目概要：见表5-15。

(2)研究流程：

1)医生评估患者需作单向式胸腔镜肺叶/段切除术，通知手术室；

2)手术室巡回护士准备改良器械包(见表5-15)，并与术者沟通相关事宜；

3)巡回护士准备表格，并录入患者相关信息；

4)巡回护士准确记录相关项目研究指标(见表5-15及附件10)；

5)每次手术结束，与项目组成员交流经验与教训。

(3)分析内容：

1)分别分析改良器械包与常用器械包中器械使用率；

2)不同洗手护士(工龄与专业组)清点两种器械包需要时间分析；

3)不同洗手护士(工龄与专业组)组装器械需要时间分析；

4)改良器械包经常增加器械及原因分析。

表5-15	项目概要		
项目名称	单向式胸腔镜肺叶或段切除术改良与常用器械应用分析		
项目医生	车国卫	主要人员	许宁惠，郝淼，涂雪花
主要目的	评价改良后的VATS器械包能否顺利完成单向式胸腔镜肺叶切除术和淋巴结清扫		
主要目标	单向式胸腔镜肺叶切除术常用手术器械(基本器械)种类与数量 单向式胸腔镜肺叶切除术备用器械包及临时器械包种类及数量 改良器械包应用中的问题		
主要指标	每种器械的使用率 手术时间 器械组装时间 清点器械时间 清洗器械时间 器械重量 改良器械包应用中需增加器械种类及数量		
研究时间	2016年10月9日—2016年12月30日	样本量	共200例，每组100例
注意问题	外科医生要区别分析 洗手护士要区别分析 改良器械包应用中需增加器械种类、数量及原因分析		
其他			

(4)结果与结论：改良器械包较常用器械包在单向式胸腔镜肺叶切除术中是否有优势。

(许宁惠，郝淼，涂雪花，王蕾，杨思悦，龚仁蓉)

附件10

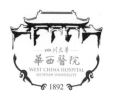

解剖性肺切除患者手术器械 "模块化" 研究

四川大学华西医院胸外科手术室

实验分组 常规组□　　　改良组□

填 表 人＿＿＿＿＿＿＿＿＿＿＿＿＿＿＿＿＿

填表日期＿＿＿＿＿＿＿＿＿＿＿＿＿＿＿＿＿＿＿

第一部分：患者基本信息

负责人：

IP		登记号		编号	
姓名		性别		年龄	
籍贯	四川省( )市( )县	职业		床号	
吸烟史	年支 包/年	戒烟史		年 月 天	
联系方式					
相关疾病	肺结核(无□ 有□)；哮喘(无□ 有□)；鼻炎(无□ 有□)； 肺大疱(无□ 有□范围>10%)；高血压(无□ 有□)；糖尿病(无□ 有□)； 冠心病(无□ 有□)；其他：				
入院日期		手术时间		出院时间	
平均住院日		术前住院日		术后住院日	
入院诊断					
入院原因	□咳嗽 □痰中带血 □体检 □发热 □胸疼 □其他：				
出院诊断	主要诊断：				
	Ⅰa□ Ⅰb□ Ⅱa□ Ⅱb□ Ⅲa□ Ⅲb□ Ⅳ□				
COPD分级	Ⅰ级(FEV1>80%)□；Ⅱ级(50%<FEV1<79%)□；Ⅲ级(30%<FEV1<50%)□， Ⅳ(FEV1<30%)□				
肿瘤标志物	CEA( )；CA125( )；NSE( )；Cyfra21-1( )				
药物治疗	化、放疗：无□ 有□ 名称： 剂量： 时间：				
洗手护士	职称：低□、中□；工龄：(年)；同类手术台数( )台；清点器械总时 间：(分)				
手术时间	总时间：( )分；麻醉时间：( )分；手术时间：(分) 复苏时间： ( )分				
术中出血	( )mL；术中输血液制品( )mL				
病理病理号 ( )	肿瘤类型	鳞癌□ 腺癌□ 腺鳞癌□ 小细胞癌□ 类癌□			
	分化程度	低□ 中□ 高□ 低-中□ 中-高□			

第二部分：器械组成及件数

表F10-1　胸腔镜常用器械

胸腔镜常用器械(37件)			胸腔镜常用器械改良后(19件)		
名称	件数	若用请打√	名称	件数	若用请打√
拉钩	1		组织镊	2	
组织镊	2		3L刀柄	1	
无损伤镊	1		大弯止血钳	2	
手术刀柄	2		弯止血钳	1	
弯蚊式止血钳	4		直角钳	1	
弯止血钳	4		持针钳	2	
大弯止血钳	2		组织钳	2	
直角钳	2		巾钳	2	
肺叶钳	2		卵圆钳	3	
持针钳	4		手术剪	2	
组织钳	4		条码牌	1	
巾钳	2				
卵圆钳	3				
手术剪	3				
器械牌	1				

表F10-2 胸腔镜特殊器械

胸腔镜特殊器械(16件)			胸腔镜特殊器械改良后(9件)		
名称	件数	若用请打√	名称	件数	若用请打√
30°光学视管	1		30°光学视管	1	
导光束	1		导光束	1	
高频电缆线	1		高频电缆线	1	
多齿牵开器	1		电凝勾	1	
腔镜有齿抓钳	1		吸引杆	1	
腔镜分离钳	1		推结器	1	
腔镜环钳	2		穿刺鞘	1	
电凝钩	1		腔镜环钳	2	
腔镜剪刀	1				
腔镜持针钳	1				
推结器	1				
吸引杆	1				
穿刺鞘绿色	1				
合成夹钳小	1				
腔镜钛夹钳	1				

第三部分：项目资料

项目	影响因素
医生姓名	职称：　　　　　　　　同类手术台数(　　　)
肺手术方式	□单肺叶切除术(包括单或双叶)　□肺段切除术(　　　)
术中情况	
胸腔情况	胸膜腔粘连情况： □完全闭锁；□1/3~2/3；□<1/3；□完全没有 胸膜腔积液： □超过500 mL；□300~500mL；□<300 mL □淡黄色；□草绿色或黄色；□淡红色；□暗红色
肺裂	□完全发育；□1/3~2/3；□<1/3
肺裂处理	□手工缝合；□切割缝合器
术中漏气	□完全没有；□鼓肺时有；□自主呼吸没有；□其他：
术后去向	□ICU；□麻醉复苏室；□直接病房
尿管应用情况	□无　□有
引流管应用情况	16F□　28F□　28F□　36F□

第4节　围术期是否留置尿管管理

1　团队构架

见表5-16。

表5-16　团队构架

科室及部门	成员名字	负责任务
胸外科	车国卫、杨梅、邱舫、王维、廖虎、夏梁	胸腔镜肺叶切除患者术中无尿管留置研究中的问题及优势分析
手术室	龚仁蓉、许宁惠	术前、术后核对，沟通，相关记录
麻醉科	魏薇、余海及当日麻醉师	插管前后提醒及相应处理
手术室	当日巡回护士	术中观察，相关记录

2　目的与目标

2.1　优化目的

(1)制定手术是否安置尿管的评估体系。

(2)建立"舒适化"和"无痛化"病房。

(3)减少患者住院费用，减少护理工作量，节约医疗成本。

2.2　优化目标

(1)尿管是否应用的评估方法与评估表。

(2)无尿管应用的临床优势与不足。

(3)探索围术期无尿管留置的适用人群。

(4)制定个体化的尿管管理方案。

3　内容与方案

3.1　研究内容

(1)胸腔镜肺叶切除术患者是否留置尿管对术后尿潴留的影响。

(2)胸腔镜肺叶切除术患者是否留置尿管对术后尿路感染的影响。

(3)胸腔镜肺叶切除术患者术后尿潴留的危险因素。

(4)留置尿管相关费用。

(5)留置尿管护理相关时间。

3.2 研究方案(图5-20)

(1)所有患者均行肺部手术围术期常规护理,术前1 d晚上22:00后禁食,术前4 h禁饮,进手术室前均解小便,排空膀胱。

(2)无尿管组:不留置尿管;尿管组:麻醉后导尿,留置尿管,术后24~72 h遵医嘱拔除尿管。

(3)无尿管组宣教:鼓励自行排尿;尽量不在床上排尿,协助患者去卫生间排尿;若有尿意,排尿困难,对患者进行诱导并与家属交代予以良好配合;必要时导尿。

(4)记录观察指标:平均手术时间、平均术中出血量、平均输液量、平均尿量、术后排尿情况、尿路感染、导尿材料费、护理费、护理实践。

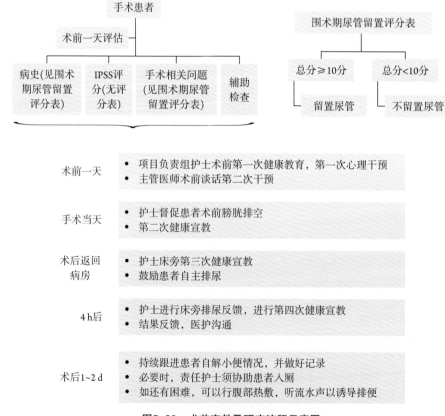

图5-20 术前宣教及研究流程示意图

(5)统计分析，筛查患者术后尿潴留危险因素，制定围术期尿管留置评分。

(6)分析围术期有无尿管留置的成本效益。

4 效果及评估

4.1 患者术后立即拔出尿管可以降低尿道刺激和苏醒期躁动发生率

4.1.1 两组患者术中尿道刺激分析

患者诉尿道刺激的发生率在尿管留置组(12.86%)显著高于无尿管留置组(0%)($P=0.012$)；且男性患者尿道刺激发生率在尿管留置组(20.51%)显著高于无尿管留置组(0%)($P=0.033$)。女性患者尿道刺激发生率在两组之间无统计学差异($P=0.092$，$P=0.073$)(见表5-17)。

4.1.2 两组患者术中全麻苏醒期躁动分析

全麻苏醒期躁动的发生率在尿管留置组(28.57%)显著高于无尿管留置组(12.86%)($P=0.010$)。尿管留置组由于尿管刺激引起苏醒期躁动比例为45%(9/20)，且男性患者诉尿管刺激(20.51%，8/39)显著高于女性患者(3.23%，1/31)；($P=0.033$)。而无尿管留置苏醒期躁动发生率(12.86%)，男性患者发生率(14.29%，7/49)显著高于女性(9.52%，2/21)($P=0.013$)，且无患者自诉尿管刺激(表5-18)。

4.2 术后无尿管留置未增加尿潴留，且能提高患者术后舒适度，加快康复速度

4.2.1 两组患者术后尿潴留和尿路感染分析

尿潴留发生率有无尿管组(10%)与尿管组(4%)无统计学显著差异

表5-17 两组患者麻醉苏醒期尿道刺激发生率比较[%(n/N)]

项目	性别	试验组(70例)	对照组(70例)	P值
无尿道刺激	男	100.00(49/49)	79.49(31/39)	0.041
	女	100.00(21/21)	96.77(30/31)	0.092
	合计	100.00(70/70)	87.14(61/70)	0.101
尿道刺激	男	0.00(0/49)	20.51(8/39)	0.033
	女	0.00(0/21)	3.23(1/31)	0.073
	合计	0.00(0/70)	12.86(9/70)	0.012

表5-18 两组患者麻醉苏醒期躁动发生率比较[%(n/N)]

项目	性别	试验组(70例)	对照组(70例)	P值
无躁动	男	85.71(42/49)	64.10(25/39)	0.049
	女	90.48(19/21)	80.65(25/31)	0.062
	合计	87.14(61/70)	71.43(50/70)	0.038
有躁动	男	14.29(7/49)	35.90(14/39)	0.022
	女	9.52(2/21)	19.35(6/31)	0.047
	合计	12.86(9/70)	28.57(20/70)	0.010

(P=0.4331)。而无尿管组中45例无尿潴留患者中43例为自行排尿，2例为诱导排尿；尿管组48例无尿潴留患者中45例为自行排尿，3例为诱导排尿。尿路感染发生率在无尿管组(12%)低于尿管组(36%)，但两组间无统计学差异(P=0.0500)(表5-19)。

4.2.2 两组患者术后舒适度和平均住院日分析

患者术后舒适度0度在无尿管组(88%)显著高于尿管组(P=0.0016)。而有尿道症状(Ⅰ，Ⅱ，Ⅲ度)在尿管组(42%)显著高于无尿管组(12%)(P=0.0230)。术后平均住院日在无尿管组(5.00±1.60 d)显著短于尿管组(6.48±3.14d)，(P=0.0037)(表5-20)。

4.3 围术期无尿管留置不但节约费用且降低护理工作量

4.3.1 两组肺癌患者围术期尿管相关人均费用分析

尿管留置组患者人均材料费、护理费和总费用(65.02±5.62元，100.18±7.19元，165.20±12.81元)均显著高于无尿管留置组(4.01±0.00元，6.18±1.22元，

表5-19 两组患者术后尿潴留和尿路感染比较(例)

并发症		尿管留置组(n=50)	无尿管留置组(n=50)	P值
尿潴留	有	5	2	0.433
	无	45	48	
尿路感染	有	6	18	0.050
	无	44	32	

表5-20 两组患者术后平均住院时间和舒适度比较(%)

观察指标		无尿管留置组(n=50)	尿管留置组(n=50)	P值
舒适度	0度	88.0(44/50)	58.0(29/50)	0.002
	Ⅰ度	6.0(3/50)	34.0(17/50)	0.023
	Ⅱ度	2.0(1/50)	2.0(1/50)	
	Ⅲ度	4.0(2/50)	6.0(3/50)	
术后平均住院时间(d，$\bar{x}\pm s$)		5.00±1.60	6.48±3.14	0.004

10.19 ± 1.22元)($P=0.000$，$P=0.000$，$P=0.000$)。无尿管组5例患者均是回到病房后出现尿潴留而置尿管，事实是69例肺癌患者是没有用尿管且无费用产生，而人均费用是由这5例患者产生的(表5-21)。

4.3.2 两组肺癌患者围术期尿管相关护理人均时间分析

两组肺癌患者围术期均未进行更换引流装置。尿管留置组术前导尿每个患者平均节约时间约(9.24 ± 0.85 min)。而术后在病房无尿管患者人均节约护理时间约(92.60 ± 30.32 min)。而每个肺癌因无尿管留置而人均节约护理时间(103.06 ± 31.17 min)。以100张床位病房计算，50名手术后患者无尿管留置，相当于每天增加2~3名护士工作(表5-22)。

表5-21 两组肺癌患者围术期应用尿管相关人均费用比较[$\bar{x}\pm s$]

项目		无尿管留置组(n=74例)	尿管留置组(n=74例)	P值
材料数量	导尿包	1.41±0.00	22.88±1.98	0.031
	尿袋(个)	2.60±0.00	42.14±3.64	0.014
材料费用	[元/(次/人)]	4.01±0.00	65.02±5.62	0.000
护理项目	导尿(次)	2.23±0.00	36.13±3.12	0.044
	尿管护理	2.26±1.22	36.69±1.71	0.029
	更换引流(次)	1.35±0.00	21.89±1.89	0.047
	拔出尿管	0.34±0.00	5.47±0.47	0.022
护理费用	[元/(次/人)]	6.18±1.22	100.18±7.19	0.000
总费用	[元/(次/人)]	10.19±1.22	165.20±12.81	0.000

注：无尿管组有74例，共留置尿管5人次；尿管组74例，共留置尿管81人次。

4.4　需要尿管留置的手术人群和术前是否留置尿管评估表

4.4.1　男性、前列腺中-重度增生和腹部手术史是胸腔镜肺癌肺叶切除术患者发生尿潴留的危险因素

见表5-23。

4.4.2　围术期尿管留置评估表的制定及应用

根据已发表文献、排除标准和风险因素，我们初步制定了VATS肺叶切除术

表5-22　两组患者围术期应用尿管人均护理时间分析[$\bar{x} \pm s$]

项目	无尿管留置组(n=74例)	尿管留置组(n=74例)	P值
导尿(次)	0.61±0.00	9.85±0.85	0.012
尿管护理	2.27±1.22	36.69±19.85	0.009
更换引流(次)	0	0	0.026
观察尿管(d)	1.36±0.73	36.69±1.71	0.007
倾倒尿液(次)	1.13±0.62	18.35±9.93	0.041
尿量记录(次)	1.11±0.06	1.83±0.99	0.041
拨出尿管(次)	0.34±0.00	5.47±0.47	0.033
护理时间[min/(人/次)]	5.82±2.63	108.88±33.80	0.000

注：无尿管组有74例，共留置尿管5人次；尿管组74例，共留置尿管81人次。

表5-23　术后尿潴留影响因素的多元回归分析

因素	P值	OR值	95%CI
年龄(岁)	0.933	0.569	(0.482，0.997)
性别			
男	0.000	2.013	(1.653，2.216)
女	0.791	0.873	(0.632，1.024)
IPSS评分	0.029	3.223	(1.942，8.054)
手术时间(min)	0.340	2.110	(1.111，11.573)
腹部手术史	0.040	4.038	(1.012，34.113)
术后护理不当	0.067	0.884	(0.711，1.332)
术后留置尿管	0.311	2.032	(1.247，6.357)
术后平均住院日(d)	0.027	1.0541	(0.867，6.444)

是否术中留置尿管的术前评估表，并根据作者3篇文献应用中尿潴留患者回顾性分析结果表明，若患者术前评估分≥10分，则需要术中留置尿管(表5-24)。

(1)评价指标：

1)留置尿管患者与不留置尿管患者术后尿潴留发生率。

2)留置尿管患者与不留置尿管患者术后尿路感染发生率。

3)术后尿潴留的危险因素。

4)留置尿管人均费用。

5)留置尿管人均护理时间。

(2)效果评价：

1)与留置尿管相比，不留置尿管未显著增加患者术后尿潴留发生率。

表5-24 胸腔镜肺叶切除术患者围术期尿管留置评分表

	项目	分值	评分
病史	年龄≥75岁	女□，0分；男□，10分；	
	体重≥80 kg	男□，2分；女□，1分	
	各种肾病史	≤5年□，0分；5~10年□，2分；≥10~20年□，4分；≥20年□，6分	
	因手术置过尿管	无□，0分；有□，2分；	
	尿道外伤史	无□，0分；有□，10分	
	前列腺手术史	无□，0分；有□，10分	
	肾及输尿管手术史	无□，0分；有□，4分	
	尿道手术史	无□，0分；有□，10分	
	膀胱手术史	无□，0分；有□，4分	
	盆腔手术史	无□，0分；有□，2分	
	尿道感染	无□，0分；有□，6分	
IPSS评分	IPSS评分表(附件11)	轻度症状：0~7分；□，0分 中度症状：8~19分；□，6分 重度症状：20~35分；□，10分	
	麻醉时间(预计)	<3 h□，0分；≥3 h□，8分	
	输液量(麻醉开始到结束)(预计)	<1 000 mL □，0分；1 000~2 000 mL □，4分；≥2 000 mL □，8分	
手术相关	单或双肺叶切除	0分	
	单或双袖式肺叶切除	2分	
	胸膜术有明显钙化	4分	
	脓胸相关手术	6分	
总分	≥10分□，留置；	≤10分□，可不留置	

2)与留置尿管相比，不留置尿管显著减少患者术后尿路感染发生率。

3)通过分析患者尿潴留危险因素，制定胸腔镜肺叶切除术患者围术期尿管留置评分表，通过量表制定个体化尿管管理方案。

4)不留置尿管显著降低减少患者医疗费用。

5)不留置尿管节约了护士护理时间，降低护士工作量，节约人力成本。

6)不留置尿管，改善了患者术后舒适度，提高了患者住院满意度。

5 存在问题与研究方向

(1)IPSS评分：因患者文化程度及心理因素，实际评分结果可能有误差。

(2)患者对既往病史记忆模糊不清，或表达不清。

(3)术后护理不当(忘记宣教，宣教不彻底，术前锻炼不够，术后无诱导，记录不完善)。

(4)环境因素对患者的心理影响因素。

(5)缺乏大样本及多中心研究。

(6)制定流程化，统一化管理模式。

6 病例分析

(1)优化对象：胸外科经全科讨论认为需行VATS肺叶切除术治疗的患者。

(2)参加人员：胸外科全体医生，项目组护士，相关责任护士。

(3)优化内容：根据患者具体情况制定个体化围术期尿管管理方案。

(4)具体流程：

1)评估患者：术前一天由项目负责组护士对第二天手术患者进行评估，进行术前第一次健康宣教，心理干预(图5-21)。

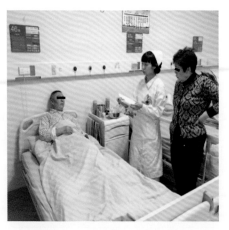

图5-21 患者评估和宣教干预

2)将评分结果第一时间通过微信群告知主管医生，保证主管医生在术前谈话时进行再次干预及第二天手术时，根据评分结果选择安置尿管与否（图5-22）。

3)手术当天，由护士督促患者术前膀胱排空，进行第二次健康宣教（图5-23）。

4)术后返回病房，由护士床旁进行第三次健康宣教，鼓励自主排便（图5-24）。

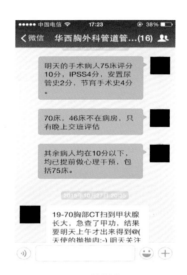

图5-22　医护微信交流群

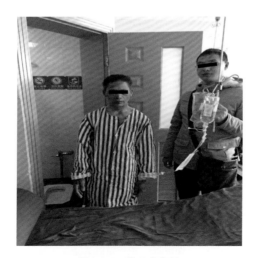

图5-23　第二次宣教

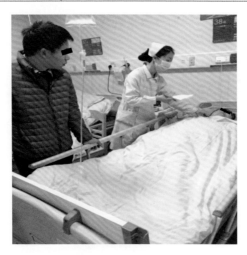

图5-24　第三次宣教

5)术后返回病房4小时后，由护士进行床旁排便反馈，进行第四次健康宣教。之后对结果进行反馈，做好医护沟通(图5-25)。

6)持续跟进患者自解小便情况，并做好记录(见附件11)。必要时，责任护士须协助患者入厕解便，如还有困难，可以行腹部热敷，听流水声以诱导排便(图5-26)。

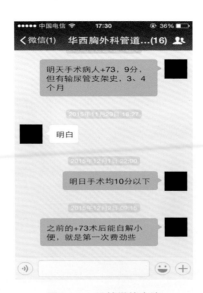

图5-25　医护微信交流

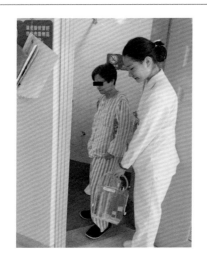

图5-26 诱导排便

(5)优化结果与结论：对围术期尿管留置评分表得分10分以下患者不留置尿管，术后未发生尿潴留，对得分10分及以上患者留置尿管。我们认为经过严格评估和认真宣教，督促及正确诱导，对选择性肺癌肺叶切除术患者不需要术中导尿，也不需要术后常规留置尿管。

(邱舫，夏梁，廖虎，赵金兰，马丹，梅小丽，牛玲莉，龚仁蓉)

附件11

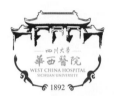

肺癌患者术前尿管留置评估评分表1.0

四川大学华西医院胸外科

填 表 人＿＿＿＿＿＿＿＿＿＿＿＿＿＿＿＿

填表日期＿＿＿＿＿＿＿＿＿＿＿＿＿＿＿＿

第一部分：患者基本信息

负责人：

IP		登记号		编号	
姓名		性别		年龄	
籍贯	( )省( )市( )县	职业		床号	
吸烟史	□无　□有　　年支	戒烟史		月	
联系方式	电话1：　　　电话2：　　　电话3：			组别	
主诉	□咳嗽　□痰中带血　□体检　□发热　□胸疼　□其他				
入院诊断					
合并疾病	原发性高血压(无□　有□)；2型糖尿病(无□　有□) 冠心病(无□　有□)；COPD(无□　有□) 焦虑障碍(无□　有□)；脊髓、马尾损伤(无□　有□) 其他：				
术前实验室检查结果	血红蛋白：　　　g/L 血小板：　　　×10^9/L 中性粒细胞：　　　×10^9/L 肌酐：　　　mmol/L 尿素氮：　　　mmol/L 天冬氨酸转氨酶(AST)：　　　mmol/L 谷丙转氨酶(ALT)：　　　mmol/L				
新辅助治疗	新辅助化疗：无□　有□ 方案： 周期： 结束时间： 新辅助放疗：无□　有□ 剂量： 周期： 结束时间：				
手术	方式：□胸腔镜　□开胸　□胸腔镜中转开胸　□其他				
住院信息	入院日期		手术日期		出院日期	
	住院日		术后住院日		术前住院日	
	住院费用(　　　)元					
出院诊断					
病理类型	□鳞癌　□腺癌　□腺鳞癌　□小细胞癌　□类癌　□转移癌　□其他				
分化程度	低□；中□；高□；低–中□；中–高□				
病理分期	□Ⅰa　□Ⅰb　□Ⅱa　□Ⅱb　□Ⅲa　□Ⅲb　□Ⅳ				

术前尿管留置评估评分表
(试用版)

负责人:

项目	问题	分值	评分
病史	年龄≥75岁	女□, 0分; 男□, 10分;	
	体重≥80 kg	男□, 2分; 女□, 1分	
	高血压病	≤5年□, 0分; 5~10年□, 1分; ≥10~20年□, 2分; ≥20年□, 4分	
	糖尿病	≤5年□, 0分; 5~10年□, 1分; ≥10~20年□, 2分; ≥20年□, 4分	
	各种肾病史	≤5年□, 0分; 5~10年□, 2分; ≥10~20年□, 4分; ≥20年□, 6分	
	因手术置过尿管	无□, 0分; 有□, 2分;	
	尿道外伤史	无□, 0分; 有□, 10分	
	分娩方式	顺产□, 0分; 剖宫产□, 2分	
	前列腺手术史	无□, 0分; 有□, 10分	
	肾及输尿管手术史	无□, 0分; 有□, 4分	
	尿道手术史	无□, 0分; 有□, 10分	
	膀胱手术史	无□, 0分; 有□, 4分	
	盆腔手术史	无□, 0分; 有□, 2分	
IPSS 评分	IPSS评分表	轻度症状: 0~7分; □, 0分 中度症状: 8~19分; □, 4分 重度症状: 20~35分; □, 8分	
体征及检查	前列腺增生	无-轻度□, 0分; 中度□, 4分; 重度□, 8分	
	尿道感染	无□, 0分; 有□, 6分	
麻醉相关	禁食、禁饮时间	≤2 h□, 4分; 2~4 h□, 1分; ≥4 h□, 0分	
	麻醉前是否排尿	是□, 0分; 否□, 4分	
	麻醉时间(预计)	≤2 h□, 0分; 2~4 h□, 1分; ≥4 h□, 6分	
	输液量(麻醉开始到结束)(预计)	≤1 000 mL □, 0分; 1 000~2 000 mL □, 2分; ≥2000 mL □, 4分	

项目	问题	分值		评分
手术相关	单或双肺叶切除	0分		
	单或双袖式肺叶切除	2分		
	胸膜术有明显钙化	4分		
	脓胸相关手术	6分		
总分	≥10分□，留置；≤10分□，不留置			
结论	不需要安置□；需要安置□			

国际前列腺症状评分(IPSS)

IPSS评分标准是目前国际公认的判断BPH患者症状严重程度的最佳手段。IPSS评分是BPH患者下尿路症状严重程度的主观反映，它与最大尿流率、残余尿量以及前列腺体积无明显相关性。

I-PSS评分患者分类如下(总分0~35分)：

轻度症状：0~7分；

中度症状：8~19分；

重度症状：20~35分。

国际前列腺症状(IPSS)评分表							
在最近一个月内，您是否有以下症状？	无	在5次中					症状评分
		少于1次	少于半数	大约半数	多于半数	几乎每次	
(1)是否经常有尿不尽感？	0	1	2	3	4	5	
(2)两次排尿间隔是否经常<2 h？	0	1	2	3	4	5	
(3)是否曾经有间断性排尿？	0	1	2	3	4	5	
(4)是否有排尿不能等待现象？	0	1	2	3	4	5	
(5)是否有尿线变细现象？	0	1	2	3	4	5	
(6)是否需要用力及使劲才能开始排尿？	0	1	2	3	4	5	
(7)从入睡到早起一般需要起来排尿几次？	0	1	2	3	4	5	
症状总评分=							

尿管留置评估评分表应用结果分析
(试用版)

负责人：邱舫，廖虎，杨梅，车国卫

项目	内容		处理及措施	经验及教训
效果分析	评分： 分		安置□；未安置□	成功□；失败□
成功经验	自行排尿		床上□，床旁□，卫生间□	经验(请填写)：
	热敷		是□，否□	
	诱导		是□，否□	
	其他			
失败教训	病史未问清楚		是□，否□	教训(请填写)：
	检查未完成(主要检查忽略)		是□，否□	
	镇痛		是□，否□	
	护理未到位		是□，否□	
	尿道感染		□无，□有	
	其他			
	处理方式		□尿管，□导丝导尿，□膀胱造瘘	
备注				

第5节 术中及术后胸腔引流管管理

1 团队构架

见表5-25。

表5-25 团队构架

科室		成员名字	负责任务
胸外科	医生	车国卫、廖虎、袁勇、王文凭	安置与处理方案
	护士	杨梅、周洪霞、李霞	术前评估、术后引流观察
手术室		许宁惠、张祥蓉、涂雪花、郝森、丁宁莹	术中处理
研究生		夏梁、沈诚	数据统计及分析

2 目的与目标

2.1 优化目的

(1)建立胸外科术后合理应用胸腔引流管的评估与评价体系。

(2)"个体化"应用胸腔引流管的评估标准。

(3)舒适化病房的创建与加速康复的规范化。

2.2 优化目标

(1)胸外科不同病种与不同手术方式应用不同引流管的评估标准。

(2)降低因引流管导致的切口疼痛和切口愈合延迟或愈合不良。

3 内容与方案

3.1 内容

(1)肺切除术后安置细引流管与28号引流管的引流效果。

(2)两组引流管对患者术后舒适度、疼痛的影响。

(3)两组引流管对术后并发症的影响。

(4)引流管切口愈合的影响

(5)引流管更换后是否增加因引流管变化导致的相关并发症，如胸腔积液或积气。

3.2 方案

(1)患者选择标准:

纳入标准:①病理学检查诊断为原发性肺癌;②手术方式为电视辅助胸腔镜手术(video-assisted thoracic surgery,VATS)肺叶(单叶或双叶)+系统淋巴结清扫术;③临床资料完整。

排除标准:①病历资料不完整;②临床资料不完整;③开放手术的肺癌患者或全肺切除患者;④术后出血或持续漏气需要再次手术的患者。

(2)方法:手术方法:VATS手术方式应用单向式胸腔镜肺叶切除法+系统淋巴结清扫。系统淋巴结清扫左侧必须清扫第5、6、7、8、9、10组淋巴结,右侧包括第2、3、4、7、8、9、10组淋巴结。

引流管应用方法:胸腔引流管统一选用扬州市邗江华飞医疗器件厂生产的一次性使用硅橡胶28F和16F引流管(胃管或尿管),均应用单引流管是将16或28F硅橡胶引流管从7肋间镜孔经后胸胸壁向上直达胸顶,不需另加侧孔,两组患者术后均应用相同的水封引流瓶,且均不加用负压吸引;16号组不加用留置线,28号需应用留置线。

(3)术后处理:拔管后均鼓励患者咳嗽,必要时刺激患者咳嗽。术后第2 d均行胸部照片,若无漏气且每天引流量<300 mL,肺已复张则拔除引流管。术后疼痛处理均应用镇痛泵(5 mg loading dosefollowed by 1.0~1.5 mg/h),均早期促使患者下床活动。必要时应用非甾体类止痛药(泰勒宁或芬必得)。镇痛泵于引流管拔除的同时也一起停止。

(4)观察指标:临床特征:年龄、性别、病理和分期。术后并发症包括:①腹泻;②过敏反应;③皮下气肿;④心律失常;⑤小便失禁;⑥术后胸腔积气——胸部X线片提示:胸腔积气>30%;⑦术后胸腔积液:胸部X线片提示:胸腔积液中量以上;⑧肺部感染:Ⅰ.明确的病原学证据;Ⅱ.影像学提示肺不张或大片状影;Ⅲ.发热;Ⅳ.白细胞总数>10 000/mL或15 000/mL。手术后观察胸腔引流量、引流时间、术后住院时间、再次置管等、术后引流管拆线时间和引流管口一级愈合率等(见附件12)。

4 效果及评估

4.1 肺癌患者肺叶切除术患者术后单管引流是可行的

单双引流管组胸腔引流量多于单引流管组($P<0.05$)。两者术后平均带管时间及平均住院时间差异均无统计学意义($P>0.05$)。此外,两组间术后复查胸部X线片显示皮下气肿、胸腔积气、积液的发生率和再次置管率差异均无统计学意义($P>0.05$)(表5-26)。单根引流管对术后胸腔内积气、积液的引流效果与双根引流管相近。

表5-26 两组术后引流相关指标与并发症比较($\bar{x} \pm s$/例)

观察指标	单引流管组(n=46)	双引流管组(n=47)	P值
术后引流量(mL)	510.7±406.7	824.4±612.5	0.009
术后带管时间(d)	3.0±2.1	3.8±1.4	0.140
术后住院时间(d)	7.1±1.9	7.6±2.0	0.281
皮下气肿(无/有)	36/10	40/7	0.113
带管期间胸腔积气(无/有)	38/8	42/5	0.171
带管期间胸腔积液(无/有)	42/4	42/5	0.825
再次置管(无/有)	44/2	46/1	0.205

4.2 肺癌肺叶切除术后应用细引流管改善了术后舒适度

4.2.1 两组患者术后疼痛程度分析

术后3 d内，16F组患者的疼痛比例(轻度77.65%，中度22.35%，重度0%)显著低于28F组(轻度49.78%，中度45.78%%，重度4.44%，$P=0.023$，$P=0.034$，$P=0.039$)。

4.2.2 两组患者术后活动度比较

16F组术后第1 d、2 d可自主下床活动患者比例显著高于28F组(31.82% vs.14.67%，$P=0.032$；75.00% vs. 40.00%，$P=0.033$)，而第3 d则两组差异则无统计学意义($P=0.079$)。

4.2.3 两组患者术后舒适度分析

16F组术后3 d内患者舒适比例显著高于28F组(67.05% vs. 55.11%，$P=0.026$)。16F组轻度和重度不舒适比例显著低于28F组(32.20% vs. 42.22%，$P=0.031$；0.75% vs. 2.66%，$P=0.043$)。两组术后第1 d、2 d患者舒适度差异无统计学意义，而16F组第3 d则显著优于28F组(88.64% vs. 77.33%，$P=0.039$)。

4.3 肺癌肺叶切除术后细引流有助于切口愈合

4.3.1 两组患者术后并发症分析

两组患者术后心律失常的发生率相比较，28号组(14.67%)显著高于16号组

(4.50%)(P=0.047)；术后相关并发症如术后胸腔积气与积液、皮下气肿、再次置管率和肺部感染两组之间均无统计学差异；而非相关并发症如过敏反应、腹泻、乳糜胸、肺栓塞和小便失禁在两组间均无统计学差异(见表5-27)。

4.3.2　两组患者术后引流临床效果

引流管持续时间及术后平均住院日在16号组(22.1±11.8 h，4.23±0.05 d)与28号组(28.4±16.12 h，4.57±0.16 d)均无统计学差异(P=0.12，P=0.078)；而术后引流量在28号组(665.33±217.67 mL)显著高于16号组(365.70±106.23 mL)(P=0.030)；引流管拆线时间在16号组(7.05±2.11 d)显著短于28号组(14.33±3.87 d)(P=0.034)；术后切口一级愈合率在16号组(88%)显著高于28号组(17%)(P=0.013)(见表5-28)。

表5-27　两组术后并发症分析

	28F(75 cases)	16F(88cases)	P值
心律失常	14.67%(11/75)	4.50%(4/88)	0.047
胸腔积气	4.00%(3/75)	4.50%(4/88)	1.000
胸腔积液	0.00%(0/75)	3.41%(3/88)	0.253
皮下气肿	7.50%(6/75)	6.82%(6/88)	0.789
肺部感染	0.00%(0/75)	0.00%(0/88)	1.230
再次置管率(%)	1.33%(1/75)	3.41%(3/88)	0.531
腹泻	5.33%(4/75)	2.28%(2/88)	0.076
乳糜胸	2.67%(2/75)	1.14%(1/88)	0.172
肺栓塞	1.33%(1/75)	1.14%(1/88)	0.887

表5-28　两组患者临床引流效果分析

	28F	16F	P值
引流管持续时间(h)	28.4±16.12	22.1±11.8	0.120
术后住院日(d)	4.57±0.16	4.23±0.05	0.078
引流总量(mL)	665.33±217.67	365.70±106.23	0.030
引流管拆线时间(d)	14.33±3.87	7.05±2.11	0.034
引流管切口一级愈合率(%)	77.73%(58/75)	95.45%(84/88)	0.039

5 存在问题与研究方向

5.1 存在问题

(1)最初研究时评估患者有2例使用中心静脉导管作为胸腔引流管，结果发现由于管径过小，且无侧孔，术后残腔内气体以及肺切缘的漏气难以排出，患者术后出现较为严重的皮下气肿及肺不张，故立即取消中心静脉导管作为引流管。

(2)研究初期曾采用硅胶胃管作为引流管，但其在胸腔内容易盘旋、打折，引流不佳，其在皮肤上依然需要缝合固定，虽然管径较小，但并不能明显减少疼痛。

(3)18F尿管通过通过胸腔内球囊注水进行固定，避免皮肤上的缝合固定，减少了疼痛，但仍存在胸腔内部分较短，且可供选择的管径较少，限制了使用范围。

5.2 研究方向

目前全面研究18F尿管的引流效果。

6 病例分析

(1)项目概要：见表5-29。

表5-29 项目概要

项目名称	胸腔镜肺叶切除术后16F尿管胸腔引流可行性的前瞻性队列研究		
项目医生	车国卫	主要人员	周洪霞、杨梅、廖虎、赖玉田、戢艳丽、邱舫、李为民
主要目的	探讨胸腔镜肺叶切除术后应用16F尿管行胸腔引流是否增加了术后并发症及其较28F引流管的临床优势		
主要目标	(1)两种引流管引流效果无差异 (2)患者术后舒适度提高 (3)术后疼痛下降 (4)利于术后早期下床活动		
主要指标	术后胸腔积气、积液、30 d后胸腔积液 引流量、引流持续时间 术后住院时间 术后引流管拆线时间 视觉疼痛评分(VAS)评分和舒适度		
研究时间	2015年10—12月	样本量	共102例，16F组49例；28F组53例
注意问题	开放手术或全肺切除患者，术中胸膜腔完全闭锁或出血量>500 mL患者；术后出现乳糜胸量>500 mL/d；术后出血或持续漏气需要再次手术的患者不纳入		

(2)研究流程：

1)研究患者筛选流程；

2)采用单向式胸腔镜肺叶切除法；

3)两组患者术后均采用相同的水封引流瓶，且均不加用负压吸引；

4)术后处理。

5)观察指标：术后并发症；舒适度评分；疼痛评分；胸腔引流量。

(3)分析内容：

1)两组患者临床特征分析；

2)两组患者术后胸腔引流量及相关并发症分析；

3)两组患者术后临床效果比较。

(4)结果与结论：见中国胸心血管外科临床杂志2016年4月第23卷第4期：胸腔镜肺叶切除术后16F尿管胸腔引流可行性的前瞻性队列研究。

7 具体病例

(1)病例1：18F尿管(失败病例)

1)基本信息：患者康某，男，36岁7月，因"体检示左肺尖肿块2+月"入院。CT胸部增强扫描示左肺上叶尖后段见一明显分叶肿块影，大小约4.3 cm×3.2 cm，术前诊断：左上肺占位。

2)手术方式：VATS左肺上叶楔形切除+胸膜粘连烙断。术中见：胸膜腔闭锁，叶间裂水肿，左肺上叶尖段肿块，大小为4.1 cm×3.0 cm×3.0 cm；侵及脏层胸膜。术中冰冻病理切片检查结果示：肉芽肿性炎。考虑到患者年轻，肺弹性可，术中决定安置18F硅胶尿管引流。

3)术后胸片(图5-27)：左肺积气约20%。术后可能与肿块大，楔形切除术后，余肺弹性差。和胸膜腔闭锁有关，引流管留置超过5 d。对这类患者应置双管。同时不急于拔管。

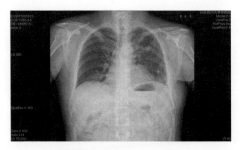

图5-27 术后胸片(病例1)

(2)病例2：18F尿管(失败病例)

1)基本信息：患者邢某，男，66岁0月，因"体检发现右肺上叶结节1+年"入院。胸部CT示：右肺上叶后段结节影，性质待排。术前诊断：右肺上叶结节。

2)手术方式：VATS右肺上叶后段切除术+右肺下叶楔形切除术+淋巴结清扫术。

3)术后胸片(图5-28)。

4)失败原因：引流管胸腔内打折，重新置管。

(3)病例3：28F胸腔闭式引流管(成功病例)

1)基本信息：王某，男，45岁4月，因"体检发现左下肺GGO 1+年"入院。CT胸部普通扫描示：左肺下叶外基底段胸膜下磨玻璃结节，直径约0.7 cm。术前诊断：左肺下叶结节。

2.手术方式：胸腔镜(单孔)左肺下叶楔形切除术。

3.术后胸片(图5-29)。

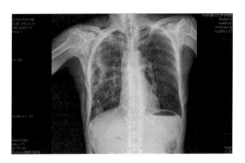

图5-28　术后胸片(病例2)

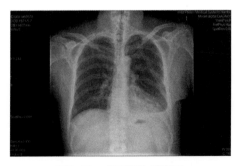

图5-29　术后胸片(病例3)

(周洪霞，夏梁，廖虎，王维，徐慧，姚丽，杨梅)

附件12

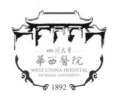

肺癌患者围术期胸腔引流
管管理临床资料分析

四川大学华西医院胸外科

填 表 人＿＿＿＿＿＿＿＿＿＿＿＿＿＿

填表日期＿＿＿＿＿＿＿＿＿＿＿＿＿＿

第一部分：患者基本信息

负责人：

IP		登记号		编号		
姓名		性别		年龄		
籍贯	( )省( )市( )县	职业			床号	
吸烟史	年支 包/年	戒烟史		年 月 天		
联系方式						
相关疾病	肺结核(无□ 有□)；哮喘(无□ 有□)；鼻炎(无□ 有□)；肺大疱(无□ 有□范围>10%)；高血压(无□ 有□)；糖尿病(无□ 有□)；冠心病(无□ 有□)；其他：					
入院日期		手术时间		出院时间		
平均住院日		术前住院日		术后住院日		
入院诊断						
入院原因	□咳嗽 □痰中带血 □体检 □发热 □胸疼 □其他：					
出院诊断	主要诊断：					
	Ⅰa□ Ⅰb□ Ⅱa□ Ⅱb□ Ⅲa□ Ⅲb□ Ⅳ□					
COPD分级	Ⅰ级(FEV1>80%)□；Ⅱ级(50%<FEV1<79%)□；Ⅲ级(30%<FEV1<50%)□，Ⅳ(FEV1<30%)□					
肿瘤标志物	CEA( )；CA125( )；NSE( )；Cyfra21-1( )					
药物治疗	术前抗生素：无□ 有□ 名称： 剂量： 时间： 术后抗生素：无□ 有□ 名称： 剂量： 时间：					
	化、放疗：无□ 有□ 名称： 剂量： 时间：					
手术	方式：□C-VATS；□OPEN；□其他：					
	时间：( )分；麻醉时间：( )分；复苏时间：( )分					
	术中出血：( )mL术中输血液制品( )mL					
	备注：					
住院费用	总费用( )，药费( )元，材料费( )元					
病理病理号( )	肿瘤类型	鳞癌□ 腺癌□ 腺鳞癌□ 小细胞癌□ 类癌□				
	分化程度	低□ 中□ 高□ 低-中□ 中-高□				

第二部分：项目资料

负责人：

项目		影响因素		
手术种类	肺手术	□肺叶切除术(包括单或双叶)；□肺段切除术(包括1、2、3段)；□肿块楔形切除术；□肺活检术；□气胸手术；□其他		
	纵隔	□纵隔肿块切除术；□胸腺切除术或胸腺瘤切除术；□各种纵隔囊肿切除术；□其他		
	胸壁	□漏斗胸；□肋骨肿瘤；□胸壁肿瘤；□其他		
	多汗症	□单侧；□双侧		
	其他			
术中情况	胸腔情况	胸膜腔粘连情况： □完全闭锁；□1/3~2/3；□<1/3；□完全没有 胸膜腔积液： □超过500 mL；□300~500 mL；□<300 mL □淡黄色；□草绿色或黄色；□淡红色；□暗红色		
	肺裂	□完全发育；□1/3~2/3；□<1/3		
	肺裂处理	□手工缝合；□切割缝合器		
	创面处理	□胶水；□纤丝；□止血纱；□明胶海绵；□其他：		
	术中试水有无漏气	□完全没有；□鼓肺时有；□自主呼吸没有；□其他：		
术后去向		□ICU；□麻醉复苏室；□直接病房		
尿管应用情况		□无；□有		
备注(需说明的问题)				
引流管	应用	0根	1根	2根
	大小	8F□；14F□	16F□；24F□ 28F□；36F□	16F□；24F□ 28F□；36F□
	原因	□实验组 □非肺手术 □非肺叶切除 □其他	□实验组 □非肺手术 □非肺叶切除 □胸膜腔粘连 □试水有漏气 □其他	□习惯 □肺上叶切除 □肺双叶切除 □胸膜腔粘连 □试水有漏气 □其他

项目			影响因素		
	引流量	24 h	mL	mL	mL
		48 h	mL	mL	mL
		72 h	mL	mL	mL
		总量	mL	mL	mL
	CR片	拔管前	积气：无□；有□ □>30%；□<30% 积液：无□；有□ □少；□中；□大	积气：无□；有□ □>30%；□<30% 积液：无□；有□ □少；□中；□大	积气：无□；有□ □>30%；□<30% 积液：无□；有□ □少；□中；□大
		拔管后	积气： 无□；有□ □>30%；□<30% 积液： 无□；有□ □少；□中；□大	积气： 无□；有□ □>30%；□<30% 积液： 无□；有□ □少；□中；□大	积气： 无□；有□ □>30%；□<30% 积液： 无□；有□ □少；□中；□大
	结局	首次拔管		□成功；□失败	□成功；□失败
		再次置管	□无；□有 原因： □积气；□积液	□无；□有 原因： □积气；□积液	□无；□有 原因： □积气；□积液
	带管时间(h)				
疼痛管理	药物	拔管前	□无；□有 □镇疼泵； □NSAID；□吗啡类；□注射用帕瑞昔布钠；□地佐辛；□多瑞吉；□杜冷丁；□曲马多	□无；□有 □镇疼泵； □NSAID；□吗啡类；□注射用帕瑞布钠；□地佐辛；□多瑞吉；□杜冷丁；□曲马多	□无；□有 □镇疼泵； □NSAID；□吗啡类；□注射用帕瑞昔布钠；□地佐辛；□多瑞吉；□杜冷丁；□曲马多
		拔管后	□无；□有 □镇疼泵； □NSAID；□吗啡类；□注射用帕瑞昔布钠；□地佐辛；□多瑞吉；□杜冷丁；□曲马多	□无；□有 □镇疼泵； □NSAID；□吗啡类；□注射用帕瑞布钠；□地佐辛；□多瑞吉；□杜冷丁；□曲马多	□无；□有 □镇疼泵； □NSAID；□吗啡类；□注射用帕瑞昔布钠；□地佐辛；□多瑞吉；□杜冷丁；□曲马多
	VAS评分	拔管前			
		拔管后			
舒适度	VAS评分标准		视觉模拟评分法，根据患者主观感觉记录疼痛发生率与程度。 Ⅰ度：术后自由下床活动疼痛评分为0~3分； Ⅱ度：术后下床活动需人帮助，疼痛评分4~7； Ⅲ度：术后不能下床活动疼痛评分8~10分。		
	VAS评分	拔管前			
		拔管后			

第6节　围术期饮食管理

1　团队构架

见表5-30。

表5-30　团队构架

科室及部门	成员名字	负责任务
胸外科	车国卫、杨梅、杜娜、戢艳丽、梅小丽、王蕾、陈钰、廖虎	营养风险筛查；请营养科会诊；饮食宣教；饮食干预；饮食使用情况跟踪及效果评价
营养科	饶志勇、陈瑛翼、李雪梅	营养评估；饮食配置
研究生	林嵘嘉、王明铭、赖玉田	数据统计及结构分析

2　目的与目标

2.1　优化目的

(1)研究肺癌患者术后短期使用MCT饮食是否可以改善患者胃肠功能状态以及是否可以减少术后胸腔引流量。

(2)是否可以缩短术后住院日并提高住院舒适度。

(3)根据患者个体差异提供饮食方案。

2.2　优化目标

(1)制定肺癌患者术后最佳饮食方案。

(2)通过饮食干预改善患者胃肠功能状态。

(3)预防肺癌患者术后乳糜胸的发生。

(4)减少肺癌患者术后胸腔引流量。

(5)同时减少咳嗽和应用细引流管

3　内容与方案

3.1　内容

1)重视肺癌患者术后营养风险筛查、饮食管理。

2)建立适合于肺癌患者的术后饮食方案(图5-30)。（"MCT"饮食)

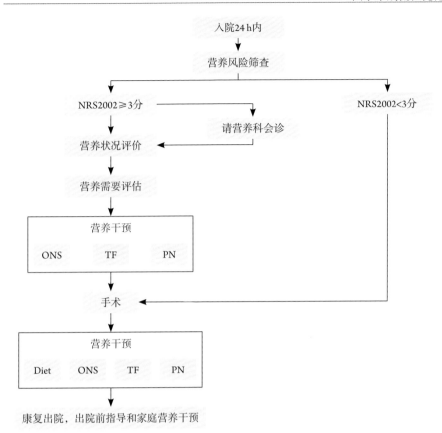

图5-30 肺癌术后饮食干预管理流程

3)进行全新的饮食观念宣教。传统做法是进食高蛋白和高脂饮食(以长链脂肪酸为主，Long Chain Triglyceride，LCT)。但研究发现术后早期进食高动物性蛋白及脂类食物导致乳糜胸及胃肠功能障碍。而以中链甘油三酯(Medium Chain Triglyceride，MCT)为主的饮食，对胃肠道的抑制胃排空作用(十二指肠–胃反馈抑制作用)较LCT弱，且经肠摄入的MCT不形成乳糜微粒而经淋巴系统转运，可以减少手术患者淋巴管瘘而导致的脂肪丢失和引流液漏出量)。

3.2 方案

3.2.1 术前

(1)患者入院后，责任护士评估患者营养状况(采用NRS 2002营养风险筛查量表)，若患者总分≥3分，"请营养科会诊"，由临床营养师行营养状况评价，并实施营养干预，并坚持到出院，甚至出院以后继续干预；<3分，不作

术前干预。

(2)每名纳入快速康复的患者，在手术前1天或手术当天上午10:00前，以"请营养科会诊"的形式通知临床营养师，病历摘要中描述患者准备的手术方式和手术时间，会诊要求注明"ERAS"。

(3)第1台手术，前夜22:00~24:00，口服300~350 mL无渣肠内营养液，高碳水化合物比例，晨起术前禁食、禁饮；第二、三台手术，术前6h，口服200~250 mL无渣肠内营养液，高碳水化合物比例。

(4)接到会诊后，临床营养科于手术当日中午配送开胃流质250 mL(术后6~8 h饮用)和1袋50g营养粉(兑温水250 mL，于术后10~12 h口服)。

3.2.2 术后

(1)患者术后回病房后4 h，神志清醒后，口服100 mL温开水。

(2)术后6~8 h饮用开胃流质250 mL；术后10~12 h口服1袋50 g营养粉，兑温水250 mL。

(3)术后第1~3 d：由营养科订餐，早餐：MCT饮食(两个馒头+蔬菜粥+榨菜)，中餐和晚餐：MCT饮食。由患者家属手持"MCT饮食"的纸条到配餐员处订餐(1型糖尿病、血糖控制欠佳的2型糖尿病以及其他类型糖尿病患者禁用，防止发生酮症酸中毒)。

(4)第4 d开始逐渐恢复正常饮食。注意事项：术后1~3 d患者，可以喝水，进食水果、蔬菜、鸡蛋白，禁食各种蛋黄和肉类、牛奶、酸奶等奶制品。

3.2.3 出院前

由责任护士完成饮食宣教，嘱患者摄入营养均衡的普通饮食，少油、新鲜、易消化即可，少食辛辣刺激饮食；限制乙醇摄入。

3.3 临床应用人群

3.3.1 入组人群

纳入标准：①年龄19~75岁；②病理学检查诊断为原发性肺癌；③手术方式肺段、肺叶(单叶或双叶)切除术+系统淋巴结清扫术；④临床资料完整且签署知情同意书。

排除标准：①病理诊断为转移性肺癌患者或病历资料不完整；②未签署知情同意书的患者；③术前诊断为营养不良或术后在重症监护室监护>48 h的患者；④术后出血或持续漏气需要再次手术的患者。最终纳入患者117例(图5-30)，其中实验组(MCT)组62例，对照组[常规饮食组(Routine Diet Group，

RDG)]55例。术后分期采用国际抗癌联盟(Union for International Cancer Control，UICC)(2009)肺癌分期标准。

3.3.2 方法

手术方式应用开胸或单向式胸腔镜肺叶切除法+系统淋巴结清扫。系统淋巴结清扫左侧必须清扫第5、6、7、8、9、10组淋巴结，右侧包括第2、3、4、7、8、9、10组淋巴结。引流管应用方法：胸腔引流管统一选用扬州市邗江华飞医疗器件厂生产的一次性使用硅橡胶28F和16F引流管，均应用单引流管。将16或28F硅橡胶引流管从第7肋间镜孔经后胸胸壁向上直达胸顶，不需另加侧孔，两组患者术后均应用相同的水封引流瓶，且均不加用负压吸引；16号组不加用留置线，28号需应用留置线。

3.3.3 术后饮食管理

(1)MCT食物主要成分 热量(1 687.6 kcal)，膳食纤维(11.69 g)，蛋白质(62.58 g)，碳水化合物(265.19 g)，MCT(30.0 g)，脂肪(11.67 g)，胆固醇(0 mg)；维生素类：A(445.3 μg)，B_1(0.8 mg)，B_2(0.63 mg)，C(184.8mg)，E(9.49 mg)，叶酸(175.76 μg)，烟酸(9.83 mg)；微量元素：钙(883 mg)，磷(1 052.4 mg)，钠(1 989.87 mg)，钾(1 850.95 mg)，镁(342.6 mg)，铁(23.47 mg)，锌(10.83 mg)，硒(17.95 μg)，铜(2.7 mg)，锰(7.52 mg)。

(2)术后饮食方案 对照组(RDG)采用常规饮食护理：术后4 h病员神志清楚后可口服适量温开水，无恶心、呕吐不适，6~8 h可进少量流质。术后第1 d可正常饮食。实验组(LPDG)：术后4 h，神志清楚后口服100 mL温开水，无恶心、呕吐不适，6~8 h饮用开胃流质250 mL，术后10~12 h口服50 g营养粉，兑温水250 mL，术后第1~3 d，营养科订餐，MCT饮食，可喝水，进食水果。术后第4 d恢复正常饮食。

(3)术后处理 气管插管拔管后均鼓励患者咳嗽，必要时刺激患者咳嗽。术后第1 d均行胸部照片，若无漏气且每天引流量<300 mL，肺已复张则拔除引流管。术后疼痛处理均应用镇痛泵(5 mg负荷剂量，1.0~1.5mg/h)，均早期促使患者下床活动。必要时应用非甾体类止痛药(泰勒宁或芬必得)。镇痛泵于引流管拔除的同时也一起停止。

(4)观察指标：

1)乳糜胸：诊断标准：乳糜试验(+)且每天引流量>500 mL。

2)胸腔引流管留置时间及引流量：从手术后安置到拔除时间；术后胸腔总引流量，从胸腔引流管安置到拔除时的总引流量。

3)术后排气时间：从手术结束到患者自诉肛门排气时间。

4)术后肝肾功能指标为：术后第3 d检测。

5)术后住院日：手术当天到出院当天时间(出院当天不计算在内)。

6)住院总费用：住院期间所产生的费用，不包括门诊检查或治疗所产生的费用。

(5)临床应用效果评价：

1)统计分析采用SPSS 16.0软件包，计数资料采用实际例数及百分比表示，计量资料采用均数±标准差($\bar{x}±s$)表示。计数资料的比较采用χ^2或Monte-Carlo确切概率法进行分析，计量资料比较采用两独立样本的t 检验。双侧检验，$P<0.05$为差异有统计学意义。

2)患者术后胃肠功能恢复时间缩短。

3)患者术后胸腔引流管留置时间缩短。

4)患者术后胸腔引流量减少。

5)患者术后血浆白蛋白提高。

6)患者术后住院日缩短。

4 效果与评价

肺癌患者术后短期应用MCT饮食有助于改善胃肠功能快速恢复，且缩短术后住院时间。

4.1 两组患者术后临床结果分析

MCT组患者术后胃肠功能恢复时间[（27.87±14.38）h]短于RDG组[(45.18±8.62) h]($P<0.001$)；术后胸腔引流管留置时间在MCT组[(75.40±48.41) h]少于RDG组[(110.64±94.19) h]($P=0.025$)；术后胸腔引流量在MCT[395 mL]组少于RDG组[590 mL]($P=0.027$)。且术后住院日在MCT组[(5.26±2.96) d)]短于RDG组[(6.73±3.99) d]($P=0.030$)。而乳糜胸发生率和住院平均费用在两组之间均无差异(表5-31)。

表5-31 两组患者术后相关临床指标比较

	MCT	RDG	P
肛门排气时间(h)	27.87±14.38	45.18±8.62	0.000
胸腔引流量(mL)	647.69±794.95	966.33±950.29	0.042
胸腔引流留置时间(h)	75.40±48.41	110.64±94.19	0.025
乳糜胸	0	0	
术后住院日(d)	5.26±2.96	6.73±3.99	0.030
住院费用(¥)	47660.70±9883.25	51147.99±11620.67	0.097

4.2 两组患者术后生化相关指标比较

两组患者血红蛋白(hemoglobin，Hb)在术后均有降低，但两组患者手术前、后均无统计学差异($P=0.602$，$P=0.733$)；而手术前、后血肌酐在两组均无统计学差异($P=0.515$，$P=0.595$)。血浆白蛋白术前在MCT组[(43.44±2.55) g/L]与RDG组[(42.53±2.77) g/L]无统计学差异($P=0.084$)，而术后MCT组[(37.26±2.70) g/L]显著高于RDG组[(35.92±3.12) g/L]($P=0.023$)(表5-32)。

5 存在问题与研究方向

(1)样本含量少。

(2)饮食种类不丰富，口感有待改善。

(3)缺乏多中心研究。

6 病例分析

(1)项目概要：见表5-33。

(2)研究流程：

1)责任护士进行营养筛查，评估患者可以入组，通知临床营养科会诊(见图5-1)。

2)临床营养科会诊对患者进行营养评估，并制定饮食方案。

3)责任护士准备表格，并录入患者相关信息。

4)责任护士准确记录相关项目研究指标(见附件13)。

5)每次患者出院后，与项目组成员交流经验与教训。

(3)分析内容：分析患者术后进食MCT饮食与常规饮食的临床指标及生化指标(见表5-31~表5-32)。

表5-32 两组患者手术前后实验室检查相关指标(Mean ± SD)

		MCT	RDG	P
血红蛋白(g/L)	pre	136.41±15.98	135.93±13.11	0.602
	post	122.05±13.87	122.95±12.13	0.733
白蛋白(g/L)	pre	43.44±2.55	42.53±2.77	0.084
	post	37.26±2.70	35.92±3.12	0.023
丙氨酸转氨酶(μ/L)	pre	24.12±13.12	20.16±9.22	0.010
	post	22.17±15.54	19.60±9.82	0.343
肌酐	pre	63.59±15.24	68.33±17.95	0.515
	post	62.39±15.54	64.21±18.89	0.595

表5-33 项目概要

项目名称	肺癌术后短期中链甘油三脂(MCT)饮食临床效果的前瞻性随机研究		
项目医生	车国卫	主要人员	杨梅，杜娜，戴艳丽，梅小丽，王蕾，陈钰，廖虎，饶志勇，陈瑛翼，李雪梅，林嵘嘉，王明铭，赖玉田
主要目的	研究肺癌患者术后短期使用MCT饮食是否可以改善患者胃肠功能状态以及是否可以减少术后胸腔引流量		
主要目标	制定肺癌患者术后最佳饮食方案 通过饮食干预改善患者胃肠功能状态 预防肺癌患者术后乳糜胸的发生 减少肺癌患者术后胸腔引流量		
主要指标	乳糜胸 胸腔引流管留置时间及引流量 术后排气时间 术后肝肾功能指标 术后住院日 住院总费用		
研究时间	2015.12.1—2016.3.30	样本量	共117例，MCT组62例和RDG组55例
注意问题	两组患者分别进行饮食宣教 跟踪患者进食情况 总结患者不能完成研究的因素		
其他			

(4)结果与结论：研究表明，肺癌患者术后短期MCT饮食有助于促进胃肠功能的快速恢复、降低胸腔引流量和减少引流管留置时间，从而缩短术后住院时间且不增加患者费用，进而达到快速康复的目的。

(杜娜，饶志勇，杨梅，章迪丽，张嘉妮，周娴，朱英，车国卫)

附件13

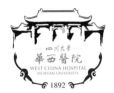

肺癌患者手术后饮食和中药与临床相关资料分析

四川大学华西医院胸外科

填 表 人＿＿＿＿＿＿＿＿＿＿＿＿＿＿＿＿

填表日期＿＿＿＿＿＿＿＿＿＿＿＿＿＿＿＿

第一部分：患者基本信息

负责人：

IP		登记号		编号		
姓名		性别		年龄		
籍贯	( )省( )市( )县	职业		组别		
体重(kg)	入院体重		术后体重		出院体重	
相关疾病	胃或十二指肠溃疡(无□ 有□)；胃炎(无□ 有□) 肠道相关疾病(无□ 有□)；高血压(无□ 有□)； 糖尿病(无□ 有□) 冠心病(无□ 有□)；其他:					
入院日期		手术时间		出院时间		
平均住院日		术前住院日		术后住院日		
术前生化指标	白蛋白:	转氨酶:	肌酐:	丙氨酸:		
入院诊断						
入院原因	□咳嗽 □痰中带血 □体检 □发热 □胸疼 □其他:					
出院诊断	主要诊断:					
镇痛治疗	术后镇痛泵：无□ 有□ 时间: 术后止痛药1：名称: 剂量: 时间: 术后止痛药2：名称: 剂量: 时间: 术后止痛药3：名称: 剂量: 时间:					
手术	方式：□C-VATS；□OPEN；□其他:					
	手术时间：( )分					
	备注:					
病理病理号 ( )	肿瘤类型	鳞癌□ 腺癌□ 腺鳞癌□ 小细胞癌□ 类癌□				

第二部分：研究分组

入组标准	(1)全麻行肺手术患者(肺叶、楔形、肺段切除) (2)开胸手术或VATS手术 (3)年龄40~80岁			
排除标准	(1)有胃肠手术史的患者 (2)非全麻肺手术患者			
研究分组				
	□对照组	□实验组1	□实验组2	□实验组3
干预方案	普通饮食	术后食谱	中药	术后食谱+中药
开始时间	术后第1 d	术后第1 d	术后第1 d	术后第1 d
结束时间	术后第4 d	术后第4 d	拔除引流管	拔除引流管

第三部分：手术后主要观察指标

负责人：

指标	诊断项目	备注
胃肠功能	排气时间：□≤12 h；□12~24 h；□≥24 h 腹胀：无□　有□ 呕吐：无□　有□ 腹泻：无□　有□ 应激性溃疡：无□　有□	
胸腔相关	乳糜胸：无□　有□ 胸腔引流量(总量)：＿＿＿＿＿＿mL； 胸腔引流管带管时间：＿＿＿＿h	
呼吸系统	(1)咳嗽评分：□<9分；≥9分；实得分＿＿＿＿分 (2)气促等：无□　有□ (3)肺栓塞：无□　有□	
心血管系统	窦性心动过速($P>120$ bpm) 房颤：无□　有□ 室早：无□　有□	
住院费用	总费用(　　　)，饮食费(　　　)，中药费(　　　)	

第四部分：手术后相关并发症(次要观察指标)

负责人：

种类		
说明	临床现有标准写实记录	新标准判定(满足一项既定)
过敏反应	无□ 有□ 术后第 天	
神经系统	术后精神症状：无□ 有□	□①需要药物治疗 □②神经内科会诊
消化系统	腹泻：无□ 有□ 腹胀：无□ 有□ 反流性食管炎：无□ 有□ 应激性溃疡：无□ 有□ 呕吐：无□ 有□	□①腹胀需要灌肠 □②应激性溃疡伴便血或呕血
心脏	窦性心动过速($P>120$ bpm) 心房颤动：无□ 有□ 室性早搏：无□ 有□ 其他：	□①需要药物治疗 □②心脏内科会诊 □③室性早搏
肺栓塞	无□ 有□	□①呼吸困难或PO_2降低，应用抗凝药物治疗后，症状通解 □②肺动脉造影发现血栓
乳糜胸	无□ 有□	□①禁食治疗超过5 d □②每日引流量>500 mL，超过3 d且应用白介素-2治疗 □③需要手术治疗的
皮下气肿	无□ 有□： □轻度：气肿范围在同侧胸壁周围 □中度：气肿范围在同侧和对侧胸壁 □重度：气肿范围在胸壁和颈部或面部 □极重度：气肿范围蔓延至全身(腹部、双大腿)	□①重度和极重度 □②需要皮下切开排气 □③持续时间超过15 d
声音嘶哑	无□ 有□	□①饮水呛咳 □②喉镜提示声带麻痹 □③环杓关节脱位
痰中带血或咳血	无□ 有□ 术后第 天	□①痰中带血>3 d，药物治疗效果差 □②咳血量一次>30 mL □③需要再次手术治疗

说明	临床现有标准写实记录	新标准判定(满足一项既定)
肺部感染	□WBC>10000 /mL □中性粒细胞>70% □发热>38.5 ℃ □影像学：新出现的片状影或浸润影 □新出现的湿啰音或脓痰 □痰培养：致病性微生物	无□　有□ □①体温>39.0 ℃，且连续3 d □②需要更换抗生素治疗或抗生素使用时间延长 □③明确病原学证据
ARDS或呼吸衰竭	无□　有□	□①气管插管 □②呼吸机 □③ICU
持续性漏气	无□　有□	□①时间>15 d □②需要再次置管引流 □③持续负压吸引时间>3 d □④手术治疗
支气管胸膜瘘	无□　有□	纤支镜证实
胸腔积气	>30%	□①需要再次置管 □②呼吸困难症状 □③引流时间>15 d
胸腔积液	中到大量	□①呼吸困难 □②再次引流 □③引流时间>15 d
肺不张	无□　有□	□①影像学 □②呼吸困难征象 □③血氧饱和度下降90%以下
引流问题	个数(1，2)根；部位(2，7)； 引流时间(　　)小时； 引流量(　　)mL， 再次置管(无□　有□)	□①各种原因导致引流时间>15 d □②再次置入引流管 □③引流管口愈合时间超过30 d
重回ICU	原因：□痰潴留　□二次手术　□肺部感染　□心脏骤停　□其他 ICU住院时间： 转归：□回病房　□主动出院 　　　□死亡	
死亡		
非计划再次手术	原因	
备注	术后30 d再入院或死亡(无□　有□) 术后90 d再入院或死亡(无□　有□)	

第6章　围术期症状管理

第1节　疼痛管理

1　团队构架

见表6-1。

表6–1　团队构架

科室及部门	成员名字	负责任务
胸外科医生	车国卫、廖虎	疼痛管理方案的制定、修改及实施
胸外科护士	林琳、牛玲莉、李霞	疼痛宣教及评估，镇痛方案的实施及镇痛数据的收集
麻醉科	刘飞	麻醉管理和术中镇痛的实施
疼痛科	刘慧	提供镇痛专业教育，建立绿色会诊通道
研究生	王明铭	数据的整理和分析

2　目的与目标

2.1　优化目的

(1)规范胸外科的镇痛管理流程及方案；
(2)体现人文关怀，改善患者术后住院体验；
(3)有效控制患者术后急性疼痛；
(4)减少各类镇痛药物的不良反应；

(5)减少术后慢性病理性疼痛的发生率;

(6)提高出院患者的生活质量。

2.2 优化目标

(1)术后的急性疼痛控制在轻度范围内(VAS≤3分);

(2)消除患者对手术的恐惧和焦虑情绪;

(3)提高术后患者对呼吸训练及功能锻炼的依从性及完成度;

(4)降低术后并发症的发生率,加速患者的机体恢复;

(5)提高患者的满意度及术后生活质量。

3 内容与方案

3.1 研究内容

3.1.1 完成患者疼痛知识宣教,提高患者主动镇痛意识

患者入院后参加集体宣教,术后予床旁行个体化的术后宣教,宣教内容包括如何完成自我疼痛评估,术后疼痛产生及加重的原因,急性疼痛引起的危害及我科常用镇痛药物的作用效果及不良反应。为保证患者及家属能随时查看相关宣教内容,我科将疼痛评估方法制成图表置于病房墙壁上,并制作了疼痛知识宣教手册及宣传壁报放在病室走廊上。

3.1.2 完善疼痛评估体系,及时了解患者疼痛程度

由责任护士在患者入院8 h内完成入院评估的同时完成首次的疼痛评估(采用VAS评分),如患者无痛,则术后再评估;如患者有疼痛,则每日进行VAS评分两次并记录。当疼痛评分>4分时,采用非药物疗法+药物疗法,如转移注意力、心理护理及遵医嘱服用口服镇痛药。术后患者回到病房后,责任护士进行VAS评分,术后当天于睡前评估1次;术后1~3 d,每日评估2次;术后4 d至出院,每日评估1次。

3.1.3 制定初步镇痛方案,提高患者镇痛效果

手术患者于术前采用预防性镇痛,镇痛方案为:①术前1 h口服塞来昔布胶囊200 mg+扑热息痛1 000 mg;②切皮前30 min静脉注射帕瑞昔布钠40 mg。术中采用全身麻醉。

术后采用预防性镇痛及多模式镇痛,常规镇痛方案为:①手术区域采用0.2%盐酸罗哌卡因进行肋间神经阻滞;②术后3 d内使用我院麻醉科配制的静脉

自控镇痛泵(镇痛泵内药物为芬太尼、曲马多、托烷司琼和0.9%生理盐水配至100 mL，持续剂量2 mL/h，急救剂量为0.5 mL，锁定时间为15 min)；③术后1~5 d内使用非甾体类消炎药帕瑞昔布钠40 mg，静脉滴注，每12 h一次。

当患者在常规镇痛方案下不能将疼痛控制在轻度范围时，则添加阿片类镇痛药物：①若1≤VAS<4分，镇痛效果满意，持续评估。②若4≤VAS≤7，则及时给予镇痛药，口服药物：曲马多缓释片100 mg或塞来昔布胶囊200 mg，每天2次；外用药物：芬太尼透皮贴4.2 mg；肌肉注射药物：地佐辛5~10 mg，每天2次。③若VAS>7，则请疼痛科或麻醉科会诊后处理。患者出院后由专人随访，采用简明疼痛量表于术后1个月、3个月及6个月评估患者疼痛情况(图6-1)。

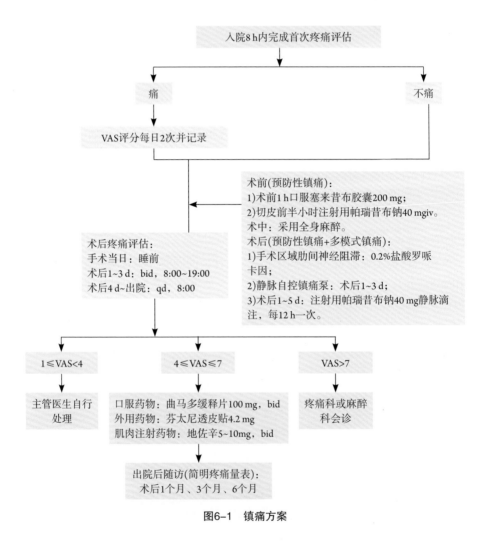

图6-1 镇痛方案

3.2 研究方案

3.2.1 入组标准

胸腔镜肺叶切除/肺楔形切除手术患者90例，术后均安置28号硅胶胸腔引流管一根。纳入标准：年龄为18~70岁；麻醉方式为全麻；能理解视觉模拟疼痛评分法(VAS)及静脉自控镇痛泵的使用方式，排除标准：患者出现术后严重并发症，患者拒绝使用止痛药物。

3.2.2 方法

3.2.2.1 麻醉及手术方法

双腔气管内插管全身麻醉，健侧肺通气，切口均采用单向式肺叶切除术的3个手术孔，吻合完毕后胸腔内注水，试水无漏气后，留置1根28号硅胶胸腔引流管，缝合手术切口。

3.2.2.2 镇痛方法

术后两组患者均采用静脉自控镇痛泵(PCIA)为基础镇痛方式，镇痛泵内药物为芬太尼、曲马多、托烷司琼和0.9%生理盐水配至100 mL，持续剂量2 mL/h。A组在PCIA基础上切皮前半小时及术后当天睡前分别静脉注射帕瑞昔布钠40 mg，从术后第1 d起帕瑞昔布钠40 mg，静脉滴注，每12 h一次；B组患者同样在PCIA基础上切皮前半小时及术后当天睡前分别静脉注射地佐辛5 mg，从术后第一天起地佐辛5 mg，肌肉注射，每12 h一次。

3.2.2.3 术后处理

气管插管拔管后均鼓励患者咳嗽，必要时刺激患者咳嗽。术后第1 d均行胸部照片，若无漏气且每天引流量<300 mL，肺已复张则拔除引流管。术后当天进食流质饮食，之后进食普食。

3.3 观察指标

3.3.1 疼痛评估

两组患者分别在术后12 h、24 h、48~72 h行静息疼痛评分及咳嗽后疼痛评分，疼痛评分采用VAS评分，0分为无痛，10分为最剧烈的疼痛，咳嗽后疼痛评分是在协助病员完成深呼吸及咳嗽咳痰训练后再次行VAS评分。

3.3.2 不良反应

用药期间每日疼痛评估之前分别记录两组患者是否出现恶心、呕吐、头昏、腹胀、乏力和皮肤瘙痒症状。

1.3.3 胃肠排气时间

在每日疼痛评估之前询问并记录术后胃肠第1次排气的时间，分为4个阶段，分别为<12 h，12~24 h，24~48 h，48~72 h以及>72 h。

4 效果及评估

帕瑞昔布或者地佐辛联合PCIA均可缓解经胸腔镜肺叶切除术患者疼痛。帕瑞昔布治疗组镇痛效果更好，不良反应发生率更低。帕瑞昔布钠组(A组)和地佐辛组(B组)。A组患者的静息VAS评分及咳嗽VAS评分均优于B组，且两组差异具有统计学意义(见表6-2)，提示以帕瑞昔布钠为基础镇痛药物的效果优于仅以阿片类药物做为镇痛药物；对于两组患者不良反应的观察提示我们，恶心、呕吐、头昏是镇痛药物常见的不良反应，但A组的不良反应发生率低于B组，且两组在分布及发生率的差异均有统计学意义，但两组患者在肠道首次排气时间段分布之间无显著性差异，见表6-3~表6-4。

表6-2 两组患者术后早期的VAS评分(分，Mean ± SD)

时间	静息评分			咳嗽评分		
	A组	B组	P	A组	B组	P
12 h	2.56±0.96	4.00±1.60	0.00	4.09±1.15	5.15±1.64	0.00
24 h	2.47±0.96	3.62±1.48	0.00	3.60±1.22	4.87±1.64	0.00
48 h	1.93±0.99	3.36±1.55	0.00	2.86±1.49	4.53±1.54	0.00
72 h	0.98±1.24	2.47±1.78	0.00	1.58±1.79	3.45±2.18	0.00

表6-3 两组患者术后早期的不良反应[例(%)]

不良反应	A组(n=43)	B组(n=47)	P
恶心	4(9.30)	12(25.53)	0.046
呕吐	1(2.33)	8(17.02)	0.032
头昏	6(13.95)	19(40.43)	0.009
腹胀	3(6.98)	7(14.89)	0.320
乏力	0(0)	2(4.26)	0.495

表6-4 两组患者首次胃肠排气的时间段分布[例(%)]

首次排气时间	A组(n=43)	B组(n=47)
<12 h	10(23.26)	7(14.89)
12~24 h	20(46.51)	21(44.68)
24~48 h	12(27.91)	11(23.41)
48~72 h	0(0)	5(10.64)
>72 h	1(2.32)	3(6.38)

$P=0.129$，两组分布差异无统计学意义。

5 存在问题与研究方向

5.1 存在问题

(1)临床研究的干扰因素较多，如临床工作者工作繁忙未按照规范流程入组或未及时收集数据，因此出组和随访失访的情况较严重，影响数据的收集和研究，样本量不足，也缺乏多中心研究。

(2)疼痛是主观感觉，每个人的疼痛阈值不同，镇痛方案也需个体化的执行。

(3)镇痛药物存在不同的作用机制、作用效果、不良反应及药物禁忌，该如何选择用药及提供用药护理。

(4)VAS评分对疼痛的评估较单一，仅有疼痛强度，可以临床使用，但对于研究来说不够精确，SF-Mcgill疼痛问卷相对全面，但对国人来说较难理解，使用比较困难，需花费较长时间。

5.2 研究方向

(1)探索适宜临床研究的较好理解的疼痛评估工具。
(2)探索信息化技术下如何完善患者的数据收集及完成长期的随访。
(3)探索个体化镇痛的具体路径。

6 病例分析

(1)项目概要：见表6-5。
(2)研究流程：
1)医生对患者根据纳入排除标准选择入组研究病例。
2)疼痛科医生确定术后镇痛方案。
3)术后护士记录患者不同阶段的VAS评分。

表6-5　项目概要

项目名称	术后疼痛程度与出院后慢性疼痛的联系——前瞻性队列研究		
项目医生	车国卫，廖虎	主要人员	林琳，牛玲莉，李霞，刘飞，刘慧，王明铭
主要目的	探究术后患者疼痛程度与出院后慢性疼痛的关系		
主要目标	(1)明确我院患者出院后慢性疼痛的出现情况 (2)探究术后患者疼痛程度与出院后慢性疼痛的关系		
主要指标	(1)术后患者的VAS评分 (2)出院后患者疼痛的BPI随访评分 (3)患者疼痛药物的用量		
研究时间	2016年11月9日~12月30日	样本量	共200例，每组100例
注意问题	尽量避免失访		
其他			

4)研究生根据术后VAS评分将患者分为轻度疼痛与中-重度疼痛两组。

5)研究生完成出院后随访工作及数据分析和文章撰写工作。

(3)分析内容：

1)患者术后VAS评分的总体水平；

2)两组患者术后慢性疼痛的发生情况(见附件14~附件17)。

(4)结果与结论：术后急性疼痛的程度是否会影响出院后慢性疼痛的发生。

(林琳，王明铭，杨梅，刘伦旭)

附件14

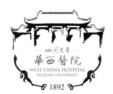

肺癌患者围术期疼痛管理
临床资料分析1.0

四川大学华西医院胸外科

填 表 人＿＿＿＿＿＿＿＿＿＿＿＿＿＿＿＿

填表日期＿＿＿＿＿＿＿＿＿＿＿＿＿＿＿＿

第一部分：患者基本信息

负责人：

IP		登记号		编号		
姓名		性别		年龄		
籍贯	四川省( )市( )县	职业			床号	
吸烟史	年支 包/年	戒烟史		年 月 天		
联系方式					组别	
相关疾病	肺结核(无□ 有□)；哮喘(无□ 有□)；鼻炎(无□ 有□)； 肺大疱(无□ 有□范围>10%)；高血压(无□ 有□)； 糖尿病(无□ 有□)；冠心病(无□ 有□)；其他：					
入院日期		手术时间		出院时间		
平均住院日		术前住院日		术后住院日		
入院诊断						
入院原因	□咳嗽 □痰中带血 □体检 □发热 □胸疼 □其他：					
出院诊断	主要诊断：					
	Ⅰa□ Ⅰb□ Ⅱa□ Ⅱb□ Ⅲa□ Ⅲb□ Ⅳ□					
COPD分级	Ⅰ级(FEV1>80%)□；Ⅱ级(50%<FEV1<79%)□；Ⅲ级(30%<FEV1<50%)□， Ⅳ(FEV1<30%)□					
肿瘤标志物	CEA( )；CA125( )；NSE( )；Cyfra21-1( )					
药物治疗	术前抗生素：无□ 有□ 名称： 剂量： 时间： 术后抗生素：无□ 有□ 名称： 剂量： 时间：					
	化、放疗：无□ 有□ 名称： 剂量： 时间：					
手术	方式：□C-VATS；□OPEN；□其他：					
	时间：( )分；麻醉时间：( )分；复苏时间：( )分；					
	术中出血：( )mL；术中输血液制品( )mL					
	备注：					
住院费用	总费用( )，药费( )元，材料费( )元					
病理病理号 ( )	肿瘤类型	鳞癌□ 腺癌□ 腺鳞癌□ 小细胞癌□ 类癌□				
	分化程度	低□ 中□ 高□ 低-中□ 中-高□				

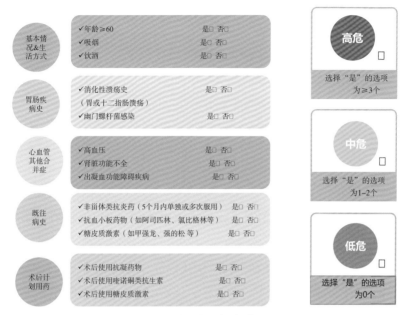

有3条及以上为使用NSAIDs药物的高危患者，建议使用选择性COX-2抑制剂

图F14-1　术前患者评估情况

第二部分：疼痛基线评估

负责人：

此表由医生或护士填写	
疼痛总分(T)=S+A	
视觉疼痛评分(VAS)	
现在疼痛状况(PPI)	

McGill疼痛问卷(SF-MPQ)(评估时间为：入院时，手术前，出院时)

McGill疼痛问卷简表(SF-MPQ)，1~11项对疼痛感觉程度进行评估，12~15项对疼痛情感状况进行评估。每个描述程度分为0=无痛，1=轻度，2=中度，3=重度。同时标准McGill疼痛问卷里的现在疼痛状况和视觉模拟评分也用于对总体疼痛状况进行评估。

(1)疼痛评级指数(PRI)的评估：

	无痛	轻度	中度	重度
A感觉项(打√)				
跳痛(throbbing)	0)_____	1)_____	2)_____	3)_____
刺痛(shooting)	0)_____	1)_____	2)_____	3)_____
刀割痛(stabbing)	0)_____	1)_____	2)_____	3)_____
锐痛(sharp pain)	0)_____	1)_____	2)_____	3)_____
痉挛痛(carmping)	0)_____	1)_____	2)_____	3)_____
咬痛(gnawing)	0)_____	1)_____	2)_____	3)_____
烧灼痛(hot-burning)	0)_____	1)_____	2)_____	3)_____
酸痛(aching)	0)_____	1)_____	2)_____	3)_____
坠胀痛(heavey)	0)_____	1)_____	2)_____	3)_____
触痛(tender)	0)_____	1)_____	2)_____	3)_____
劈裂痛(splitting)	0)_____	1)_____	2)_____	3)_____

感觉项总分：_____

	无痛	轻度	中度	重度
B情感项(打√)				
疲备耗竭感 (tiring-exhausting)	0)_____	1)_____	2)_____	3)_____
病恹样(sickening)	0)_____	1)_____	2)_____	3)_____
恐惧感(fearful)	0)_____	1)_____	2)_____	3)_____

受惩罚感
(punishing-cruel)　　0)_____　　1)_____　　2)_____　　3)_____

情感项总分：_____

以上两项相加(S+A)=疼痛总分(T)_____

(2)视觉疼痛评分(VAS)：　　　　得分_____

```
0  1  2  3  4  5  6  7  8  9  10
├──┼──┼──┼──┼──┼──┼──┼──┼──┼──┤
   无痛                    剧痛
```

(3)现在疼痛状况(PPI)(打√)：

0无痛_____　　　　1轻痛_____　　　　2难受_____

3痛苦烦燥_____　　4可怕_____　　　　5极度疼痛_____

McGill疼痛问卷(SF-MPQ)(评估时间为：入院时，手术前，出院时)

填表人_____

此表由医生或护士填写						
疼痛部位	□手术切口 □引流管口 □背部或上腹部 □胸壁	观测指标	进水\食	无□　有□	疼痛治疗	
			腹胀	无□　有□ 持续时间：	□无　□有 □注射用帕瑞昔布钠 □地佐辛	
疼痛性质	□刺疼 □胀疼 □麻木		恶心、呕吐	无□　有□	□多瑞吉 □杜冷丁 □曲马多 □泰勒宁 □戴芬 □芬必得 □塞来昔布胶囊	
			头晕	无□　有□		
			过度镇静	无□　有□		
疼痛加重诱发因素	无□　有□ □咳嗽 □活动 □深吸气 □其他		排气	无□　有□ 时间：		
镇疼泵	无□　有□		尿潴留	无□　有□		
尿管	无□　有□		肠麻痹	无□　有□		
吸氧	无□　有□		其他不良反应	无□　有□		
引流管	0□　1□　2□		备注			
疼痛总分(T)=S+A						
视觉疼痛评分(VAS)						
现在疼痛状况(PPI)						
咳嗽深呼吸痛评分(VAS)						

附件15 镇痛满意度调查问卷

(出院当日完成)

(四川大学华西医院胸外科)

1.您对术后的疼痛有心理准备吗? ( )
A.非常充分 B.比较充分
C.不太充分 D.没有想过

2.住院期间的疼痛是否能够忍受? ( )
A.基本都能忍受 B.大部分能忍受
C.大部分不能忍受 D.基本不能忍受

3.术后的镇痛是否达到您的预想? ( )
A.超出预想 B.与预想一致
C.低于预想 D.没想过

4.您觉得术后疼痛对您术后康复的影响大吗? ( )
A.很大的影响 B.影响一般
C.较小的影响 D.没有影响

5.您觉得医务人员能主动关心你的疼痛感受吗? ( )
A.经常关心 B.有时关心
C.偶尔关心 D.基本不关心

6.您觉得医务人员能主动针对您的疼痛采取措施吗? ( )
A.积极 B.有时
C.偶尔 D.基本不会

7.您希望出院后能继续有镇痛的措施吗? ( )
A.非常 B.比较
C.可有可无 D.不希望

8.住院期间您对有关疼痛的健康教育及指导满意吗? ( )
A.非常满意 B.较满意
C.不太满意 D.不满意

9.您对住院期间的镇痛效果满意吗? ( )
A.非常满意 B.较满意
C.不太满意 D.不满意

10.您对使用镇痛药物有无担心? ( )
A.没有担心 B.不太担心
C.较担心 D.担心

附件16

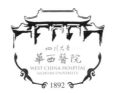

肺癌患者围术期疼痛管理
临床资料分析2.0

四川大学华西医院胸外科

填 表 人_____

填表日期_____

第一部分：患者基本信息

负责人：

IP		登记号		编号		
姓名		性别		年龄		
籍贯	四川省( )市( )县	职业			床号	
吸烟史	年支 包/年	戒烟史		年 月 天		
联系方式					组别	
相关疾病	肺结核(无□ 有□)；哮喘(无□ 有□)；鼻炎(无□ 有□)； 肺大疱(无□ 有□范围>10%)；高血压(无□ 有□)； 糖尿病(无□ 有□)；冠心病(无□ 有□)；其他：					
入院日期		手术时间		出院时间		
平均住院日		术前住院日		术后住院日		
入院诊断						
入院原因	□咳嗽 □痰中带血 □体检 □发热 □胸疼 □其他：					
出院诊断	主要诊断：					
	Ⅰa□ Ⅰb□ Ⅱa□ Ⅱb□ Ⅲa□ Ⅲb□ Ⅳ□					
COPD分级	Ⅰ级(FEV1>80%)□；Ⅱ级(50%<FEV1<79%)□；Ⅲ级(30%<FEV1<50%)□， Ⅳ(FEV1<30%)□					
肿瘤标志物	CEA( )；CA125( )；NSE( )；Cyfra21-1( )					
药物治疗	术前抗生素：无□ 有□ 名称： 剂量： 时间： 术后抗生素：无□ 有□ 名称： 剂量： 时间：					
	化、放疗：无□ 有□ 名称： 剂量： 时间：					
手术	方式：□C-VATS；□OPEN；□其他：					
	时间：( )分；麻醉时间：( )分；复苏时间：( )分；					
	术中出血：( )mL；术中输血液制品( )mL					
	备注：					
住院费用	总费用( )，药费( )元，材料费( )元					
病理病理号 ( )	肿瘤类型	鳞癌□ 腺癌□ 腺鳞癌□ 小细胞癌□ 类癌□				
	分化程度	低□ 中□ 高□ 低–中□ 中–高□				

第二部分：改良疼痛评估量表

填表人：

□肺癌(肺叶，肺段，楔形切除)
科研编号

(1)填写时间(单选)
□苏醒回病房后   □拔管后   □出院时
□术后1月   □术后3月

(2)是否有引流管(单选)
□无   □有

(3)疼痛部位(多选)
□手术切口   □引流管   □无疼痛
其他部位：_____

(4)疼痛感觉项
1)刺痛(单选)
□无 □轻微 □中度 □严重
2)锐痛(单选)
□无 □轻微 □中度 □严重

(5)模拟评分(患者自述疼痛程度)(单选)
1~3星为轻度疼痛，不影响睡眠；4~6星为中度疼痛，轻度影响睡眠，7~10星为重度疼痛，不能入睡或痛醒：
□1 □2 □3 □4 □5
□6 □7 □8 □9 □10

(6)疼痛干预措施(单选)
□未采取任何措施 □注射用帕瑞昔布钠 □地佐辛
□塞来昔布胶囊 □杜冷丁 □芬必得

□多瑞吉　　　　　　□戴芬　　　　　　　□曲马多

□泰勒宁　　　　　　□凯芬

其他：＿＿＿＿＿＿＿＿＿＿＿＿＿＿＿＿＿＿＿＿＿＿＿＿＿

(7)视觉疼痛评分(VAS)：　　　　得分＿＿＿＿＿＿＿＿＿＿＿＿＿＿

```
    0   1   2   3   4   5   6   7   8   9   10
    ├───┼───┼───┼───┼───┼───┼───┼───┼───┼───┤
   无痛                                    剧痛
```

附件17 简明疼痛评估量表(BPI)

患者姓名：_____   病案号：_____   诊断：_____

评估时间：_____   评估医师：_____

1. 大多数人一生中都有过疼痛经历(如轻微头痛、扭伤后痛、牙痛)。除这些常见的疼痛外，现在您是否还感到有别的类型的疼痛？	
□是	□否

2. 请您在附图中标出您的疼痛部位，并在疼痛最剧烈的部位以"×"标出。		
3. 请选择下面的一个数字，以表示过去24 h内您疼痛最剧烈的程度		
不痛	□0 □1 □2 □3 □4 □5 □6 □7 □8 □9 □10	最剧烈
4. 请选择下面的一个数字，以表示过去24 h内您疼痛最轻微的程度		
不痛	□0 □1 □2 □3 □4 □5 □6 □7 □8 □9 □10	最剧烈
5. 请选择下面的一个数字，以表示过去24 h内您疼痛的平均程度		
不痛	□0 □1 □2 □3 □4 □5 □6 □7 □8 □9 □10	最剧烈
6. 请选择下面的一个数字，以表示您目前的疼痛程度		
不痛	□0 □1 □2 □3 □4 □5 □6 □7 □8 □9 □10	最剧烈
7. 您希望接受何种药物或治疗控制您的疼痛？		
(最好提供选择)		
8. 在过去的24 h内，由于药物或治疗的作用，您的疼痛缓解了多少(%)？		
无缓解	□0 □10 □20 □30 □40 □50 □60 □70 □80 □90 □100	完全缓解
9. 请选择下面的一个数字，以表示过去24 h内疼痛对您的影响		
(1)对日常生活的影响		
无影响	□0 □1 □2 □3 □4 □5 □6 □7 □8 □9 □10	完全影响
(2)对情绪的影响		
无影响	□0 □1 □2 □3 □4 □5 □6 □7 □8 □9 □10	完全影响
(3)对行走能力的影响		
无影响	□0 □1 □2 □3 □4 □5 □6 □7 □8 □9 □10	完全影响

(4)对日常工作的影响(包括外出工作和家务劳动)												
无影响	□0	□1	□2	□3	□4	□5	□6	□7	□8	□9	□10	完全影响

(5)对与他人关系的影响												
无影响	□0	□1	□2	□3	□4	□5	□6	□7	□8	□9	□10	完全影响

(6)对睡眠的影响												
无影响	□0	□1	□2	□3	□4	□5	□6	□7	□8	□9	□10	完全影响

(7)对生活兴趣的影响												
无影响	□0	□1	□2	□3	□4	□5	□6	□7	□8	□9	□10	完全影响

第2节 咳嗽管理

1 团队构架

见表6-6。

表6-6 团队构架

科室及部门	成员名字	负责任务
胸外科医生和护士	车国卫、徐志华、牛玲莉、马丹	术前患者评估、手术及术后患者资料收集
研究生	林嵘嘉、王明铭、赖玉田	数据的整理和分析

2 目的与目标

2.1 优化目的

(1)更加合理地评估肺部术后患者的咳嗽情况；

(2)提前干预控制高危因素，减少肺部术后患者咳嗽的发生。

2.2 优化目标

(1)创建适合肺部手术后患者使用的关于咳嗽的评估工具；

(2)寻找可能引起术后咳嗽的高危因素；

(3)干预并控制高危因素，减少咳嗽的发生；

(4)对于发生咳嗽的患者，尽可能降低咳嗽对于患者生理、心理、社会方面的影响。

3 内容与方案

3.1 内容

LCQ量表在肺部手术患者术后咳嗽的评估效果(本章附件18~附件19)。

3.2 方案

(1)选取现有的咳嗽量表(图6-2)，根据临床经验加以初步修改；

(2)投入临床应用；

(3)根据临床数据分析结果，进一步修改表格；

(4)最终得到一个简洁、有效的肺部手术后咳嗽情况评估表。

1. 近2周来，咳嗽会让您胸痛或肚子痛吗？（　　）

A. 一直都会 　　　　B. 大多数时间会 　　　　C. 时常会

D. 有时会 　　　　E. 很少会 　　　　F. 几乎不会

G. 一点也不会

2. 近2周来，您会因咳嗽有痰而烦恼吗？（　　）

A. 每次都会 　　　　B. 多数时间会 　　　　C. 不时会

D. 有时会 　　　　E. 偶尔会 　　　　F. 极少会

G. 从来不会

3. 近2周来，咳嗽会让您感到疲倦吗？（　　）

A. 一直都会 　　　　B. 大多数时间会 　　　　C. 时常会

D. 有时会 　　　　E. 很少会 　　　　F. 几乎不会

G. 一点也不会

4. 近2周来，您觉得能控制咳嗽吗？（　　）

A. 一点也不能 　　　　B. 几乎不能 　　　　C. 很少能

D. 有时能 　　　　E. 常常能 　　　　F. 多数时间能

G. 一直都能

5. 近2周来，咳嗽会让您觉得尴尬吗？（　　）

A. 一直都会 　　　　B. 大多数时间会 　　　　C. 时常会

D. 有时会 　　　　E. 很少会 　　　　F. 几乎不会

G. 一点也不会

6. 近2周来，咳嗽会让您焦虑不安吗？（　　）

A. 一直都会 　　　　B. 大多数时间会 　　　　C. 时常会

D. 有时会 　　　　E. 很少会 　　　　F. 几乎不会

G. 一点也不会

7. 近2周来，咳嗽会影响您的工作或其他日常事务吗？（　　）

A. 一直都会 　　　　B. 大多数时间会 　　　　C. 时常会

D. 有时会 　　　　E. 很少会 　　　　F. 几乎不会

G. 一点也不会

8. 近2周来，咳嗽会影响您的整个娱乐生活吗？（　　）

A. 一直都会 　　　　B. 大多数时间会 　　　　C. 时常会

D. 有时会 　　　　E. 很少会 　　　　F. 几乎不会

G. 一点也不会

9. 近2周来，接触油漆油烟会让您咳嗽吗？（　　）

A. 一直都会 　　　　B. 大多数时间会 　　　　C. 时常会

D. 有时会 　　　　E. 很少会 　　　　F. 几乎不会

G. 一点也不会

10. 近2周来，咳嗽会影响您的睡眠吗？（　　）

A. 一直都会 　　　　B. 大多数时间会 　　　　C. 常常会

D. 有时会 　　　　E. 很少会 　　　　F. 几乎不会

G. 一点也不会

11. 近2周来，您每天阵发性咳嗽发作多吗？（　　）

A. 持续有 　　　　　　 B. 次数多 　　　　　　 C. 时时有

D. 有一些 　　　　　　 E. 偶尔有 　　　　　　 F. 极少有

G. 一点也没有

12. 近2周来，您会因咳嗽而情绪低落吗？（　　）

A. 一直都会 　　　　　 B. 大多数时间会 　　　 C. 时常会

D. 有时会 　　　　　　 E. 很少会 　　　　　　 F. 几乎不会

G. 一点也不会

13. 近2周来，咳嗽会让您厌烦吗？（　　）

A. 一直都会 　　　　　 B. 大多数时间会 　　　 C. 时常会

D. 有时会 　　　　　　 E. 很少会 　　　　　　 F. 几乎不会

G. 一点也不会

14. 近2周来，咳嗽会让您声音嘶哑吗？（　　）

A. 一直都会 　　　　　 B. 大多数时间会 　　　 C. 时常会

D. 有时会 　　　　　　 E. 很少会 　　　　　　 F. 几乎不会

G. 一点也不会

15. 近2周来，您会觉得精力充沛吗？（　　）

A. 一点也不会 　　　　 B. 几乎不会 　　　　　 C. 很少会

D. 有时会 　　　　　　 E. 常常会 　　　　　　 F. 多数时间会

G. 一直都会

16. 近2周来，咳嗽会让您担心有可能得了重病吗？（　　）

A. 一直都会 　　　　　 B. 大多数时间会 　　　 C. 时常会

D. 有时会 　　　　　　 E. 很少会 　　　　　　 F. 几乎不会

G. 一点也不会

17. 近2周来，咳嗽会让您担心别人觉得您身体不对劲吗？（　　）

A. 一直都会 　　　　　 B. 大多数时间会 　　　 C. 时常会

D. 有时会 　　　　　　 E. 很少会 　　　　　　 F. 几乎不会

G. 一点也不会

18. 近2周来，您会因咳嗽中断谈话或接听电话吗？（　　）

A. 每次都会 　　　　　 B. 大多数时间会 　　　 C. 时常会

D. 有时会 　　　　　　 E. 很少会 　　　　　　 F. 几乎不会

G. 一点也不会

19. 近2周来，您会觉得咳嗽惹恼了同伴、家人或朋友？（　　）

A. 每次都会 　　　　　 B. 多数时间会 　　　　 C. 不时会

D. 有时会 　　　　　　 E. 偶尔会 　　　　　　 F. 极少会

G. 从来不会

图6-2　中文版LCQ量表

4 效果及评估

4.1 评估指标

(1)最小临床重要差异:最小临床重要差异(Minimal Clinically Important Difference,MCID),表示患者觉得有临床意义的最小健康状态变化。其中慢性咳嗽和急性咳嗽患者在LCQ量表的最小临床重要差异分别为为1.3和2.0 (表6-7)。

(2)克朗巴赫α系数:信度主要是评价量表的精确性、稳定性和一致性,即测量过程中随机误差造成的测定值的变异程度大小的一个统计学指标。常用的信度指标有重测信度、分半信度和克朗巴赫α系数(Cronbach's alpha coefficient)。一般认为,克朗巴赫α系数<0.6表示内部一致信度不足,达到0.7~0.8表示量表具有相当的信度,0.8以上说明信度非常好(表6-8)。

(3)独立样本t检验:应用SPSS19.0软件分析,术后出现咳嗽与没出现咳嗽患者LCQ量表的评估情况(表6-9)。

4.2 效果

LCQ量表能较好地区分肺部手术后患者咳嗽情况。

表6-7 入院时与出院时LCQ分值

	均值±标准差	极差
入院时LCQ分值		
生理	6.32±0.74	3.63~7.00
心理	6.47±0.70	4.00~7.00
社会	6.78±0.53	4.25~7.00
总分	19.57±1.73	12.63~21.00
出院时LCQ分值		
生理	5.39±1.10	1.50~7.00
心理	6.04±0.99	1.86~7.00
社会	6.29±0.98	2.50~7.00
总分	17.71±2.72	5.86~21.00
入院出院分值差		
生理	0.94±1.098	~2.50~3.88
心理	0.44±0.98	~2.14~3.57
社会	0.49±0.93	~2.00~3.00
总分	1.86±2.50	~5.27~8.73

表6-8 入院时及出院时克朗巴赫α系数

维度	原量表	入院时	出院时
生理	0.79	0.72	0.73
心理	0.89	0.72	0.79
社会	0.85	0.82	0.78
总分	0.92	0.87	0.89

表6-9 术后出现咳嗽患者与没出现咳嗽患者LCQ出入院分值

LCQ维度	出院时有咳嗽症状	出院时无咳嗽症状	P
入院时LCQ分值			
生理	6.19±0.80	6.52±0.59	0.015
心理	6.38±0.754	6.61±0.58	0.077
社会	6.74±0.56	6.84±0.47	0.299
总分	19.31±1.84	19.97±1.46	0.038
出院时LCQ分值			
生理	5.02±1.16	5.94±0.68	<0.001
心理	5.66±1.06	6.61±0.49	<0.001
社会	5.99±1.09	6.75±0.54	<0.001
总分	16.67±2.91	19.30±1.32	<0.001
入院出院分值差			
生理部分差值	1.17±1.16	0.58±0.90	0.003
心理部分差值	0.72±1.02	0.00±0.74	<0.001
社会部分差值	0.75±1.00	0.09±0.62	<0.001
总分差值	2.64±2.60	0.67±1.82	<0.001

5 存在问题与研究方向

5.1 存在的问题

(1)目前LCQ表格条目繁琐，影响临床工作及统计效率；

(2)LCQ表格无法较好地区分不同性别、手术方式患者间咳嗽情况；

(3)对咳嗽频率与严重程度的评估能力较差。

5.2 研究方向

(1)优化量表条目(合并、删减等);

(2)引入视觉模拟评分(图6-3),日夜咳嗽评分(图6-4)等更加全面地评估咳嗽情况。

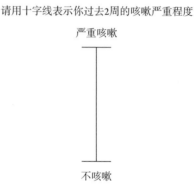

请用十字线表示你过去2周的咳嗽严重程度

严重咳嗽

不咳嗽

在100 m范围内

图6-3 视觉模拟评分

咳嗽科研问卷调查（术后第1 d填写）

手术后是否出现咳嗽症状?   是 否(若无咳嗽,则无需完成下部分)

手术后多久出现咳嗽症状   _____(单位:时或者天)

日间咳嗽积分   ①无咳嗽 □

                          ②偶有咳嗽 □

                          ③频繁咳嗽,轻度影响日常活动 □

                          ④频繁咳嗽,严重影响日常活动 □

夜间咳嗽积分   ①无咳嗽 □

                          ②偶有咳嗽 □

                          ③频繁咳嗽,轻度影响日常活动 □

                          ④频繁咳嗽,严重影响日常活动 □

图6-4 日夜咳嗽评分

(林嵘嘉,徐志华,杨梅,车国卫)

附件18

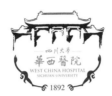

肺癌患者围术期咳嗽及治疗临床资料分析1.0

四川大学华西医院胸外科

填 表 人＿＿＿＿＿＿＿＿＿＿＿＿＿＿＿＿

填表日期＿＿＿＿＿＿＿＿＿＿＿＿＿＿＿＿

第一部分：患者基本信息

负责人：

IP		登记号		编号		
姓名		性别		年龄		
籍贯	四川省( )市( )县	职业			床号	
吸烟史	年支 包/年	戒烟史		年 月 天		
联系方式				组别		
相关疾病	肺结核(无□ 有□)；哮喘(无□ 有□)；鼻炎(无□ 有□)；肺大疱(无□ 有□范围>10%)；高血压(无□ 有□)；糖尿病(无□ 有□)；冠心病(无□ 有□)；其他：					
入院日期		手术时间		出院时间		
平均住院日		术前住院日		术后住院日		
入院诊断						
入院原因	□咳嗽 □痰中带血 □体检 □发热 □胸疼 □其他：					
出院诊断	主要诊断：					
	Ⅰa□ Ⅰb□ Ⅱa□ Ⅱb□ Ⅲa□ Ⅲb□ Ⅳ□					
COPD分级	Ⅰ级(FEV1>80%)□；Ⅱ级(50%<FEV1<79%)□；Ⅲ级(30%<FEV1<50%)□，Ⅳ(FEV1<30%)□					
肿瘤标志物	CEA( )；CA125( )；NSE( )；Cyfra21-1( )					
药物治疗	术前抗生素：无□ 有□ 名称： 剂量： 时间： 术后抗生素：无□ 有□ 名称： 剂量： 时间：					
	化、放疗：无□ 有□ 名称： 剂量： 时间：					
手术	方式：□C-VATS；□OPEN；□其他：					
	时间：( )分；麻醉时间：( )分；复苏时间：( )分；					
	术中出血：( )mL；术中输血液制品( )mL					
	备注：					
住院费用	总费用( )，药费( )元，材料费( )元					
病理病理号 ( )	肿瘤类型	鳞癌□ 腺癌□ 腺鳞癌□ 小细胞癌□ 类癌□				
	分化程度	低□ 中□ 高□ 低–中□ 中–高□				

第二部分：LCQ 咳嗽生命质量问卷

(评估时间：入院时，手术前，出院时)

请认真阅读每一个问题，选择您认为最好的答案。请如实回答所有问题。

1.近2周来，咳嗽会让您胸痛或肚子痛吗？（　　　）

A.一直都会　　　　　　　B.大多数时间会　　　　C.时常会

D.有时会　　　　　　　　E.很少会　　　　　　　F.几乎不会

G.一点也不会

2.近2周来，您会因咳嗽有痰而烦恼吗？（　　　）

A.每次都会　　　　　　　B.多数时间会　　　　　C.不时会

D.有时会　　　　　　　　E.偶尔会　　　　　　　F.极少会

G.从来不会

3.近2周来，咳嗽会让您感到疲倦吗？（　　　）

A.一直都会　　　　　　　B.大多数时间会　　　　C.时常会

D.有时会　　　　　　　　E.很少会　　　　　　　F.几乎不会

G.一点也不会

4.近2周来，您觉得能控制咳嗽吗？（　　　）

A.一点也不能　　　　　　B.几乎不能　　　　　　C.很少能.

D.有时能　　　　　　　　E.常常能　　　　　　　F.多数时间能

G.一直都能

5.近2周来，咳嗽会让您觉得尴尬吗？（　　　）

A.一直都会　　　　　　　B.大多数时间会　　　　C.时常会

D.有时会　　　　　　　　E.很少会　　　　　　　F.几乎不会

G.一点也不会

6.近2周来，咳嗽会让您焦虑不安吗？（　　　）

A.一直都会　　　　　　　B.大多数时间会　　　　C.时常会

D.有时会　　　　　　　　E.很少会　　　　　　　F.几乎不会

G.一点也不会

7.近2周来，咳嗽会影响您的工作或其他日常事务吗？（　　　）

A.一直都会　　　　　　　B.大多数时间会　　　　C.时常会

D.有时会　　　　　　　　E.很少会　　　　　　　F.几乎不会

G.一点也不会

8.近2周来，咳嗽会影响您的整个娱乐生活吗？（　　　）

A. 一直都会　　　　　　B. 大多数时间会　　　　C. 时常会

D. 有时会　　　　　　　E. 很少会　　　　　　　F. 几乎不会

G. 一点也不会

9. 近2周来，接触油漆油烟会让您咳嗽吗？（　　　）

A. 一直都会　　　　　　B. 大多数时间会　　　　C. 时常会

D. 有时会　　　　　　　E. 很少会　　　　　　　F. 几乎不会

G. 一点也不会

10. 近2周来，咳嗽会影响您的睡眠吗？（　　　）

A. 一直都会　　　　　　B. 大多数时间会　　　　C. 常常会

D. 有时会　　　　　　　E. 很少会　　　　　　　F. 几乎不会

G. 一点也不会

11. 近2周来，您每天阵发性咳嗽发作多吗？（　　　）

A. 持续有　　　　　　　B. 次数多　　　　　　　C. 时时有

D. 有一些　　　　　　　E. 偶尔有　　　　　　　F. 极少有

G. 一点也没有

12. 近2周来，您会因咳嗽而情绪低落吗？（　　　）

A. 一直都会　　　　　　B. 大多数时间会　　　　C. 时常会

D. 有时会　　　　　　　E. 很少会　　　　　　　F. 几乎不会

G. 一点也不会

13. 近2周来，咳嗽会让您厌烦吗？（　　　）

A. 一直都会　　　　　　B. 大多数时间会　　　　C. 时常会

D. 有时会E. 很少会　　　F. 几乎不会

G. 一点也不会

14. 近2周来，咳嗽会让您声音嘶哑吗？（　　　）

A. 一直都会　　　　　　B. 大多数时间会　　　　C. 时常会

D. 有时会　　　　　　　E. 很少会　　　　　　　F. 几乎不会

G. 一点也不会

15. 近2周来，您会觉得精力充沛吗？（　　　）

A. 一点也不会　　　　　B. 几乎不会　　　　　　C. 很少会

D. 有时会　　　　　　　E. 常常会　　　　　　　F. 多数时间会

G. 一直都会

16. 近2周来，咳嗽会让您担心有可能得了重病吗？（　　　）

A. 一直都会　　　　　　B. 大多数时间会　　　　C. 时常会

D. 有时会　　　　　　　E. 很少会　　　　　　　F. 几乎不会

G. 一点也不会

17. 近2周来，咳嗽会让您担心别人觉得您身体不对劲吗？（　　　）

A.一直都会　　　　　B.大多数时间会　　　　C.时常会

D.有时会　　　　　　E.很少会　　　　　　　F.几乎不会

G.一点也不会

18.近2周来，您会因咳嗽中断谈话或接听电话吗? (　　　)

A.每次都会　　　　　B.大多数时间会　　　　C.时常会

D.有时会　　　　　　E.很少会　　　　　　　F.几乎不会

G.一点也不会

19.近2周来，您觉得咳嗽惹恼了同伴、家人或朋友? (　　　)

A.每次都会　　　　　B.多数时间会　　　　　C.不时会

D.有时会　　　　　　E.偶尔会　　　　　　　F.极少会

G.从来不会

感谢您的参与!

此部分由医生填写(入院时)	
与咳嗽直接相关的疾病 (请写疾病名称)	①　　　　　　② ③　　　　　　④
血细胞	Wbc:　　　　N:　　　　E:
CT报告与咳嗽相关内容	
纤支镜与咳嗽相关内容	
其他与咳嗽相关的内容	

LCQ咳嗽生命质量问卷评分方法	
1.区域(问题)	评定分数
①生理：包括问题1，2，3，9，10，11，14，15	生理=(　　　)÷8=
②心理：包括问题4，5，6，12，13，16，17	心理=(　　　)÷7=
③社会：包括问题7，8，18，19	社会=(　　　)÷4=
2.区域得分=区域各项问题总分÷问题数(分值1~7)	区域得分=
3.总分=三区域得分之和(分值3~21)	总分=

签名：　　　　　　　　填表日期：

调查医生：

此部分由医生填写(术前可选填)	
肺康复训练	无□(需填下一行) 有□(不填下一行)
术前治疗	①抗生素：无□ 有□ ②祛痰药：□A.标准桃金娘油：0.3 g，tid，po；□B.盐酸氨溴索：30 mg，q8 h，ivgtt ③平喘药：□A.布地奈德雾化液+特布他林雾化液，4 mL+2 mL/次，4次/d；□B.布地奈德雾化液+特布他林雾化液，4 mL+2 mL/次，3次/d；□C.布地奈德雾化液+特布他林雾化液，4 mL+2 mL/次，2次/d ④止咳药：无□ 有□ ⑤激素类药：无□ 有□ ⑥抗过敏药：无□ 有□
其他治疗方法	如中药等

附件19

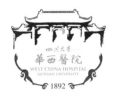

肺癌患者围术期咳嗽及治疗临床资料分析2.0

四川大学华西医院胸外科

填 表 人＿＿＿＿＿＿＿＿＿＿＿＿＿＿＿＿＿＿

填表日期＿＿＿＿＿＿＿＿＿＿＿＿＿＿＿＿＿＿

第一部分：患者基本信息

负责人：

IP		登记号		编号		
姓名		性别		年龄		
籍贯	四川省( )市( )县	职业			床号	
吸烟史	年支 包/年	戒烟史		年 月 天		
联系方式				组别		
相关疾病	肺结核(无□ 有□)；哮喘(无□ 有□)；鼻炎(无□ 有□)； 肺大疱(无□ 有□范围>10%)；高血压(无□ 有□)； 糖尿病(无□ 有□)；冠心病(无□ 有□)；其他：					
入院日期		手术时间		出院时间		
平均住院日		术前住院日		术后住院日		
入院诊断						
入院原因	□咳嗽 □痰中带血 □体检 □发热 □胸疼 □其他：					
出院诊断	主要诊断：					
	Ⅰa□ Ⅰb□ Ⅱa□ Ⅱb□ Ⅲa□ Ⅲb□ Ⅳ□					
COPD分级	Ⅰ级(FEV1>80%)□；Ⅱ级(50%<FEV1<79%)□；Ⅲ级(30%<FEV1<50%)□， Ⅳ(FEV1<30%)□					
肿瘤标志物	CEA( )；CA125( )；NSE( )；Cyfra21~1( )					
药物治疗	术前抗生素：无□ 有□ 名称： 剂量： 时间： 术后抗生素：无□ 有□ 名称： 剂量： 时间：					
	化.放疗：无□ 有□ 名称： 剂量： 时间：					
手术	方式：□C-VATS；□OPEN；□其他：					
	时间：( )分；麻醉时间：( )分；复苏时间：( )分；					
	术中出血：( )mL；术中输血液制品( )mL					
	备注：					
住院费用	总费用( )，药费( )元，材料费( )元					
病理病理号 ( )	肿瘤类型	鳞癌□ 腺癌□ 腺鳞癌□ 小细胞癌□ 类癌□				
	分化程度	低□ 中□ 高□ 低-中□ 中-高□				

第二部分：LCQ 咳嗽生命质量问卷

(评估时间：入院时，手术前，出院时)

请认真阅读每一个问题，选择您认为最好的答案。请如实回答所有问题。

1.您每天的咳嗽次数大概是：(　　　)。

A.0~10次/h　　　　　　B.11~20次/h　　　　　　C.21~40次/h

D.41~60次/h　　　　　　E.≥60次/h

2.您咳嗽的性质是？(　　　)

A.刺激性干咳　　　　　　B.有痰　　　　　　C.阵发性

D.持续性　　　　　　E.很少会

3.咳嗽对您生活的最大影响有：(　　　)。

A.负面情绪　　　　　　B.饮水或饮食　　　　　　C.睡眠

D.说话　　　　　　E.工作

4.您咳嗽加重的因素有：(　　　)。

A.疼痛或说话　　　　　　B.白天活动　　　　　　C.晚上睡眠

D.饮食或饮水　　　　　　E.油漆油烟

5.您咳嗽缓解或控制的因素有：(　　　)。

A.饮水　　　　　　B.休息或吸氧　　　　　　C.晚上睡眠

D.药物　　　　　　E.其他

6.您控制咳嗽需服用的药物种类是：(　　　)。

A.中药类　　　　　　B.可待因类　　　　　　C.抗过敏药

D.茶碱类　　　　　　E.抗生素　　　　　　F.需要两种及以上

7.您咳嗽服用药物的效果是：(　　　)。

A.很好　　　　　　B.较好　　　　　　C.一般

D.较差　　　　　　E.无效

8.术后出院若需要服用药物止咳，您会选用：(　　　)。

A.中药类　　　　　　B.可待因类　　　　　　C.抗过敏药

D.茶碱类　　　　　　E.医生安排

9.术后您会选用雾化吸入控制咳嗽吗？(　　　)

A.可以　　　　　　B.不考虑

C.听医生安排　　　　　　D.其他

10. 术后您不考虑选用雾化吸入控制咳嗽的原因是：(   )。

A. 不方便   B. 效果差

C. 价格高   D. 有激素

感谢您的参与!

此部分由医生填写(入院时)	
与咳嗽直接相关的疾病 (请写疾病名称)	A. B. C. D.
血细胞	Wbc: N: E:
CT报告与咳嗽相关内容	
纤支镜与咳嗽相关内容	
其他与咳嗽相关的内容	

签名：   填表日期：

调查医生：

此部分由医生填写(术前可选填)	
肺康复训练	无□(需填下一行)　　有□(不填下一行)
术前治疗	①抗生素：无□　有□ ②祛痰药：□A. 标准桃金娘油：0.3 g，tid，po；□B. 盐酸氨溴索：30 mg，q8 h，ivgtt ③平喘药：□A. 布地奈德雾化液+特布他林雾化液，4 mL+2 mL/次，4次/d；□B. 布地奈德雾化液+特布他林雾化液，4 mL+2 mL/次，3次/d；□C. 布地奈德雾化液+特布他林雾化液，4 mL+2 mL/次，2次/d ④止咳药：无□　有□ ⑤激素类药：无□　有□ ⑥抗过敏药：无□　有□
其他治疗方法	如中药等

第3节 气短管理

1 团队构架

见表6-10。

表6-10 团队构架

科室及部门	成员名字	负责任务
胸外科医生	车国卫	气短管理方案的制定、修改及实施
胸外科护士	杨梅	气短宣教及评估，气短数据的收集
康复科	苏建华	术前对气短出现的预防，术后气短出现的康复治疗
研究生	王明铭	气短数据的协助收集及整理和分析

2 目的与目标

2.1 优化目的

(1)规范胸外科的气短管理流程及方案；

(2)体现人文关怀，提高患者术后生存质量；

(3)确定术后出现气短的高危人群；

(4)有效预防患者出现术后气短的症状；

(5)出现气短症状后有效处理，减轻患者的痛苦。

2.2 优化目标

(1)将术后气短的发生频率由10%降低至5%；

(2)减轻气短的程度，增加患者术后的活动耐量；

(3)改善患者术后对于康复训练的依从性。

3 内容与方案

3.1 内容

(1)建立适合于胸外科的气短高危患者评估体系；

(2)建立适合于胸外科的气短预防方案；

(3)建立适合于胸外科的气短治疗方案。

3.2 方案

(1)通过分析我院及合作医院现有患者的气短发生情况及高危因素确定易发生术后气短的高危人群。

(2)通过临床经验以及康复科专业知识建立初步的气短相关预防方案和治疗方案。

(3)在临床实践过程中不断改进气短患者的预防方案和治疗方案(图6-5)。

4 效果及评估

4.1 临床应用评价指标

(1)术后肺功能：评价患者的通气功能，确定患者气短的严重程度。

(2)术后步行距离：评价患者运动后气短的耐受程度。

(3)术后气短主观评分：评价患者对气短的主观感受。

4.2 临床应用效果评价

(1)患者对术后管理的满意度是否提高；

(2)是否提高患者术后步行距离；

(3)患者对治疗的依从性是否提高。

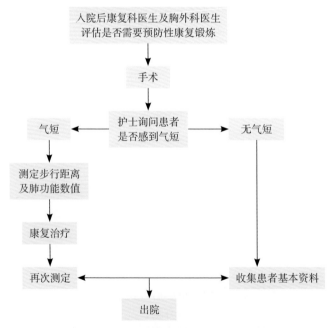

图6-5 气短患者预防方案和治疗方案流程图

5 存在问题与研究方向

(1)国内外缺少对气短的临床研究，可以借鉴的经验较少。

(2)各位医生之间的手术方式及管理方案相差较大。

(3)气短症状的发生率较低，现有的可参考病例较少。

6 病例分析

(1)项目概要：见表6-11。

(2)研究流程：

1)医生对患者根据纳入排除标准选择入组研究病例并进行分组。

2)康复科医生确定术前预防性康复方案并对实验组患者进行康复锻炼。

3)术后护士于不同阶段记录患者的步行距离。

4)研究生完成术后肺功能指标的记录及数据分析和文章撰写工作。

(3)分析内容：

1)分别分析实验组和对照组患者术后不同时间段的步行距离和肺功能数据；

2)术前预防性肺康复锻炼所需成本；

3)分别分析实验组及对照组患者术后气短症状的发生率；

4)临床效果是术前短期肺康复训练有助于降低术后气短。

表6-11　项目概要

项目名称	关于术前预防性康复锻炼能否减少术后气短发生的前瞻性研究		
项目医生	车国卫	主要人员	杨梅，苏建华，王明铭
主要目的	评价术前预防性康复锻炼能否降低术后气短的发生率		
主要目标	确定合适的术前快速预防性康复锻炼方案 评价术前预防性康复锻炼是否能降低术后气短的发生率		
主要指标	术后患者关于气短的主观评分 术后患者不同时间段能够耐受的步行距离 术后患者不同时间段的额肺功能指标 术前预防性康复锻炼所需的时间成本		
研究时间	2016年11月1日—2016年12月30日	样本量	共200例，每组100例
注意问题	(1)不同年龄段的患者区别分析 (2)术后不同时间段的各项指标区别分析		
其他			

7 临床研究项目及结果

7.1 肺部手术后主要症状分析

肺癌患者术后出现最多的三种症状为咳嗽、疼痛和气短，具体记录情况见附件20。其中，咳嗽多见于晚上，占总数47%以上。疼痛多见于针刺样、刀割样、锐痛，占总数60%以上。气短多见于步行及上楼后，占总数75%以上。

7.2 肺癌术后主要症状发生的可能影响因素分析

吸烟史与患者是否认为咳嗽，疼痛及气短为最严重症状无统计学相关性，但与咳嗽气短严重程度负相关，与疼痛程度正相关(经ANOVA检验，$P<0.05$)；老年人更难以耐受咳嗽及疼痛，Ⅱb期患者咳嗽程度明显低于其他各期患者(经ANOVA检验，$P<0.05$)；术后最严重的症状的出现与病理分期密切相关(经logistic检验，$P<0.05$)。

7.3 不同症状对患者术后生活质量的影响

疼痛对肺癌患者术后生活质量影响较咳嗽和气短大，是因为患者对疼痛更为敏感，这提醒我们围术期及术后要关注疼痛的处理(图6-6)。

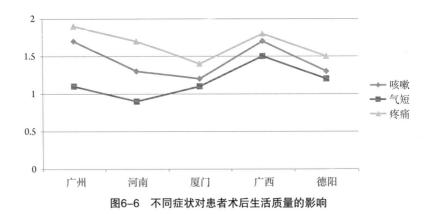

图6-6 不同症状对患者术后生活质量的影响

(王明铭，苏建华，杨梅，车国卫)

附件20

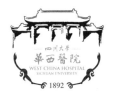

肺癌患者症状调查表

四川大学华西医院胸外科

填 表 人_____

填表日期_____

第一部分：患者基本信息

负责人：

IP		登记号		编号	
姓名		性别		年龄	
籍贯	( )省( )市( )县	职业		床号	
吸烟史	年支 包/年	戒烟史		年 月 天	
联系方式					
相关疾病	肺结核(无□ 有□)；哮喘(无□ 有□)；鼻炎(无□ 有□)； 肺大疱(无□ 有□范围>10%)；高血压(无□ 有□)； 糖尿病(无□ 有□)；冠心病(无□ 有□)；其他：				
出院诊断	主要诊断：				
	Ⅰa□ Ⅰb□ Ⅱa□ Ⅱb□ Ⅲa□ Ⅲb□ Ⅳ□				
手术方式	□C-VATS；□OPEN；□其他：				

第二部分：您有症状及影响因素

1.您此时您最明显的症状(最不舒服的)是：(　　　)。

A.咳嗽　　　　　　　　B.气短　　　　　　　　C.疼痛

D.易疲劳　　　　　　　E.易出汗　　　　　　　F.睡眠不好

G.失眠　　　　　　　　H.健忘　　　　　　　　I.腹胀

J.腹泻　　　　　　　　K.其他

2.您疼痛最明显的部位是：(　　　)。

A.手术切口　　　　　　B.引流管口　　　　　　C.胸壁

D.腹部　　　　　　　　E.其他部位

3.您疼痛性质是：(　　　)。

A.针刺样　　　　　　　B.刀割样　　　　　　　C.麻木

D.锐疼　　　　　　　　E.酸胀　　　　　　　　F.其他

4.您疼痛能够缓解或减轻最好的方法是：(　　　)。

A.咳嗽几次后　　　　　B.止痛药

C.中药　　　　　　　　D.其他

5.您咳嗽最重的时间是：(　　　)。

A.说话时　　　　　　　B.白天　　　　　　　　C.晚上

D.睡觉时　　　　　　　E.起床时

6.您疲劳加重的原因有：(　　　)。

A.步行　　　　　　　　B.上楼　　　　　　　　C.洗漱

D.吃饭　　　　　　　　E.交谈

7.您气短加重的原因有：(　　　)。

A.步行　　　　　　　　B.上楼　　　　　　　　C.洗漱

D.吃饭　　　　　　　　E.交谈

8.您缓解失眠的方法是：(　　　)。

A.睡前听音乐　　　　　B.服用安眠药　　　　　C.中药

D.睡前其他措施睡眠不好　　　　　　　　　　　E.其他

9.您腹泻采取的治疗方法是：(　　　)。

A.改变饮食　　　　　　B.中药

C.西药　　　　　　　　D.其他

10.您腹泻采取的治疗方法是：(　　　)。

A.改变饮食　　　　　　B.中药

C.西药　　　　　　　　D.其他

11. 您的症状有多严重?

癌症患者术后常有疾病本身或治疗相关引起的各种症状，我们想知道您在过去24 h中，下列症状的严重程度。请将下列每一项从0(无症状)~10(能想象的最严重程度)之间圈一个数字以表示症状的严重程度。

	无症状									最严重	
	0	1	2	3	4	5	6	7	8	9	10
1. 您疼痛最严重的程度为:	○	○	○	○	○	○	○	○	○	○	○
2. 您气短的最严重程度为:	○	○	○	○	○	○	○	○	○	○	○
3. 您疲劳(乏力)最严重程度为:	○	○	○	○	○	○	○	○	○	○	○
4. 您咳嗽的最严重程度为:	○	○	○	○	○	○	○	○	○	○	○
5. 您失眠不好的严重程度为:	○	○	○	○	○	○	○	○	○	○	○
6. 您睡眠不好的严重程度为:	○	○	○	○	○	○	○	○	○	○	○
7. 您健忘的最严重程度为:	○	○	○	○	○	○	○	○	○	○	○
8. 您腹胀的最严重程度为:	○	○	○	○	○	○	○	○	○	○	○
9. 您咽喉疼痛或不适的严重程度为:	○	○	○	○	○	○	○	○	○	○	○
10. 您出(虚)汗的最严重程度为:	○	○	○	○	○	○	○	○	○	○	○

第4节 切口管理

1 团队构架

见表6-12。

表6-12 团队构架

科室及部门	成员名字	负责任务
胸外科	车国卫、刘伦旭、廖虎、蒲强、周洪霞、杨梅、徐志华、牛玲俐	评估患者，切口设计 术后切口管理
手术室	许宁惠、张向容	手术配合
研究生	夏梁、赖玉田	切口管理，数据统计分析

2 目的与目标

2.1 优化目的

(1)减少手术创面，减轻切口疼痛；
(2)降低切口感染风险。

2.2 优化目标

(1)肺部手术尽量行微创胸腔镜手术；
(2)提高患者术后舒适度；
(3)术后疼痛较开胸手术下降；
(4)利于术后上肢肢体功能锻炼。

3 内容与方案

3.1 研究内容

(1)肺部胸腔镜术后各种引流管安置对切口疼痛、舒适度的比较；
(2)各种切口愈合时间比较；
(3)切口外观的美观性(见附件21)；
(4)切口换药经济学比较。

3.2 研究方案

(1)患者筛选流程见引流管管理;

(2)术前对术式、切口进行设计;

(3)术中胸腔闭式引流管的选择;

(4)拔管前后对切口疼痛、舒适度的评估(疼痛评分标准见"第6章第1节疼痛管理"、舒适度评分标准见"第5章第5节术中及术后胸腔引流管管理");

(5)患侧肢体功能锻炼情况;

(6)各种切口感染率分析;

(7)各种切口换药经济学分析;

(8)临床资料收集见"第6章第1节疼痛管理",并整理、分析。

4 效果及评估

4.1 临床应用评价指标

(1)拔管前后切口疼痛评分;

(2)拔管前后对切口舒适度评分;

(3)切口感染率;

(4)换药经济学统计。

4.2 效果分析

(1)胸腔镜小切口与开胸传统切口患者接受度、满意度;

(2)小切口、单口对手术的影响;

(3)小切口是否能够降低疼痛、提高患者舒适度、利于患侧肢体功能锻炼;

(4)是否能够降低患者换药成本;

(5)切口感染率是否下降。

5 存在问题与研究方向

5.1 存在问题

(1)湿性伤口愈合理论在医生中的接受度不够,造成与干性伤口愈合理论交替并用,感染伤口换药处理方式不一。

(2)患者随访不及时,造成数据的丢失。

5.2 研究方向

切口向小创面、少缝线、单孔方向发展。

6 病例分析

(1)项目概要：见表6-13。

(2)研究流程：

1)研究患者筛选流程。

2)采用单向式胸腔镜肺叶切除法。

3)术中各种切口设计。

4)术后切口处理——常规切口换药次数：拔管时医生换药、出院时伤口护士换药、出院后在胸外随访门诊(护士门诊)就诊查看伤口后开出处置方案，患者到伤口治疗中心更换。感染伤口由我科国际伤口治疗师处理，出院后则由胸外随访门诊(有一名伤口治疗师)和门诊伤口治疗中心共同处理。

5)拆线：正常切口术后2周拆线；引流管口切口(16F、18F引流管拔管后2周拆线，28F引流管口拔管后3周拆线)；皮内或黏胶伤口不需要拆线。

6)出院后伤口自行管理的健康教育。

7)观察指标：术后切口并发症；舒适度评分；疼痛评分；换药经济学；镇痛泵、镇痛药使用；拆线时间，一级愈合率。

(3)分析内容：

1)拔管前后镇痛药物应用比较；

2)拔管前后VAS评分、舒适度评分；

3)伤口愈合率；

4)经济学分析：换药费用如下：单孔手术每次换药28.5元；三孔手术每次

表6-13 项目概要

项目名称	胸腔镜肺叶切除术后16F尿管胸腔引流可行性的前瞻性队列研究		
项目医生	车国卫	主要人员	周洪霞，杨梅，廖虎，赖玉田，戴艳丽，邱舫，李为民
主要目的	探讨胸腔镜肺叶切除术后应用16F尿管行胸腔引流是否增加了术后并发症及其较28F引流管的临床优势		
主要目标	(1)患者术后舒适度提高 (2)术后疼痛下降 (3)利于早期患侧活动 (4)住院费用降低		
主要指标	术后住院时间 住院总费用 术后引流管拆线时间 视觉疼痛评分(VAS)评分和舒适度		
研究时间	2015年10月~12月	样本量	共102例，16F组49例；28F组53例

换药50.5元；开胸手术每次换药56.5元。

(4)结果与结论：

1)切口一级愈合率16F引流管优于28F；

2)拔管前后VAS评分、舒适度评分优于28F；

3)伤口一级愈合率16F引流管为100%，28F为58.5%，存在统计学差异。而在门诊随访也没发现16F引流管口伤口愈合不良；

4)详见中国胸心血管外科临床杂志2016年4月第23卷第4期：胸腔镜肺叶切除术后16F尿管胸腔引流可行性的前瞻性队列研究。

(杨梅，夏梁，黄诚一，黄婷，戢艳丽，廖虎)

附件21 切口图片分享

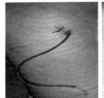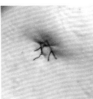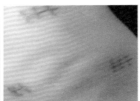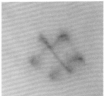

图F21-1 细引流管切口

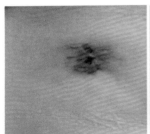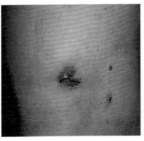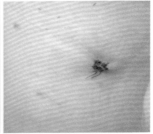

图F21-2 28F引流管切口

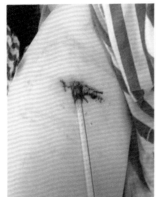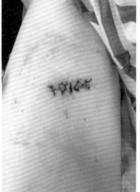

图F21-3 单孔切口

第7章 随访管理

1 团队构架

见表7-1。

表7-1 团队构架

科室	成员名字	负责任务
胸外科	杨梅、周洪霞、刘华英	(1)对术后出院患者伤口进行随访和指导 (2)对术后出院患者进行疾病健康咨询和生活指导 (3)对术后出院患者进行呼吸功能训练以及肺功能的康复指导 (4)开具复查的相关检查单，便于教授门诊快速复诊 (5)对术后出院患者心理评估与疏导
康复科	苏建华	出院后心肺功能训练指导
伤口中心	石玉兰	伤口处理

2 目的与目标

2.1 优化目的

(1)保证术后患者安全、快速地康复。

(2)提高患者生活质量，真切关心患者的身体康复情况，改善患者满意度。

2.2 优化目标

(1)让术后患者安全、快速康复、改善患者满意度，提高患者生活质量。

(2)提供医护一体连续性的护理服务，解决患者门诊"三长一短"问题，改善患者体验。

(3)优化就医流程，促进医疗资源合理应用，保证疾病管理质量。

(4)体现护理专业价值，提高护理人员的职业认同感。

(5)给予患者更多的人文关怀，让患者不再害怕手术、让手术不再痛苦。

3 内容与方案

(1)科室申请，由医院运管部统计分析胸外科门诊量，术后患者占据的专家号源和门诊患者满意度，评估开展术后随访门诊的必要性。

(2)科室制定随访门诊护士资质要求和岗位职责(见附件22)，并向医教部申请护士随访门诊开具检查医嘱权限。随访门诊主要由胸外科刘伦旭主任指导，杨梅护士长负责，由具有中级以上职称的胸外资深专科护士坐诊，每周3次，单独挂号，中级职称挂号费3元，副高职称挂号费5元。

(3)患者就诊流程：患者可通过我院开通的网络平台(微信公众号、医院官网)预约挂号，也可通过114电话预约、现场预约或当日诊间挂号。对当日号源不限号，患者随到随挂号就诊。病房护士在患者住院期间宣传护理门诊，让患者知晓护理门诊处置内容和挂号流程。坐诊护士通过个人账号、密码进入门诊系统后方可对当日就诊患者进行综合处置。

(4)护理门诊质量监督、管理、考核同医生门诊，接受医院、护理部、门诊、科室主任、护士长等多重管理机制。

4 效果及评估

效果及评估见表7-2。

5 存在问题与研究方向

护理门诊随访，患者依从性差，以后可考虑通科门诊或网上随访。

表7-2 效果及评估

时间	随访量(人次)	护理门诊就诊满意度
2012年	689	100%
2013年	1393	100%
2014年	1556	100%
2015年	1492	100%

6 病例分析

患者，女性，50岁，因"体检发现左肺结节影2月余"入院。于2016年8月9日行VATS左肺切除+系统淋巴清扫，术后诊断：左肺腺癌术后，病理分期为T1N0M0。术后患者反复就诊于门诊多个医生。于2016年10月10日经病友介绍来胸外科随访门诊。用华西心晴指数问卷(HEI)评估患者的心理问题，得分为23分，追加询问引起患者不良情绪的原因，有以下几个方面：

(1)我的癌症是不是早期？

(2)教授没给我开药，我需不需要服药，比如说：破壁灵芝孢子等？

(3)我的饮食该吃什么？是不是不能喝牛奶、不能吃肉类？我要不要服用虫草或者其他保健品？

(4)我可不可以做家务？每天可以做哪些运动？

(5)我是不是以后都不能有正常的性生活？

(6)你们都是以5年来计算生存率的，我是不是只能活5年？我连遗书都写好了。

(7)我的伤口还有些疼痛，会持续多久？

(8)我还在咳嗽、干咳无痰，有时说话喘，是不是肺部感染了？

经过随访门诊的解释、指导、心理疏导后，患者自诉心理压力明显减轻，并于2016年10月31日带同一病房病友来随访门诊进行咨询，效果满意。

(杨梅，郭成林，廖虎，刘伦旭)

附件22 胸外科医护一体化随访门诊专家资质及岗位职责

(一)资质

1. 有护士执业证书，执业地点在四川大学华西医院，注册时间在有效期内。

2. 工作年限要求：在本院工作10年及以上。

3. 学历要求：本科及以上学历。

4. 职称要求：中级及以上职称。

5. 个人素质：专业经验丰富，具有较强的语言表达及沟通能力，具有较强的责任心和敬业精神。

6. 在医教部取得门诊开具患者门诊检查的授权。

(二)岗位职责

1. 在科室主任、护士长的领导和业务指导下，将胸外科的护理服务延续至术后的康复随访中，真切关心患者的身体康复情况，改善患者满意度。

2. 精通专业理论、专科理论和技能，运用专业知识和沟通技巧开展门诊随访工作，并收集相关资料，不断完善门诊随访工作。

3. 承担胸外科术后患者伤口管理、术后复查开单、健康指导、生活指导及心理疏导。

4. 随访的具体内容要求：

(1)伤口管理：

1)正常伤口：开具换药、拆线单，由伤口治疗中心进行换药、拆线。

2)慢性伤口：配合伤口治疗中心进行治疗、换药。

3)手术后1个月由感控护士对伤口进行电话随访。

(2)术后检查管理：根据患者的情况开具检查项目：

1)食管术后：

①食管造影：术后1个月做，之后每次复查时做。

②胸部增强CT：食管术后复查，3年内每半年1次，3年后每年1次。

③上腹部增强CT：食管癌术后复查，3年内每半年1次，3年后每年1次。

④PET-CT：经济条件允许的患者选做。

⑤头部CT或MRI：有神经系统症状时选做。

⑥全身骨显像：有骨骼系统症状时选做。

⑦胃镜：根据情况选做。

2)肺及其他手术：

①数字化X光胸部正侧位摄影：术后1个月复查时做。

②胸部增强CT：肺癌术后复查，每3~4月1次。

③头部CT或MRI：肺癌术后复查，每3~4月1次。

④上腹部增强CT：肺癌术后复查，每3~4月1次。

⑤全身骨显像：肺癌术后复查，每半年1次。

(3)健康指导及生活指导、心理疏导管理：

1)指导患者肢体功能锻炼：术侧上肢抬手、扩胸运动；

2)食管癌患者的饮食、反流、体位、活动的指导；

3)系统呼吸训练的指导：深呼吸、腹式呼吸、呵气、咳嗽咳痰训练；

4)对患者所提出生活问题及时给予解决及指导；

5)针对患者的心理问题进行解释、疏导。

(4)患者资料收集管理：

1)收集患者基本资料；

2)开具检查、治疗项目；

3)收集伤口、疼痛评分；

4)食管癌患者反流评分、吞咽困难评分；

5)日常生活问题种类；

6)肿瘤复发情况；

7)华西心晴指数问卷(HEI)评估分值；

8)患者就诊满意度。

第8章　第一届胸科ERAS——华西论坛

第1节　加速康复外科(ERAS)理念开启胸外科新篇章

　　2016年11月25~26日，由四川大学华西医院、成都市康复医学会、《中国胸心血管外科临床杂志》共同主办的第一届胸科ERAS华西论坛在美丽的华西坝隆重举行。本次大会由赫捷院士、王辰院士及中国医师协会胸外科医师分会名誉会长王天佑教授担任名誉主席，四川大学华西医院院长李为民教授、副院长程南生教授、中国医师协会胸外科医师分会会长张逊教授、副会长支修益教授担任大会主席，四川大学华西医院胸外科主任刘伦旭教授、副主任车国卫教授及陈龙奇教授担任执行主席。会议开幕式由车国卫教授主持(图8-1)，王辰院士(图8-2A)、李为民教授(图8-2B)、王天佑教授(图8-2C)、张逊教授(图8-2D)、刘伦旭教授(图8-2E)等分别致辞，来自全国各地的胸外科医生、康复科医生及技师、相关专业护理人员等共计千余人参加了此次盛会。

　　ERAS即加速康复外科(enhanced recovery after surgery)，最早由丹麦的Henrik Kehlet教授提出，意在通过多模式干预降低围术期死亡率及并发症发生率，此

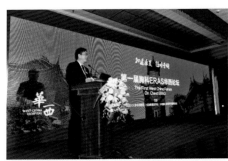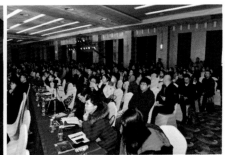

图8-1　车国卫教授主持大会及现场

251

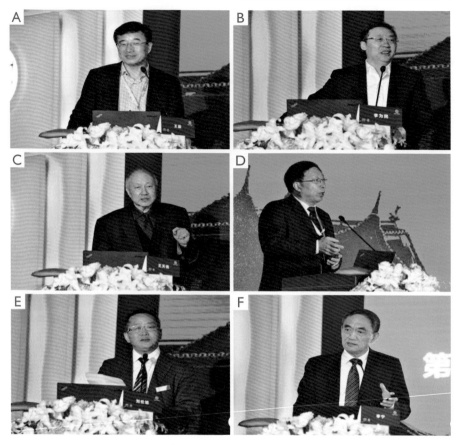

图8-2　大会主要致辞嘉宾

后又进一步细化为基于循证医学证据，对围术期一系列干预措施进行优化，减少手术应激及并发症，进而加速患者康复。本次会议围绕ERAS在胸外科临床实践中的应用，分别对ERAS研究现状、国内胸外科ERAS临床实践、气道管理与肺保护、ERAS与医护一体化、ERAS与微创外科技术等展开讨论。此外，还针对ERAS临床研究项目实施及ERAS临床实践中的关键问题设立互动环节，充分发挥了学术会议的交流目的。现将本次大会部分精彩内容总结如下。

1　ERAS研究现状与学科发展

　　四川大学华西医院院长李为民教授从医院学科建设的角度进行了分享，临床学科的影响力包括了一流的人才梯队、极强的医疗服务能力、前沿的诊疗技术、领先的医疗服务质量、优势的运营效率、系统的人才培养、创新性的研究成果、广泛的区域辐射等，进而分析了华西临床医学院与世界顶级医学院之间的差距，针对差距，华西医院从一流临床研究团队建设、协同创新的导向与机制建设、协同创新研究平台建设等方面进行努力，以此带动学科发展，近几年已初见成效，产生了一批有影响的重要成果，例如"单向式"胸腔镜肺癌切除等。

四川大学华西医院胸外科主任刘伦旭教授则从科室管理的角度分享了科室推动ERAS实践的经历，华西胸外科较早即将快速康复确定为亚专业方向之一，由车国卫教授负责。胸外科在很大程度上属于肿瘤外科，微创和快速康复是其重要发展方向，微创已臻成熟，快速康复则成为学科发展的下一个高峰，通过一系列措施减轻手术对患者生理和心理的创伤及由此所致的应激反应，核心是减少并发症。在这方面，华西胸外科10年前开始实施"品管圈"活动，同时还实施严格的术前讨论制度，通过这一系列监管机制减少并发症发生率和死亡率。与此同时，针对ERAS实践的需要，设立护理亚专业方向，例如血栓管理、疼痛管理、伤口管理、管道管理、营养管理、心理管理等，在实践中真正体现医护一体化。此外，康复科亦有专人全程参与患者围术期管理，真正实现多学科间的良好协作。科室管理的精细化、完善的激励机制及积极向上的科室文化建设对推动ERAS实践也至关重要。

南京军区总医院李宁教授(图8-2F)系统介绍了ERAS理念的诞生及发展经过，指出ERAS是一个集成创新，包含了精准的外科操作、现代麻醉与止痛技术、优良的护理、营养及器官支持、腔镜技术等，其临床实践贯穿了患者住院前后的全过程，ERAS的实施包括了患者术前准备、呼吸功能管理、麻醉管理、疼痛治疗、减少手术应激、术后管理、营养支持、心理干预、ERAS管理团队建设，并以国际快速康复学会对结直肠手术围术期处理的推荐方案为例，详细介绍了ERAS在普外科的临床实践，通过术前宣教打消患者对环境及手术等治疗的恐惧，改变术前禁食的观念，适当口服碳水化合物可降低术后血糖、优化尿管、胃管、气管插管等各种管道的应用，术中液体加温、肢体全面保温，加强术后疼痛管理，加强围术期气道管理，减少术后肺部并发症也是ERAS的重要环节。ERAS并非针对某一领域，而是针对某一具体手术，通过多种优化方法的组合产生良好的效果，多部门协作是成功的关键之一，从而减少并发症，缩短住院时间，节约卫生资源。

2　中国ERAS临床实践经验

会议期间，来自中国医学科学院肿瘤医院的高禹舜教授、中日友好医院刘德若教授团队、浙江大学第一附属医院胡坚教授、山东大学齐鲁医院田辉教授、四川大学华西医院车国卫教授等分别分享了ERAS临床实践的经验。

高禹舜教授(图8-3A)从细节入手，分享ERAS在肺外科中的实践，ERAS的主要目的是减少患者损伤，能够最快、最大程度地康复，同时还能减少医疗支出及并发症，提高患者满意度。肺手术的主要特点是它是破坏性的手术，ERAS更是一个系统性工程，需要精细化、个体化、人性化管理，需要医护、麻醉、患者及家属等的整体配合。在具体实践中，从切口选择、引流管和切口缝合、术中器械的使用等均影响了患者术后的恢复。此外，ERAS还需要考虑患者术后的恢复和预后，包括疼痛、胃肠功能恢复、血栓预防、远期生存等，外科手术技术是基础，围术期的全面、细致管理不可或缺。

中日友好医院刘德若教授团队则对术前、术中、术后具体措施的优化进行了分享，一方面是术前的充分交流与沟通，使患者对治疗过程做到心中有数，术前戒烟两周以上，必要时通过雾化吸入、呼吸训练等措施进行气道准备；术中比较重要的内容则是保护性肺通气，一般将气道压控制在20 cm水柱以下，如果为开胸手术，则注重固定肋骨断端，跨肋间缝合时保护肋间神经和血管，以可吸收材料覆盖肺创面，避免术后肺漏气，手术结束前充分吸痰膨肺；术后管理的要点包括镇痛、体位、饮食、活动及管道管理，要求对患者进行充分镇痛，鼓励早期进食及下床活动，手术结束后并不要求严格去枕平卧，可适当抬高床头，增加患者舒适度，术后尽量早期拔除尿管及引流管。

胡坚教授(图8-3B)分享了浙江大学第一附属医院"胸外科ERAS多环节全程管理体系的建立与实践"，目前已初步建立了临床评估体系，气道管理是贯穿于整个围术期的核心内容，依据肺功能筛查对患者进行分型，排除有手术禁忌的患者，对于边缘肺功能的患者给予呼吸锻炼，由此控制术后气道并发症；其次是管道管理，包括胸腔引流管、尿管、胃管、深静脉管道等，探索对部分合适的患者术后不留置胸腔引流管；第三是无痛病房建设，包括超前镇痛、术前镇痛、术后镇痛，通过宣教提升患者对疼痛的认识；第四是营养管理，依据病种及疾病治疗不同阶段、患者营养状况进行营养支持；第五是血栓管理，依据血栓风险评估表，对高危患者严格进行预防，降低了血栓的发生率和患者的死亡率；此外还有运动康复，包括呼吸功能锻炼和肢体运动康复。除此之外，ERAS的应用面临质控管理的问题，这将是今后工作的重点，例如对患者咳嗽、疼痛等术后常见症状，建立统一的评估模式及处理流程。

山东大学齐鲁医院田辉教授(图8-3C)则介绍了其在食管癌ERAS方面的一些做法，食管癌外科实践中，ERAS同样贯穿于整个围术期，慎于术前、精于术中、善于术后，例如术前宣教、预防血栓、麻醉与镇痛、手术微创化等。食管癌ERAS的理念应该是减少手术创伤和应激，重视全面的微创，已有大量证据显示微创食管手术优于开胸手术，但呼吸系统并发症依然是食管癌围术期最常见的问题。目前需确定导致呼吸道并发症的危险因素，从而制定个体化的肺保护措施，以减少并发症。此外还应包括手术技术的微创化，例如避免麻醉反复插管、术中保护喉返神经、术后早期肠内营养等。食管癌外科治疗不仅要考虑

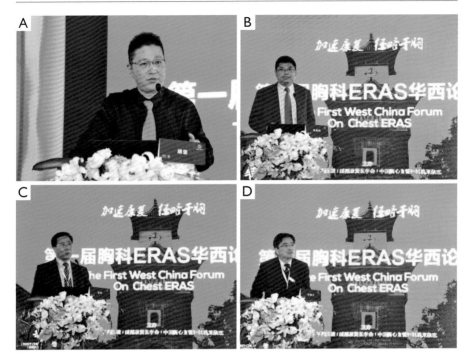

图8-3 交流ERAS临床实践的演讲嘉宾

医学上技术参数，更应该考虑患者幸福指数，以实现快速康复。只有既符合科学、又符合人性的治疗，这才是最完美的治疗。

四川大学华西医院车国卫教授(图8-3D)分享了胸外科ERAS的华西经验，强调ERAS的根本在于提高患者满意度，改善患者住院体验。华西胸外科以医疗安全、临床应用为主，强调术前术后的预防措施，多学科、多模式加强围术期管理。并积极从临床实践中分析和发现问题，凝练出13个研究方向，其中包括气道准备(戒烟、心肺功能评估等)，术中麻醉插管、液体管理、术后各种管道的使用对患者康复的影响，舒适化病房建设，术后症状控制等。在实践中，强调以问题为导向，将快速康复的理念贯穿于整个围术期的各个层面。

3 气道管理与肺保护

气道并发症是胸外科手术最为常见的问题之一，通过有效的气道管理与肺保护措施可有效降低围术期气道并发症的发生率，各位与会专家分享各自中心ERAS实践时也都强调了气道管理与肺保护的重要性，并分享了各自的一些具体措施，本次会议期间还设立了针对围术期气道管理与肺保护的专题讲座。

中日友好医院王辰院士系统介绍了雾化吸入的主要方法，例如喷射雾化、超声雾化等，常用药物有吸入性糖皮质激素(布地奈德、丙酸倍氯米松)、支气管扩张剂(特布他林)、祛痰药等，吸入性糖皮质激素与支气管扩张剂联用是常见的用药方案，全身不良反应较少。雾化吸入是围术期气道管理的一个关键方法，通过充分的术前准备，可以为边缘状态肺功能的患者争取手术机会，并减少术后并发症。雾化吸入方面应注意以往采用的庆大霉素、α糜蛋白酶等目前均已被证实不适合雾化给药，雾化过程中还应重视给药剂量、给药前后的护理等。对于药物超说明书雾化吸入，要有足够合理的证据支持。

会议期间，还由刘伦旭教授代表支修益教授对《多学科围术期气道管理专家共识(2016年版)》进行了解读，该《共识》已发表在《中国胸心血管外科临床杂志》，包含了术前危险因素、风险评估及防治措施、术中危险因素及防治、术后危险因素及防治措施、气道管理常用药物治疗方案等内容。这个共识是ERAS围术期气道管理的重要组成部分，对于减少术后并发症、缩短住院时间、减少再入院率和死亡率具有重要作用。围术期气道管理离不开内外科、麻醉、护理、康复、ICU等多学科团队的共同协作，通过术前、术中、术后危险因素评估和管理，再加上药物治疗，可以极大地促进患者康复。

4 ERAS与医护一体化

ERAS的实践与推动离不开护理的积极参与及配合，护理在ERAS的实践中发挥着至关重要的作用，通过ERAS的实践也真正实现了医护一体化，进而带动了学科发展。会议期间还有多位护理专家走上讲台，分享了护理工作者参与ERAS临床实践的点点滴滴。

来自四川大学华西医院护理部的李卡主任护师(图8-4A)从分析我国医疗市场主要矛盾着手，即优质医疗资源供给不能满足广大百姓需求，引出ERAS驱动创新所带来的医疗供给侧改革，采用创新的方法解决医疗供给总量不足的问题，创新医疗技术及服务模式，促进公立医院利用有限资源提升服务范畴的能力，ERAS的目的是减少无益医疗干预，减少手术创伤应激，减少并发症发生，正契合了上述需求。此后，李卡主任护师回顾了ERAS在华西医院的发展历程，逐渐造就了华西医护一体的文化，以患者为中心，医生护士一起诊治患者，医护一体按照亚专业进行职责划分，医生引领技术创新，带动护士积极参与工作，共同促进学科发展及专业前进。自2005年起，医院逐步探索对结直肠手术各个环节进行优化，并开展相关研究，带来了大量的科研产出，变革了以往术前常规禁食、留置胃管等一系列围术期处理措施，还开设了医护一体的门诊，护理参与协助病情评估、指导用药、健康宣教等工作。ERAS所带来的一系列变革，将成为医疗供给侧改革的一剂良药。

此外，来自国内多个中心的胸外科专科护理团队还分享了各自中心在胸科ERAS实践方面的经验。四川大学华西医院胸外科杨梅副主任护师(图8-4B)介绍了加速康复与医护一体化的华西经验，基于胸外科临床常见问题设立项目，组建团队并开展临床研究，依靠信息化手段进行管理与讨论，不断进步，具体问题涉及术前与术后宣教、气道管理、引流管、尿管、深静脉血栓防治、疼痛管理、营养管理、心理干预等多方面，由此引领护理团队的发展。其后，河南省肿瘤医院胸外科周秀芳副主任护师(图8-4C)分享了无痛化病房的建设，加强医护人员及患者对疼痛的认识及监控，从药物、心理等多方面进行疼痛干预；江苏省人民医院胸外科李方护师(图8-4D)分享了胸外科围术期护理在专科ERAS进程中的优化和实施，该科ERAS的实践可总结为三个全面、两个兼顾，即全程、全员、全方位以及兼顾安全与效率，兼顾理想与现实。来自华西医院骨科的陈佳丽护师(图8-4E)代表宁宁护士长分享了项目管理在加速康复中的应用，

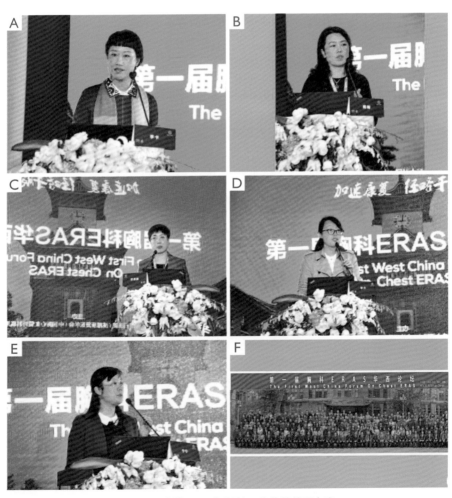

图8-4 演讲ERAS与医护一体化的护理专家

将系统的管理学方法用于ERAS相关的管理，根据医疗活动中的不同环节，建立不同的模块，以提高效率。

5　围绕ERAS研究及实践的现场交流互动

本次会议期间还围绕胸外科ERAS研究及实践过程中的一些细节及关键问题，设置讨论环节，首先由特邀嘉宾针对某一具体问题作引导发言，现场参会者对实际工作中的争议点进行投票，再由点评嘉宾发表各自的观点，并与参会者展开互动，充分发挥会议的交流效果。第一场讨论是关于ERAS项目临床研究的现场交流，内容包括ERAS项目参与单位临床研究的经验分享、基于大数据的临床研究、生物医学研究中的伦理问题、科研论文发表。第二场讨论是关于ERAS围术期管理的一系列临床问题，包括心肺康复与评定、围术期营养支持、疼痛管理、管道管理、围术期肺栓塞防治等。

6　小结

第一届胸科ERAS华西论坛为期2天，注册参会代表达800余人(图8-4F)，实际到达会场参加会议人数逾千人，反应了国内同行对胸外科快速康复的重视。近10年，微创手术在胸外科领域大放光彩，正是由于微创手术的普及，显著减少了手术创伤与应激，使得快速康复理念的推行变得可行，继胸腔镜微创手术的普及之后，ERAS理念的深入人心也就开启了胸外科发展的新篇章，通过一系列围术期措施的优化，最终必然带来疾病诊治及学科发展的巨变。

(梅建东，车国卫，郭成林，沈诚，邱妹婷，刘伦旭)

第2节　ERAS临床研究项目交流

继2016年11月25日上午的大会主题发言后，下午进入本次大会第二阶段议程——ERAS临床研究项目交流，多数参会者依然热情高涨，坚持在会场继续交流。

大会首先分别由上海市肺科医院刘锦铭教授(图8-5)、北京大学肿瘤医院的陈克能教授(图8-6)及第四军医大学唐都医院的赵晋波教授(图8-7)作了主题发言，内容涉及肺功能指标解读、吞咽衰老及消化衰老与食管重建、如何利用临床问题开展科研等方面，讲座内容紧密结合临床，又为临床医生开展科研活动提供了诸多借鉴。

主题发言之后进入本次大会的特殊内容，即互动环节，第一部分内容为胸科ERAS项目单位间的经验交流——临床研究的"苦"与"乐"。首先由温

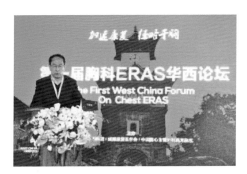

图8-5　上海市肺科医院刘锦铭教授发表主题演讲

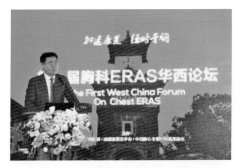

图8-6　北京大学肿瘤医院陈克能教授发表主题演讲

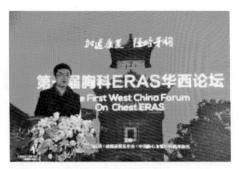

图8-7　第四军医大学唐都医院赵晋波教授分享基于临床问题的科研

州医科大学附属第一医院谢德耀医师、厦门大学附属第一医院钟鸣医师及德阳市人民医院薛杨医师分别介绍了参与胸外科ERAS项目的初步结果与经验，发言完毕之后，邀请现场观众积极参与投票，讨论内容及投票结果如图8-8。多数参会者认为不同单位间开展针对同一问题的临床研究并非简单的重复，即使是在工作中习以为常的问题，依然值得我们开展相关的研究，以寻找最佳证据指导临床实践，通过项目合作更能体现医护一体化。会议主持及特邀嘉宾结合自身实践，针对投票结果与参会者进行了热烈互动，提升了大家对临床研究的认识。

其后，四川大学华西医院、中国循证医学中心孙鑫教授作了《基于临床大数据的临床研究》的引导发言，介绍了医学大数据与其他专业间的差异，以及如何从传统的临床多中心研究转变为反应现实世界的基于大数据的研究。随后开展了针对数据库管理及统计的现场调查(图8-9)，多数人认为应定期对数据库进行分析，但是对数据库的客观分析，尤其是并发症的病历记录存在不足，而对于临床数据的使用，多数与会者认为需要伦理批件。

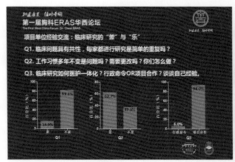
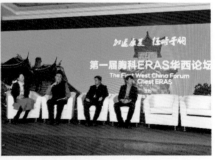

图8-8　参会者对临床研究出发点及如何进行合作的认识

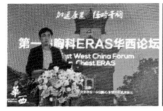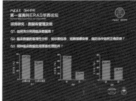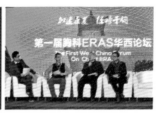

图8-9　临床数据库的管理的统计分析现场调查与互动

第3个主题是医院安全与伦理，由四川大学华西医院医学伦理委员会孙荣国教授作了《生物医学伦理申报常见问题简析》，包括涉及人体研究伦理相关的法律法规、生物医学研究的伦理原则、华西医院在医学伦理相关问题方面的具体做法等，现场调研了与会人员对伦理问题的认识(图8-10)，显示对于科学研究中的伦理学问题，目前仍存在一些不足，尤其是国内不少杂志及研究者在科研实施及论文发表过程中尚缺乏相关的意识。

最后，《中国肺癌杂志》编辑部刘谦主任主讲了《肿瘤SCI文章发表的策略——选刊与问题》，从一个杂志编辑的角度对论文发表分享了自己的看法，以及如何将研究论文发表在较高影响力的杂志及其中的一些技巧，包括科研论文发表过程中的科研伦理相关问题，现场即对与会者在科研论文发表相关的一些问题进行了调研(图8-11)，创新性、研究设计及选题是临床医护人员在论文发表中面临的主要问题。

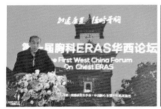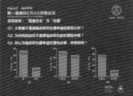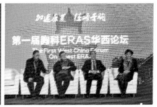

图8-10　与会者对生物医学研究中伦理相关问题的认识与互动

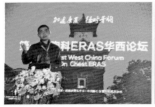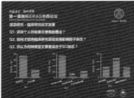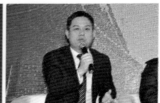

图8-11　临床研究论文发表中的常见难点分析及现场互动

ERAS的快速推进还离不开外科技术的进步，手术中的一些细节及操作技巧改进也促进了患者的快速康复。来自河南省肿瘤医院的孙海波教授代表李印教授介绍了食管癌术后的快速康复，首先回顾了食管癌外科治疗历史，并介绍了李印教授在微创食管癌手术方面的改进及其独特吻合方法，由此诞生了食管癌手术的"免管免禁"，目前正在探索通过保留迷走神经加速患者术后恢复。术后并发症是临床无法回避的问题，来自复旦大学中山医院的蒋伟教授分享了ERAS在这方面的应用及初步设想，使这一理念惠及更多患者。中南大学湘雅二医院胸外科喻风雷教授分享了通过清除循环肿瘤细胞治疗肺癌的初步研究；遵义医学院附属医院徐刚教授则介绍了经济欠发达地区食管癌外科ERAS的探索工作；福建医科大学附属协和医院康明强教授介绍了通过功能性淋巴结清扫保护迷走神经及喉返神经，促进患者康复；沈阳军区总医院王述民教授分享了机器人手术在ERAS中的应用，通过完全无管化的手术加速患者康复。

(梅建东，郭成林，车国卫，沈诚，邱姝婷，刘伦旭)

第3节 ERAS与围术期管理

在围术期管理方面，大会根据胸科ERAS中的热点问题，设计了心肺康复、营养管理、疼痛管理、管道管理、肺栓塞预防等5个主题，分别邀请相关领域专家进行引导发言，设置相应问题，与会者参与投票，再由讨论嘉宾与参会代表之间展开积极讨论。

第一个话题为心肺康复与评定。首先，由天津医科大学总医院李新医师代替张鹏教授发言，分享心肺功能试验的临床应用、术前营养支持改善呼吸功能等；其后，四川大学华西医院苏建华康复治疗师介绍了心肺运动试验的临床价值，强调了最大耗氧量在肺手术评估中的重要作用。现场投票显示出心肺运动试验的重要性已得到大家广泛认可，但术前肺康复训练时间则存在较大差异(图8-12)，这个问题目前尚缺乏确切的证据加以支持。

第二个主题是关于围术期营养支持，分别由四川省肿瘤医院李强教授作了食管癌围术期营养与ERAS的分享、天津医科大学总医院张鹏医师介绍了食管外科肠内营养通路解决方案、四川大学华西医院胸外科杜娜护师作了肺癌术后短期MCT(中链甘油三脂)饮食可以既"营养"又减少"引流"的发言，分别探讨了肺外科及食管外科围术期营养的问题。现场投票结果显示了术前营养评估得到广泛认可，且肺手术亦有必要考虑营养问题，但如何进行营养支持则存在较大分歧(图8-13)。

疼痛是胸外科手术后难以避免的问题，严重影响了患者术后恢复及住院体验。本节首先邀请西安交通大学第一附属医院付军科教授介绍胸外科术后疼痛原因及管理，再由四川大学华西医院胸外科林琳副护士长介绍术后不同镇痛药物的应用效果及不良反应，结合现场调查，术后镇痛应遵循个体化，以阿片类及非甾体类最为常用(图8-14)。

各种管道的应用在胸外科手术后较为常见，包括引流管、尿管、胃管、营养管等，各种管道的应用也明显影响了患者的恢复，本节主要针对引流管的改

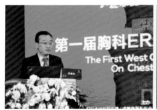
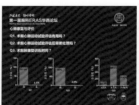
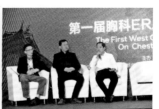

图8-12 针对心肺康复与评价的讨论及互动

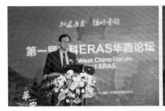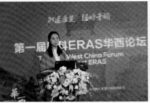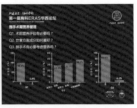

图8-13　围术期营养管理的现场调查结果

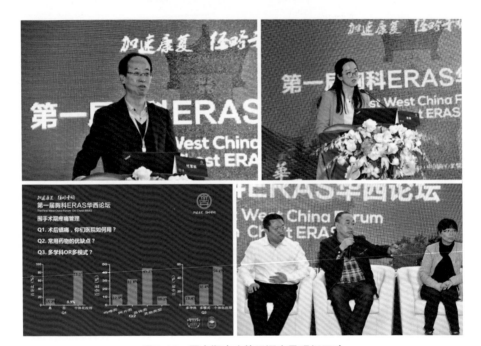

图8-14　围术期疼痛管理调查及现场互动

进展开，分别由哈尔滨医科大学徐世东教授及四川大学华西医院胸外科周洪霞主管护师分别分享了其对胸外科引流管的改进措施，天津市天津医院王东滨教授则介绍了一种新的引流管固定方法。随后的现场调查显示对于不同管道的个体化应用被普遍认可，但如何设定标准则存在较大争议(图8-15)。

最后一个话题是关于围术期肺栓塞的，这一并发症在胸外科手术中并不算常见，但往往造成严重后果，避免其发生的重点在于预防(图8-16)。本节首先邀请了我国肺栓塞领域著名专家、华西医院呼吸科易群教授作了题为"多学科合作预防围术期深静脉栓塞，促进快速康复"的讲座。其后，由华西医院胸外科廖虎主治医师介绍了华西医院胸外科针对高危患者开展的术前预防性抗凝及

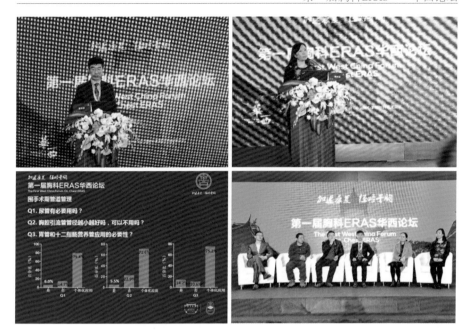

图8-15　围术期疼痛管理及现场讨论

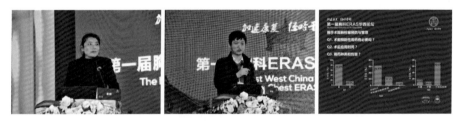

图8-16　围术期血栓栓塞的预防与管理讲座及现场调查

其效果，其后的调查显示围术期抗凝已得到多数人的认可，但用药时间及剂量则有一定争议，且目前仍有不少医院对围术期抗凝的问题存在安全性方面的疑虑，尚需更多证据支持，以促进观点的转变。

至此，为期两天的首届胸科ERAS华西论坛圆满结束，注册代表多达800余人，实际到会场参加会议人员逾千人。会议最后由华西医院车国卫教授作总结发言(图8-17)，再次对大家的参会表达了由衷的感谢，关于ERAS，我们还需要更多的数据支持，形成可重复、可操作的方案，正所谓"路漫漫其修远兮，吾将上下而求索"。

本次大会期间，先后有10余批次参会者至华西医院胸外科病房进行实地参观(图8-18~图8-19)，华西胸外科医护团队间的团结、和谐也得到了与会者的广

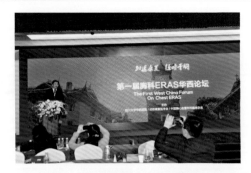

图8-17　四川大学华西医院车国卫教授作总结发言

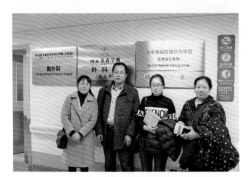

图8-18　华西医院胸外科护士徐志华(左一)在
接待病房参观人员

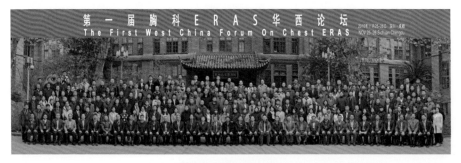

图8-19　大会合影

泛赞誉，正是因为有了这样积极向上的文化氛围，才造就了华西胸外科的不断
前行、勇攀高峰！

(梅建东，车国卫，郭成林，沈诚，邱姝婷，刘伦旭)

第4节　问卷部分——加速康复外科
在中国大陆胸外科临床应用现状

——基于胸外科医生及护士调查的分析

　　加速康复外科(enhanced recovery after surgery，ERAS)理念近年来已逐渐被外科医生所熟悉并不断被应用于临床实践中。ERAS的内涵是减少创伤对机体应激反应，促进机能快速康复；外延体现在临床上降低并发症发生率并缩短住院时间。加速康复起源于欧洲和北美洲，主要体现在术前和术后的管理流程优化，强调住院日缩短和费用降低。而随后对ERAS理念的认识逐渐转变为需要多学科协作与医护一体化管理。中国大陆地区对于ERAS理念的认识也逐渐增加，推广和应用得较好的医院主要集中在少数几个国家级三级甲等医院，而全国大多数省市级医院的胸外科对其认识和开展得较少。对大多数胸外科医师对ERAS理念的认知和应用现状如何不清楚，并无相关文献报道。对这些问题的不了解，将导致ERAS理念在各大医院的应用和推广难以奏效。因而我们通过问卷调查的形式，对来自我国大陆31个省级行政区域，包括22个省，5个自治区，4个直辖市医院的胸外科各级医师和护士对ERAS的认知，在其医院开展情况和发展方向等问题进行了调查和分析，以期为ERAS理念在临床的推广和应用，规范和完善实施ERAS的具体操作流程和制定提供参考。

1　对象与方法

1.1　调查对象

　　对2016年11月25日参加四川成都第一届胸科ERAS华西论坛的370家大陆各级医院胸外科医师和护士共773名进行了调查。

1.2　方法

　　采用问卷调查法。本次问卷主要包括2个部分，第一部分包括：1)受访对象的基本情况，包括年龄、性别、职业、职称、职务和单位所在省(市)；2)所在医院胸外科基本情况，包括科室床位数、科室年手术量和胸腔镜手术比例。第二部分包括10个问题，内容主要涉及所在医院胸外科对加速康复理念的认识和应用，包括：1)ERAS的应用范围；2)ERAS的应用现状；3)ERAS的评价标准；4)ERAS方案实施的最佳团队组合；5)ERAS应用中依从性差的主要因素；

6)ERAS理念在临床上的应用；7)个人对临床上应用ERAS理念的认识；8)ERAS方案实施的最佳模式；9)ERAS方案实施的推动途径和；10)ERAS会议的主要内容。问卷由会议工作人员统一提供并支持二维码扫描电子答题，当场填写完成后统一提交到管理系统。

2 结果

2.1 参会人员基本情况及科室年胸腔镜手术量分析

370所医院均具备开展胸腔镜手术的条件，139所医院的胸腔镜手术量占总手术量的比例>60%，141所医院介于30%~60%之间，90所医院<30%。

773份调查问卷中，包括医生514人，中位年龄39岁；护士259人，中位年龄34岁。高级职称324人，中级职称238人，初级职称211人；部级医院94人，部队医院62人，省级医院270人，市级医院296人，县级医院51人；正(副)院长7人，正(副)主任或护士长310人，无行政职务者456人(图8-20)。

2.2 加速康复外科应用现状分析

69.6%的医生和58.7%的护士认为ERAS的应用现状为理念大于实践(见图8-21A)；88.5%的医生和85.7%护士认为ERAS理念适用于所有外科(见图8-21B)；59.3%的医生和50.2%的护士认为所在医院只有部分科室将ERAS理念应用于临床(图8-21C)；45.3%的医生和33.3%的护士在临床上将ERAS理念应用部分患者，而40.2%的护士在临床实践中将ERAS理念应用于所有患者(图8-21D)。

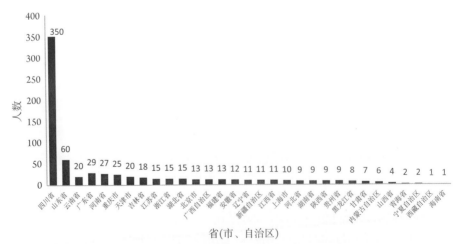

图8-20 参会人员省级行政区域参与调查人数

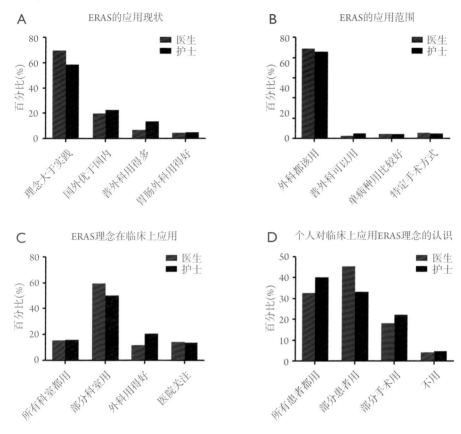

图8-21　ERAS应用现状

2.3　加速康复外科临床应用困难及实现途径

55.6%的医生和69.1%的护士认为方案不成熟、无共识和规范，以及医患安全无保障是ERAS应用中依从性差的主要因素(图8-22A)；62.1%的医生和70.7%的护士认为学科整合、以外科为主的联合以及医护一体化均为ERAS实施的最佳团队组合(图8-22B)；38.1%的医生和57.5%的护士认为多学科协作、以外科为主的多模式和外科制定方案均是ERAS实施的最佳模式(图8-22C)；42.8%的医生和31.7%的护士认为协会发布规范是推动ERAS实施的最佳途径，而44.8%的护士认为医院行政推动才是ERAS实施的最佳途径(图8-22D)。

2.4　加速康复外科评价标准及会议内容

73.7%的医生和81.9%的护士认为ERAS的评价标准：平均住院日、患者感受和社会满意度进行综合评价(图8-22E)；65.6%的医生和79.5%的护士认为ERAS现状与进展、临床研究项目和临床应用经验交流、规范与共识应该是ERAS会议的主要内容(图8-22F)。

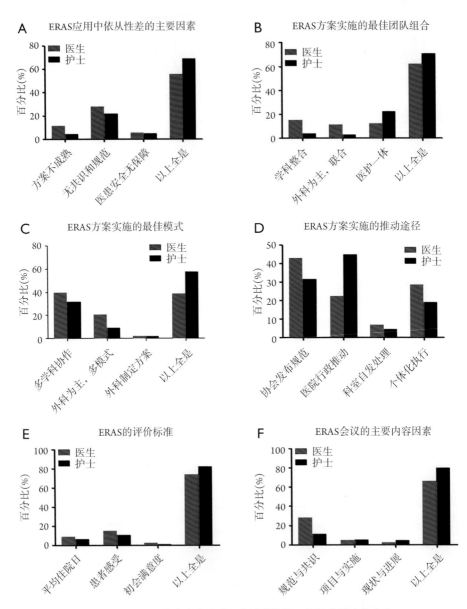

图8-22 ERAS临床应用困难、实现途径评、价标准及会议内容

3 讨论

ERAS理念率先由丹麦学者Kehlet H于1997年首次提出，经过近20年的发展，取得了令人瞩目的成绩，已成为英国和加拿大两国政府主导的临床路径。2007年黎介寿院士将ERAS理念引入我国。虽然ERAS理念由已最初只应用于结直肠手术逐步推广到临床各外科领域，但推进过程并不顺利，不同层次医院的应用情况也参差不齐。在欧洲的一项调查发现，欧洲国家中只有1/3的医院在应用ERAS，传统习惯和理念是阻碍ERAS推广和应用的主要阻碍。我们的此项调查表明，我国大部分医护人员能正确地认识到ERAS理念不应局限于某一外科领域，而应该应用于所有外科，但大多数医护人员仍认为我国胸外科ERAS开展的现状为理念大于实践。这表明不仅欧洲运用ERAS遇阻，我国的情况同样不容乐观，仍面临大量的研究成果局限于临床试验，难以推广应用的困境。同时，在对临床上哪些患者应该应用ERAS理念上，医生和护士的观念亦存在差异，大多数医生认为临床上只有部分患者适用，而护士认为应该将ERAS方案应用于所有患者。

ERAS在临床应用中需要多模式或多学科协作完成。我们的调查结果表明我国大部分胸外科医护人员能接受这一观点，认为学科整合、外科为主的联合以及医护一体化均为ERAS实施的最佳团队组合。虽然ERAS在胸外科应用的重要价值已逐渐被国内外的医疗中心所重视，但在实施过程中，作为实施主体的医护人员依从性仍然较差。我们的调查结果表明，大多数胸外科医师所在的医院只有部分科室运用ERAS理念。方案不成熟、缺乏共识和规范，以及医患关系无保障均是导致依从性差的主要原因。这也提示我们改变传统观念，完善方案，制定ERAS实施过程中的指南和规范，制定保障医患安全的措施是推动ERAS顺利实施的保障。

当前各个学科将缩短住院时间和降低术后并发症做为评价ERAS方案是否可行的主要标准。但开展ERAS的临床意义绝不仅仅是缩短住院时间和降低术后并发症。例如，我们不能为了缩短住院时间，而勉强、不安全地让患者出院。人是生物、心理和社会的综合体，现代医学已从以疾病为中心的生物医学模式转换为以人为中心的生物-心理-社会医学模式。所以综合评价住院时间、患者和社会的满意度才是评价ERAS方案是否可行的标准。我们的调查结果表明，我国大多数胸外科医护人员能准确认识到不能采用单一的标准来评价ERAS方案是否可行。

外科、麻醉和护理等多学科的协作和配合是ERAS顺利实施的保障。我们调查结果表明，我国大多数胸外科医护人员能认识到多学科协作、外科为主的多模式和外科制定方案均为ERAS实施过程中的最佳方案。ERAS实施过程中的特殊性，决定了医院行政管理部门和为实施过程制定规范化流程的重要性。目前国内外已经发布了部分有关ERAS的共识与指南，例如，成立于2010年的欧洲ERAS协会，目前已召开多次国际大会，制定了胰十二指肠切除、结直肠切除和胃切除术等ERAS专家共识与指南；我国于2015年成立ERAS协作组，发布了《结直肠手术应用加速康复外科中国专家共识(2015版)》。然而国内外目前仍缺乏胸外科专科的ERAS共识与指南。我们的调查表明，绝大多数胸外科医护人员赞成协会发布规范和医院行政推动是ERAS实施的主要推动途径。

我国的ERAS研究起步较晚，直到2015年，才在南京召开了第一届ERAS全国大会。鉴于我国举办ERAS会议尚缺乏经验，哪些内容是参会者想在参会过程中学习的，以及以何种方式将大会办得更亲民是主办方非常关注的问题。我们的调查结果表明，规范与共识、项目与实施和ERAS的现状和进展是参会者主要关注的议题。该结果为我们明年举办第二届胸科ERAS华西论坛提供了参考。

4 结论

我国的ERAS研究与应用已进入一个快速发展的上升期，但在推广和应用方面仍面临许多问题和挑战，在我国医院的大多数胸外科的应用现状仍局限于理论阶段。其原因主要是方案不成熟、无共识和规范，以及医患安全无保障。针对以上问题，制定胸外科专科的ERAS临床规范与指南以及医院行政干预在促进ERAS在胸外科的应用方面非常重要。

(郭成林，车国卫，梅建东，沈诚，邱姝婷，刘伦旭)

第5节 加速康复外科理念在中国各区域医院胸外科应用现状的问卷调查

加速康复外科(Enhanced Recovery After Surgery，ERAS)理念近年来已逐渐被胸外科医生所熟悉，并不断被应用于临床实践中。加速康复外科内涵是减少创伤对机体应激反应，促进机能快速康复；外延体现在临床上降低并发症发生率并缩短住院时间。加速康复起源于欧洲和北美洲，主要体现在术前和术后的管理流程优化，强调住院日缩短和费用降低。而随后对加速康复外科理念的认识逐渐转变为需要多学科协作与医护一体化管理。中国大陆地区对于加速康复外科理念的认识也逐渐增加，推广和应用得较好的医院主要集中在少数几个国家级三级甲等医院，而全国大多数省市级医院的胸外科对其认识和开展得较少。对大多数胸外科医师和护理人员在加速康复外科理念方面的认知和应用现状如何不清楚，并无相关文献报道。对这些问题的不了解，将导致加速康复外科理念在各大医院的应用和推广难以奏效。因而我们通过问卷调查的形式，对来自我国大陆31个省级行政区域，包括22个省，5个自治区，4个直辖市医院的胸外科各级医师和护士对加速康复外科的认知，在其医院开展情况和发展方向等问题进行了调查和分析，以期为加速康复外科理念在临床的推广和应用，规范和完善实施加速康复外科的具体操作流程和制定提供参考。

1 对象与方法

1.1 调查对象

对2016年11月25日参加四川成都第一届胸科ERAS华西论坛的各省、市级医院胸外科医师和护士共773名进行了调查。

1.2 方法

采用问卷调查法。本次问卷主要包括2个部分，第一部分包括：1)受访对象的基本情况，包括年龄、性别、职业、职称、职务和单位所在省(市)；2)所在医院胸外科基本情况，包括科室床位数、科室年手术量和胸腔镜手术比例。第二部分包括10个问题，内容主要涉及所在医院胸外科对加速康复理念的认识和应用，包括：1)加速康复外科的应用范围；2)加速康复外科应用现状；3)加速康复外科评价标准；4)加速康复外科方案实施的最佳团队组合；5)加速康复外科应用中依从性差的主要因素；6)加速康复外科的理念在临床上的应用；7)个人对临床上应用加速康复外科理念的认识；8)加速康复外科方案实施的最佳模式；9)加速康复外科方案实施的推动途径和；10)加速康复外科会议的主要内容。问卷由会议工作人员统一提供并支持二维码扫描电子答题，当场填写完成后统一提交到管理系统。

对收到的773份有效问卷根据地域分区进行描述分析。其中，包括医师514人，护士259人。区域划分如下：四川省单独提出医护共359人，4个直辖市共68人，包括北京市、天津市、上海市和重庆市。东部共144人，包括河南省、安徽省、山东省、江苏省、湖北省和浙江省；西部共32人，包括新疆维吾尔族自治区、青海省、甘肃省、陕西省、西藏自治区和宁夏回族自治区；南部共114人，包括云南省、江西省、广西壮族自治区、福建省、广东省、海南省、湖南省；北部共56人，包括吉林省、黑龙江省、辽宁省、内蒙古自治区、山西省和河北省。

具体参与调查者及其所在地域分区医院胸外科基本信息：平均年龄37.94岁，其中正副院长7人(0.91%)，正副主任或护士长298人(33.85%)，高级职称41.91%、中级职称30.79%、初级职称27.39%，胸外科床位数平均52张，胸外科年手术量738台，39.07%参与调查者所在胸外科胸腔镜手术比例>60%，43.21%参与调查者所在胸外科胸腔镜手术比例在30%~60%之间。

现对数据进行统计和描述性分析。

2 结果

2.1 各区域胸外科医生对加速康复外科应用的看法

2.1.1 加速康复外科的应用范围

在四川省，有5.01%(18/359)的参与调查者认为加速康复外科单病种用比较好；认为普外科可以用的占5.85%(21/359)；认为特定手术方式可以用的占5.57%(20/359)；认为外科都该用的占83.57%(300/359)。

在4个直辖市中，有5.88%(4/68)的参与调查者认为加速康复外科单病种用比较好；认为普外科可以用的占1.47%(1/68)；认为特定手术方式可以用的占8.82%(6/68)；认为外科都该用的占83.82%(57/68)。

在东部地区，有2.78%(4/144)的参与调查者认为加速康复外科单病种用比较好；认为普外科可以用的占1.39%(2/144)；认为特定手术方式可以用的占6.25%(9/144)；认为外科都该用的占89.58%(129/144)。

在西部地区，有3.13%(18/32)的参与调查者认为加速康复外科单病种用比较好；认为普外科可以用和特定手术方式可以用的无人选择；认为外科都该用的占96.87%(31/32)。

在南部地区，有3.51%(4/114)的参与调查者认为加速康复外科单病种用比较好；认为普外科可以用和特定手术方式可以用的分别只有一人选择；认为外科都该用的占94.73%(108/114)。

在北部地区，有1个参与调查者认为加速康复外科单病种用比较好；"普外科可以用"这一项无人选择；认为特定手术方式可以用的占5.36%(3/56)；认为外科都该用的占92.85%(52/56)(图8-23)。

2.1.2 当前加速康复外科应用现状

在四川省，有18.30%(84/359)的参与调查者认为加速康复外科国外优于国内；认为理念大于实践的占70.15%(322/359)；认为普外科用得多的占7.63%(35/359)；认为胃肠外科用得好的占3.92%(18/359)。

在4个直辖市中，有17.95%(14/68)的参与调查者认为加速康复外科国外优于国内；认为理念大于实践的占65.38%(51/68)；认为普外科用得多的占11.54%(9/68)；认为胃肠外科用得好的占(4/68)。

在东部地区，有19.44%(28/144)的参与调查者认为加速康复外科国外优于国内；认为理念大于实践的占65.97%(95/144)；认为普外科用得多的占9.03%(13/144)；认为胃肠外科用得好的占5.56%(8/144)。

在西部地区，有15.63%(5/32)的参与调查者认为加速康复外科国外优于国内；认为理念大于实践的占81.25%(26/32)；认为普外科用得多的占3.12%(1/32)；认为无人选择胃肠外科用得好。

在南部地区，有16.67%(19/114)的参与调查者认为加速康复外科国外优于国内；认为理念大于实践的占73.68%(84/114)；认为普外科用得多的占5.26%(6/114)；认为胃肠外科用得好的占4.39%(5/114)。

在北部地区，有16.07%(9/56)的参与调查者认为加速康复外科国外优于国内；认为理念大于实践的占75.00%(42/56)；认为普外科用得多的占8.93%(5/56)；"胃肠外科用得好"这一项无人选择(图8-24)。

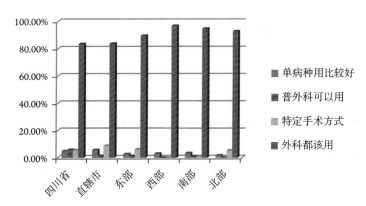

图8-23 各区域胸外科医生对加速康复外科应用范围的看法

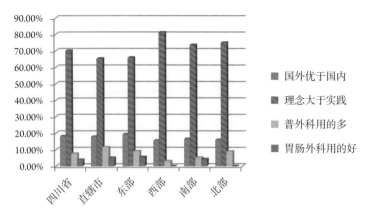

图8-24 各区域胸外科医生对加速康复外科应用现状的看法

2.1.3 加速康复外科评价标准

在四川省，有15.48%(54/359)的参与调查者认为加速康复外科评价标准为患者感受；选"平均住院日"的占5.73%(20/359)；选"社会满意度"的占1.43%(5/359)；选"以上全是"的占77.36%(270/359)。

在4个直辖市中，有10.29%(7/68)的参与调查者认为加速康复外科评价标准为患者感受；选"平均住院日"的占8.82%(6/68)；无人选择"社会满意度"；选"以上全是"的占80.88%(55/68)。

在东部地区，有14.58%(21/144)的参与调查者认为加速康复外科评价标准为患者感受；选"平均住院日"的占9.03%(13/144)；选"社会满意度"的占2.08%(3/144)；选"以上全是"的占74.31%(107/144)。

在西部地区，有6.25%(2/32)的参与调查者认为加速康复外科评价标准为患者感受；选"平均住院日"的占6.25%(2/32)；选"社会满意度"的占9.38%(3/32)；选"以上全是"的占78.12%(25/32)。

在南部地区，有7.89%(9/114)的参与调查者认为加速康复外科评价标准为患者感受；选"平均住院日"的占6.14%(7/114)；选"社会满意度"的占2.63%(3/114)；选"以上全是"的占83.34%(95/114)。

在北部地区，有19.64%(11/56)的参与调查者认为加速康复外科评价标准为患者感受；选"平均住院日"的占10.72%(6/56)；无人选择"社会满意度"；选"以上全是"的占69.64%(39/56)(图8-25)。

2.1.4 加速康复外科应用中依从性差的主要因素

在四川省，有8.64%(31/359)的参与调查者认为加速康复外科应用中依从性差的主要因素为方案不成熟；选"无共识和规范"的占27.86%(100/359)；选

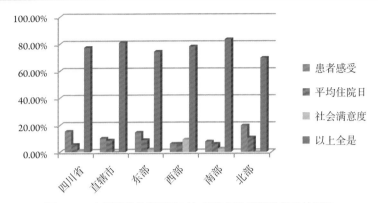

图8-25　各区域胸外科医生对加速康复外科评价标准的看法

"医患安全无保障"的占5.01%(18/359)；选"以上全是"的占58.49%(210/359)。

在4个直辖市中，有10.29%(7/68)的参与调查者认为加速康复外科应用中依从性差的主要因素为方案不成熟；选"无共识和规范"的占19.12%(13/68)；选"医患安全无保障"的占7.35%(5/68)；选"以上全是"的占62.24%(43/68)。

在东部地区，有10.42%(15/144)的参与调查者认为加速康复外科应用中依从性差的主要因素为方案不成熟；选"无共识和规范"的占26.39%(38/144)；选"医患安全无保障"的占8.33%(12/144)；选"以上全是"的占54.86%(79/144)。

在西部地区，有6.25%(2/32)的参与调查者认为加速康复外科应用中依从性差的主要因素为方案不成熟；选"无共识和规范"的占25%(8/32)；选"医患安全无保障"的占6.25%(2/32)；选"以上全是"的占62.50%(20/32)。

在南部地区，有4.39%(5/114)的参与调查者认为加速康复外科应用中依从性差的主要因素为方案不成熟；选"无共识和规范"的占21.05%(24/114)；选"医患安全无保障"的占4.39%(5/114)；选"以上全是"的占70.17%(80/114)。

在北部地区，有14.29%(8/56)的参与调查者认为加速康复外科应用中依从性差的主要因素为方案不成熟；选"无共识和规范"的占26.79%(15/56)；无人选择"医患安全无保障"；选"以上全是"的占58.92%(33/56)(图8-26)。

2.1.5　参与调查者所在医院或科室将加速康复外科的理念应用于临床的现状

在四川省，有55.99%(201/359)的参与调查者的医院部分科室将加速康复外科的理念应用于临床；选"都用"的占14.21%(51/359)；选"外科用得好"的占15.32%(55/359)；选"医院关注"的占14.48%(52/359)。

在4个直辖市中，有60.29%(41/68)的参与调查者的医院部分科室将加速康复外科的理念应用于临床；选"都用"的占10.29%(7/68)；选"外科用得好"的占16.18%(11/68)；选"医院关注"的占13.24%(9/68)。

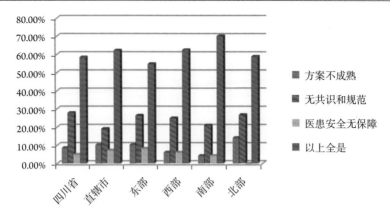

图8-26 各区域胸外科医生对加速康复外科依从性差的看法

在东部地区，有54.17%(78/144)的参与调查者的医院部分科室将加速康复外科的理念应用于临床；选"都用"的占20.14%(29/144)；选"外科用得好"的占12.50%(18/144)；选"医院关注"的占12.50%(19/144)。

在西部地区，有59.38%(19/32)的参与调查者的医院部分科室将加速康复外科的理念应用于临床；选"都用"的占12.50%(4/32)；选"外科用得好"的占12.50%(4/32)；选"医院关注15.62%(5/32)。

在南部地区，有60.53%(69/114)的参与调查者的医院部分科室将加速康复外科的理念应用于临床；选"都用"的占17.54%(20/114)；选"外科用得好"的占11.40%(13/114)；选"医院关注"的占10.53%(12/114)。

在北部地区，有48.22%(27/56)的参与调查者的医院部分科室将加速康复外科的理念应用于临床；选"都用"的占16.07%(9/56)；选"外科用得好"的占19.64%(11/56))；选"医院关注"的占16.07%(9/56)(图8-27)。

2.1.6 参与调查者个人将加速康复外科的理念应用于临床的现状

在四川省，有0.59%(2/359)的参与调查者不在临床上应用加速康复外科理念；部分患者用的占45.16%(154/359)；部分手术用的占20.82%(71/359)；都用的占33.43%(114/359)。

在4个直辖市中，有5.88%(4/68)的参与调查者不在临床上应用加速康复外科理念；部分患者用的占48.53%(33/68)；部分手术用的占16.18%(11/68)；都用的占29.41%(20/68)。

在东部地区，有2.78%(4/144)的参与调查者不在临床上应用加速康复外科理念；部分患者用的占46.53%(67/144)；部分手术用的占17.36%(25/144)；都用的占33.33%(48/144)。

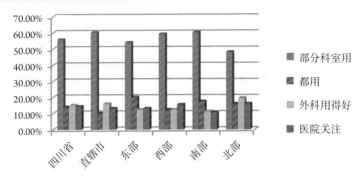

图8-27　各区域胸外科医生所在医院和科室对加速康复外科理念应用于临床的看法

在西部地区，有0.00%(0/32)的参与调查者不在临床上应用加速康复外科理念；部分患者用的占34.38%(11/32)；部分手术用的占15.62%(5/32)；都用的占50.00%(16/32)。

在南部地区，有1.75%(2/114)的参与调查者不在临床上应用加速康复外科理念；部分患者用的占31.58%(36/114)；部分手术用的占20.18%(23/114)；都用的占46.49%(53/114)。

在北部地区，有5.36%(3/56)的参与调查者不在临床上应用加速康复外科理念；部分患者用的占32.14%(18/56)；部分手术用的占26.79%(15/56)；都用的占35.71%(20/56)(图8-28)。

2.2　各区域胸外科医生对加速康复外科具体方案实施的认识

2.2.1　加速康复外科方案实施的最佳团队组合

在四川省，有8.91%(32/359)的参与调查者认为加速康复外科方案实施的最

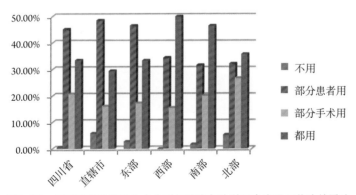

图8-28　各区域胸外科医生个人对加速康复外科理念应用于临床的看法

佳团队组合为外科为主，联合；选"学科整合"的占8.92%(32/359)；选"医护一体"的占18.94%(68/359)；选"以上全是"的占63.23%(227/359)。

在4个直辖市中，有7.35%(5/68)的参与调查者认为加速康复外科方案实施的最佳团队组合为外科为主，联合；选"学科整合"的占13.24%(9/68)；选"医护一体"的占11.76%(8/68)；选"以上全是"的占67.65%(46/68)。

在东部地区有12.50%(18/144)的参与调查者认为加速康复外科方案实施的最佳团队组合为外科为主，联合；选"学科整合"的占16.67%(24/144)；选"医护一体"的占11.11%(16/144)；选"以上全是"的占59.72%(86/144)。

在西部地区，有3.12%(1/32)的参与调查者认为加速康复外科方案实施的最佳团队组合为外科为主，联合；选"学科整合"的占6.25%(2/32)；选"医护一体"的占21.88%(7/32)；选"以上全是"的占68.75%(22/32)。

在南部地区，有5.26%(6/114)的参与调查者认为加速康复外科方案实施的最佳团队组合为外科为主，联合；选"学科整合"的占8.77%(10/114)；选"医护一体"的占13.16%(15/114)；选"以上全是"的占72.81%(83/114)。

在北部地区，有7.14%(4/56)的参与调查者认为加速康复外科方案实施的最佳团队组合为外科为主，联合；选"学科整合"的占16.07%(9/56)；选"医护一体"的占8.93%(5/56)；选"以上全是"的占67.86%(38/56)(图8-29)。

2.2.2　加速康复外科方案实施的最佳模式

在四川省，有37.33%(134/359)的参与调查者认为加速康复外科方案实施的最佳模式为多学科协作；选"外科为主，多模式"的占17.55%(63/359)；选"外科制定方案"的占1.39%(5/359)；选"以上全是"的占43.73%(157/359)。

在4个直辖市中，有35.29%(24/68)的参与调查者认为加速康复外科方案实

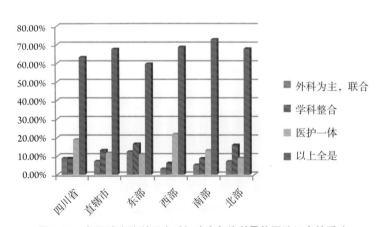

图8-29　各区域胸外科医生对加速康复外科最佳团队组合的看法

施的最佳模式为多学科协作；选"外科为主，多模式"的占17.65%(12/68)；选"外科制定方案"的占2.94%(2/68)；选"以上全是"的占44.12%(30/68)。

在东部地区，有43.75%(63/144)的参与调查者认为加速康复外科方案实施的最佳模式为多学科协作；选"外科为主，多模式"的占17.36%(25/144)；选"外科制定方案"的占2.78%(4/144)；选"以上全是"的占36.11%(52/144)。

在西部地区，有25.00%(8/32)的参与调查者认为加速康复外科方案实施的最佳模式为多学科协作；选"外科为主，多模式"的占28.13%(9/32)；选"外科制定方案"的占0.00%(0/32)；选"以上全是"的占46.87%(15/32)。

在南部地区，有29.83%(34/114)的参与调查者认为加速康复外科方案实施的最佳模式为多学科协作；选"外科为主，多模式"的占8.77%(10/114)；选"外科制定方案"的占1.75%(2/114)；选"以上全是"的占59.65%(68/114)。

在北部地区，有37.93%(22/56)的参与调查者认为加速康复外科方案实施的最佳模式为多学科协作；选"外科为主，多模式"的占15.52%(9/56)；选"外科制定方案"的占3.45%(2/56)；选"以上全是"的占43.10%(25/56)(图8-30)。

2.2.3 加速康复外科方案实施的推动途径

在四川省，有29.53%(106/359)的参与调查者认为加速康复外科方案实施的推动途径为个体化执行；选"科室自发处理"的占7.24%(26/359)；选"协会发布规范"的占34.82%(125/359)；选"医院行政推动"的占28.41%(102/359)。

在4个直辖市中，有16.18%(11/68)的参与调查者认为加速康复外科方案实施的推动途径为个体化执行；选"科室自发处理"的占4.41%(3/68)；选"协会发布规范"的占41.18%(28/68)；选"医院行政推动"的占38.23%(26/68)。

在东部地区，有22.92%(33/144)的参与调查者认为加速康复外科方案实施的推动途径为个体化执行；选"科室自发处理"的占4.17%(6/144)；选"协会

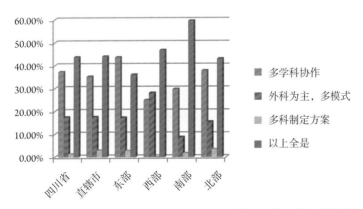

图8-30 各区域胸外科医生对加速康复外科方案的方案的实施模式的看法

发布规范"的占49.31%(71/144);选"医院行政推动"的占23.61%(34/144)。

在西部地区,有15.62%(5/32)的参与调查者认为加速康复外科方案实施的推动途径为个体化执行;选"科室自发处理"的占3.13%(1/32);选"协会发布规范"的占46.88%(15/32);选"医院行政推动"的占34.37%(11/32)。

在南部地区,有18.75%(27/114)的参与调查者认为加速康复外科方案实施的推动途径为个体化执行;选"科室自发处理"的占4.86%(7/114);选"协会发布规范"的占28.47%(41/114);选"医院行政推动"的占47.92%(69/114)。

在北部地区,有23.21%(13/56)的参与调查者认为加速康复外科方案实施的推动途径为个体化执行;选"科室自发处理"的占5.36%(3/56);选"协会发布规范"的占39.29%(22/56);选"医院行政推动"的占32.14%(18/56)(图8-31)。

2.2.4 加速康复外科会议的主要内容

在四川省,有19.22%(69/359)的参与调查者认为加速康复外科会议的主要内容为规范与共识;选"现状与进展"的占2.23%(8/359);选"项目与实施"的占5.57%(20/359);选"以上全是"的占72.98%(262/359)。

在4个直辖市中,有20.59%(14/68)的参与调查者认为加速康复外科会议的主要内容为规范与共识;选"现状与进展"的占0.00%(0/68);选"项目与实施"的占10.29%(7/68);选"以上全是"的占69.11%(47/68)。

在东部地区,有30.20%(45/144)的参与调查者认为加速康复外科会议的主要内容为规范与共识;选"现状与进展"的占2.68%(4/144);选"项目与实施"的占3.36%(5/144);选"以上全是"的占63.76%(95/144)。

在西部地区,有28.13%(9/32)的参与调查者认为加速康复外科会议的主要内容为规范与共识;选"现状与进展"的占6.25%(2/32);无人选"项目与实

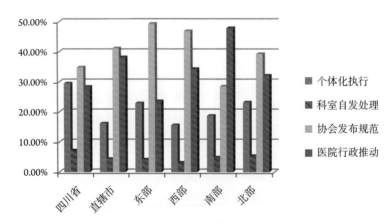

图8-31 各区域胸外科医生对加速康复外科实施的推动途径的看法

施"这一项(0/32)；选"以上全是"的占65.62%(21/32)。

在南部地区，有13.16%(15/114)的参与调查者认为加速康复外科会议的主要内容为规范与共识；选"现状与进展"的占3.51%(4/114)；选"项目与实施"的占2.63%(3/114)；选"以上全是"的占80.70%(92/114)。

在北部地区，有33.93%(19/56)的参与调查者认为加速康复外科会议的主要内容为规范与共识；选"现状与进展"的占7.14%(4/56)；选"项目与实施"的占3.57%(2/56)；选"以上全是"的占55.36%(31/56)(图8-32)。

3 讨论

加速康复外科在我国经过多年的发展与应用，已逐渐形成一些适合中国医护与患者的操作流程与规范，并已在结直肠领域制定出中国专家共识。虽然加速康复外科在胸外科领域的开展和应用在部分地区或医疗机构取得了一定效果，但是大量的研究仍局限于临床试验中，并没有大规模推广应用于临床。基于此，我们进行了此次问卷调查，以期探明目前加速康复外科在胸外科开展的现状和存在的问题。从调查结果来看，参与调查者来自全国30个省级行政区域，既有临床医师(66.49%)，又有护士(33.51%)，既有较高职称的正副院长与正副科室主任或护士长，又有具初级职称的一线医务人员，调查结果具有较好的代表性，他们面临的问题也是我们工作中亟待解决的问题。

了解我国加速康复外科理念的推广情况和广大胸外科医生和护士对理念认识及应用现状，对进一步普及和推广，尤其是针对初步开展和应用的医院相关胸外科医护团体制定合理和实用的加速康复外科学习培训计划有重要指导价值。我们正是基于这样的问题而进行的问卷设计。第一届胸科ERAS华西论坛参会医师和护士代表来自中国大陆(除香港、澳门和台湾外)的省市县、自治区

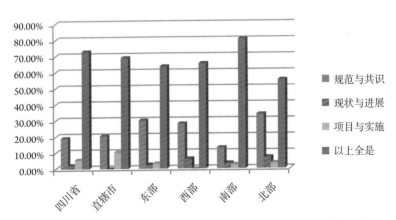

图8-32 各区域胸外科医生对加速康复外科的会议的主要内容的看法

级的二级及三级医院胸外科医护人员773人进行问卷调查，从构成上(正副院长占0.91%，正副主任或护士长298人占33.85%，高级职称者占41.91%)基本代表我国各大医院加速康复外科理念推广和普及应用的现状，他们工作中的问题也是以后需要在学习及培训中应解决的问题。

首先，调查表的结果反映我国各区域省份胸外科对加速康复外科应用的认识。

加速康复外科理念早期体现的是术前和术后的管理流程的优化，普外科腹部手术方面体现在改善围术期饮食管理方面。随着微创技术的发展，普外科的腹腔镜微创技术在快速康复外科中的作用突显，不但能够降低外科手术导致的应激反应和并发症，也可以缩短住院时间。近期，微创技术在多个外科学科中的应用范围逐渐广泛，加速康复外科的理念也被逐渐得到认同和应用。具体到本次会议关于加速康复外科应用范围的结果分析发现，东西南北各省份加上四川省和4个直辖市，均认为所有外科是加速康复外科理念的应用范围，其次四川省内认为该理念的应用范围适用于"单病种用、普外科可以用、特定手术方式应用"认同的参与调查人数相对均衡(分别为5.01%、5.85%和5.57%)，考虑是加速康复外科的理念在省内各医院和各科室宣传及应用相对广泛，医护人员均开展相关的研究和方案实施。而在西部地区结果显示在"单病种使用、普外科使用和特定手术方式应用"方面几乎无人考虑。结合调查结果统计分析，因为参与调查人员相较其他区域人数偏少，同时加速康复外科的理念在西部地区相关医院提出和开展较晚，致使医护人员对ERAS理念认识不深。

各省份和直辖市在加速康复外科的应用现状有较为一致的观点，80.2%的医护人员认为当前加速康复外科是理念大于实践(620/773)。其次，部分参与调查者(20.57%，159/773)也认为国外优于国内。从根源上看，ERAS起源于欧洲和北美，主要强调住院日缩短和费用降低，这也和调查结果相仿。4个直辖市统计结果提示，有11.54%(9/68)的医护人员相较于东西南北各省份认为普外科应用得多，说明了在中国主要发达城市医院内普外科对ERAS理念的应用和开展较为广泛。

加速康复外科的临床实现或体现需要判定标准，统一评价标准是ERAS临床获得循证医学证据方案所必需。当前各个学科应用最多的是降低术后并发症和缩短住院时间，作为评价ERAS方案可行与否的标准。原因有如下几点：①从起源上看，加速康复起源于欧洲和北美洲，住院费用高和过多并发症存在保险支付问题，这两个指标易于评价和推动医疗机构重视。②欧美国家区域内各家医院管理模式一致，易于评估；③两者医疗机构和医生易于理解和运用。本次会议中，对于加速康复外科的评价标准，76.45%(591/773)的人认为应该同时考虑"平均住院日、社会满意度以及患者感受"。北部地区19.64%(11/56)的医护人员对"患者感受"尤为关注。四川省15.48%(54/359)、4个直辖市

10.29%(7/68)和东部地区14.58%(21/144)也认为应加强对"患者感受"的认识，而西部地区6.25%(2/32)加速康复外科理念的发展相对缓慢。总体而言，加速康复外科理念背后反映了以患者为中心、术后早日正常且患者最大程度满意的观念已逐渐得到全国大多数医院胸外科的医护人员的重视。

在对加速康复外科应用中依从性差的主要因素进行分析发现，各区域中大部分胸外科医护人员[60.16%(465/773)]都认同"方案不成熟、无共识和规范、医患安全无保障"3个方面共同作用。ERAS方案推广以来，医护依从性差的主要有以下几方面：(1)ERAS方案临床应用效果不明显；(2)住院日没有缩短和缩短后再入院率高；(3)术后并发症(术后恶心、呕吐，疼痛和肺部感染)也是依从性逐渐降低的因素之一；(4)术前具有高危因素的患者进行ERAS程序导致失败而产生放大的"安全性"顾虑；(5)缺乏有效的、大规模临床试验支持的好ERAS方案进行推广。结合本次会议调查发现，以"无共识和规范"认同点尤为突出(占总人数的25.61%，198/773)。所以，这也更加强调了应当结合严格循证医学证据的临床研究，通过团队合作与质量持续改善计划，并持续坚持、学习总结策略，使ERAS方案不断瘦身，加快国际协会和专业协会对具体ERAS流程和方案的制定与推广，最终使临床应用依从性不断增加。

具体到各参与调查者自身医院和科室，以及个人对加速康复外科理念在临床的应用结果提示，4个直辖市和东西南北地区，包括四川省在内，超过半数的医护参会者认为加速康复外科理念多应用于"部分科室(占总人数的56.27%，435/773)和部分患者"。在西部(50%)和南部地区(46.49%)，加速康复外科理念在临床上针对"多数患者都在应用"。结合具体情况，因为加速康复外科理念在西部和南部地区部分医院开展得较晚，同时，由于医护人员的整体水平参差不齐，其中多数对加速康复外科理念的认识不足，不能看到加速康复外科对患者带来的获益及其卫生经济学价值。二是虽然不少中心在进行加速康复外科研究，但目前的研究证据还不充分，方案并不成熟，整个行业并没有在如何运用加速康复外科上达成共识并形成统一规范。三是传统习惯和观念根深蒂固，如术前长时间禁饮禁食、术后长期卧床、放置不必要的管道等，短期内难以改变。

其次，调查表的结果体现了我国各区域胸外科医生对加速康复外科具体方案实施的了解和认识。

对于加速康复外科方案实施的最佳团队组合，所有参与调查者中64.94%(502/773)的人认为应该包括"外科为主并联合其他科室、学科整合以及医护一体"。加速康复外科方案实施的最佳模式中，除了东部地区(43.75%，63/144)更强调"多学科协作"外，其余的区域和4个直辖市的胸外科医护人员均认为应当把"多学科协作、外科为主结合多模式和外科制定方案"共同作为模式的内容。ERAS方案及效果的实施主要是基于外科的发展，以外科医生或技术为主结合多模式是早期外科快速康复实践中的主要手段，外科医生为主导，麻醉师或护士提供方案，最后在外科医生的指导下实施。此种模式的最大优点是易于操作，方案固定，所有执行人员都有章可循。但也存在不足：一是每种方案的执行效果无法正确评价；因为方案的执行者与制定者不同。二是执行效果评价差，不能适时对方案进行更新或改变。随着加速康复外科理念认识的加深和推广，多模式医护一体化方案逐渐在规模比较小的医院应用于临床研究，多中心临床研究则需要多学科的协作。多学科协作模式有助于提高安全性，易于达成共识并推广，但是多学科协作依然存在不足，主要是每个专科会过多地将过于专业的方案纳入ERAS总体方案，使方案繁琐而难以实施。东部地区接受加速康复外科理念较早，同时也在尝试新的"多学科协作"模式应用于临床，因此符合调查结果。在加速康复外科方案实施的推动途径方面，包括四川省在内的东西北部地区，以及4个直辖市的医务工作者(33.76%，261/773)认为"协会发布规范"更有利于具体方案实施。然而，在南部地区，47.92%(69/114)的医护人员认为"医院行政推动"有助于加速康复方案的实施。

目前外科的发展趋势包括两点，一是微创，减少手术创伤及其带来的应激反应，二是对加速康复外科理念认识的加深和拓展。胸腔镜手术减少了以往开胸手术给患者带来的创伤，减轻了患者的痛苦，并在一定程度上减少了术后并发症，达到了微创的目的。胸腔镜手术的开展和应用在胸外科领域已经得到大家的肯定，并达成了共识。从此次调查结果来看，加速康复外科在我国的开展和利用还存在不少问题。对于加速康复外科会议的主要内容，所有参会的医护人员中有70.89%(548/773)的参与者都希望能够把"规范与共识、现状与进展、项目与实施"共同作为会议召开的主要内容，加速康复外科具体方案和规范的确立还需在今后工作中进行全国范围内的多中心的、具有严格循证学依据的临床研究。调查结果也为今后会议举办的主题和思路提供了明确的方向和内容。这些问题将是我们日后继续努力的目标和方向。

(郭成林，车国卫，梅建东，沈诚，邱姝婷，刘伦旭)

第6节 会议调查问卷内容

一、会议调查问卷

(一)参会者基本信息

见表8-1。

(二)会议前调查问卷

每个问题只能选一个答案。

1.您认为加速康复外科应用范围为：(　　　)。

A.外科都该用　　　　　　　　　B.普外科可以用

C.单病种用比较好　　　　　　　D.特定手术方式

2.您认为当前加速康复外科应用现状为：(　　　)。

A.理念大于实践　　　　　　　　B.国外优于国内

C.普外科用得多　　　　　　　　D.胃肠外科用得好

3.您认为加速康复外科评价标准应为：(　　　)。

A.平均住院日　　　　　　　　　B.患者感受

C.社会满意度　　　　　　　　　D.A+B+C

4.您认为加速康复外科方案实施的最佳团队组合是：(　　　)。

A.学科整合　　　　　　　　　　B.外科为主，联合

C.医护一体　　　　　　　　　　D.A+B+C

5.您认为加速康复外科应用中依从性差的主要因素：(　　　)。

A.方案不成熟　　　　　　　　　B.无共识和规范

C.医患安全无保障　　　　　　　D.A+B+C

表8-1 基本信息

姓名		性别		年龄	
单位			职业	医生□；护理□	
职称	高级职称□；中级职称□；初级职称□；无□				
职务	院级(正副院长)□；部级(科教或医务部)□；科室(正副主任或护士长)□				
科室床位	(　　　)张	科室年手术量		(　　　)台	
腔镜手术比例		≤30%□；30%~60%□；>60%□			

6.您医院或科室将加速康复外科的理念应用于临床了吗：( )。

A.都用 　　　　　　　　　　B.部分科室用

C.外科用得好 　　　　　　　D.医院关注

7.您个人是如何在临床上应用加速康复外科理念的：( )。

A.都用 　　　　　　　　　　B.部分患者用

C.部分手术用 　　　　　　　D.不用

8.您认为加速康复外科方案实施的最佳模式是：( )。

A.多学科协作 　　　　　　　B.外科为主，多模式

C.外科制定方案 　　　　　　D.A+B+C

9.您认为加速康复外科方案实施的推动途径是：( )。

A.协会发布规范 　　　　　　B.医院行政推动

C.科室自发处理 　　　　　　D.个体化执行

10.您认为加速康复外科会议的主要内容应该是

.A.规范与共识 　　　　　　　B.项目与实施

C.现状与进展 　　　　　　　D.A+B+C

(三)会议后调查问卷

每个问题只能选一个答案。

1.您认为此次会议是否达到你的预期目标：( )。

A.完全达到 　　　　　　　　B.部分达到

C.有所启发 　　　　　　　　D.帮助不大

2.您认为此次会议议题设置是否合理：( )。

A.合理 　　　　　　　　　　B.基本合理

C.还可以 　　　　　　　　　D.不合理

3.您认为此次会议讲座最有用的议题是：( )。

A.专家讲座 　　　　　　　　B.项目交流

C.经验交流 　　　　　　　　D.A+B+C

4.您认为此次会议讨论部分时间设置是否合理：( )。

A.合理 　　　　　　　　　　B.基本合理

C.时间太长 　　　　　　　　D.时间太短

5.您认为此次会议讨论部分问题设置是否合理：( )。

A.合理 　　　　　　　　　　B.基本合理

C.问题太多 　　　　　　　　D.问题太少

6.您认为明年ERAS论坛应减量的版块是：( )。

A.专家讲座 　　　　　　　　B.项目交流

C.经验交流 　　　　　　　　D.心肺康复

7. 您认为明年ERAS论坛应增量的版块是：（　　）。

A. 专家讲座 　　　　　　　　　B. 项目交流

C. 经验交流 　　　　　　　　　D. 心肺康复

8. 您认为明年ERAS论坛议题设置中是否增加讨论时间：（　　）。

A. 达到60分钟 　　　　　　　　B. 达到30分钟

C. 至少30分钟 　　　　　　　　D. 达到45分钟

9. 您认为明年ERAS论坛会议互动环节以何种形式为主：（　　）。

A. 微信互动 　　　　　　　　　B. 讨论发言

C. 嘉宾互动 　　　　　　　　　D. A+B+C

10. 您认为明年ERAS论坛会议应增加的版块是：（　　）。

A. 院间交流 　　　　　　　　　B. 多中心方案讨论

C. 心肺功能评估 　　　　　　　D. 微创手术

二、会议讨论问题

(一)ERAS临床研究项目交流会(11月25日13:40~18:00)

1. 临床研究的"苦"与"乐"：

1)临床问题具有共性，每家医院都进行研究是简单的重复吗？（　　）

A. 是 　　　　　　　　　　　　B. 不是

2)工作习惯多年是问题吗：（　　）。

A. 是 　　　　　　　　　　　　B. 不是

3)临床研究如何医护一体化：（　　）。

A. 行政命令 　　　　　　　　　B. 项目合作

2. 数据库管理及统计学：

1)如何充分利用数据库？（　　）

A. 定期分析 　　　　　　　　　B. 以项目利用

2)现有数据库客观性如何：（　　）。

A. 有 　　　　　　　　　　　　B. 无

3)数据库数据是否都需要伦理批件：（　　）。

A. 是 　　　　　　　　　　　　B. 不是

3. "医患安全"与"伦理"：

1)临床研究都需要伦理吗？（　　）

A. 是 　　　　　　　　　　　　B. 不是

2)有的杂志不需要伦理的原因是：(　　)。

A.无意识　　　　　　　　　　B.错误的

3)你的临床研究不申请伦理的原因：(　　)。

A.无意识　　　　　　　　　　B.没必要

4.临床研究论文发表

1)你认为文章发表难的原因是？(　　)

A.创新性差　　　　　　　　　B.写作问题

2)临床研究发表高质量文章难的原因是：(　　)。

A.研究设计问题　　　　　　　B.无伦理及注册

C.写作及标准问题

3)你认为何种类型文章更适合于发表SCI杂志：(　　)。

A.临床基础　　　　　　　　　B.临床应用型

C.随机对照研究

(二)ERAS与围术期管理

1.心肺康复与评价：

1)术前心肺运动试验评估有用吗？(　　)

A.有　　　　　　　　　　　　B.无

2)术前心肺运动试验评估后需要处理吗？(　　)

A.是　　　　　　　　　　　　B.否

3)术前肺康复训练时间最好是：(　　)。

A.≤3天　　　　　　　　　　B.3~7天

C.7~14天

2.围术期营养管理：

1)术前营养评估有必要吗？(　　)

A.有　　　　　　　　　　　　B.无

2)肺癌术后饮食成分最好是：(　　)。

A.高蛋白，高脂　　　　　　　B.低蛋白，低脂饮食

C.中链脂肪酸(MCT)

3)肺手术后营养必要吗：(　　)。

A.有　　　　　　　　　　　　B.无

3.围术期疼痛管理：

1)术后镇痛需要统一的方案吗？(　　)

A.是   B.否

C.个体化应用

2)你最常应用的药物是：(　　　　)。

A.吗啡类   B.阿片类

C.甾体类   D.其他

3)你认为最佳镇痛模式是：(　　　　)。

A.多学科   B.多模式

C.个体化应用

4.围术期管道管理

1)尿管有必要都应用吗？(　　　　)

A.是   B.否

C.个体化应用

2)胸腔引流管管径越小越好吗：(　　　　)。

A.是   B.否

C.个体化应用

3)胃管和营养管都有必要用吗：(　　　　)。

A.是   B.否

C.个体化应用

5.围术期肺栓塞预防与管理：

1)术前预防性用药有必要吗？(　　　　)

A.是   B.不是

2)你认为术后应用时间最好是：(　　　　)。

A.术后3天   B.术后引流管拔出时停药

C.出院时停药

3)用药剂量如何：(　　　　)。

A.全量   B.半量

C.个体化应用

(车国卫，郭成林，梅建东，沈诚，邱姝婷，刘伦旭)

第九章　华西胸外科简介

华西医院胸外科创立于1954年，由我国胸外科学奠基人之一、著名的胸外科专家杨振华教授担任首任主任，是国内最早建立的胸心血管外科专业之一。1978年获首批临床医学硕士学位授权，1993年获临床医学博士学位授权。1994年创办《中国胸心血管外科临床杂志》，1997年创办《中国肺癌杂志》。2004年被评为"四川省重点学科"；2006年成为卫生部胸外科专科医师培训基地；2007年被评为教育部"国家重点学科"；2011年获评卫生部"全国重点临床专科"。目前在全国所有医院胸外科专科声誉排行榜中排名第4名。

华西医院在国内胸外科领域有着辉煌的历史。20世纪80年代，率先在国内开展上腔静脉置换术、左心房部分切除术、体外循环下肺动脉主干/主动脉部分切除治疗局部晚期肺癌。食管分层吻合技术、胸内食管胃半机械吻合术均具国内先进水平。在最近十多年，微创技术在华西胸外科得到了巨大发展，率先在国内开展全胸腔镜肺叶(癌)切除术，在国际上创立了单向式胸腔镜肺叶切除术，并在全国得到广泛推广应用。大量开展了微创胸腔镜食管癌手术及纵隔手术。我科还率先在我国开展非体外循环下双肺序贯移植手术，并取得成功。

胸外科现有正高级专业技术职称者8人，副高级专业技术职务者3人，具有博士学位的临床医师达71.3%，博士生导师4人，硕士生导师3人。其中，1人担任中国医师协会胸外科医师分会副会长，3人被评为四川省学术和技术带头人，3人被评为四川省卫生厅学术和技术带头人。2001—2010年已培养博士后2人，博士研究生30人，硕士研究生60人。胸外科本部现有核定普通床位数108张，上锦分院病区床位57张；ICU床位10张。年门诊量16000余人次，年手术量3 000余例(图9-1)。

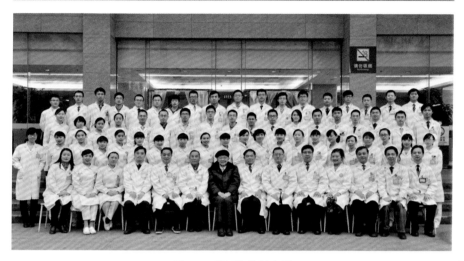

图9-1　华西胸外科合影

已开展的手术包括：

(1)气管手术：气管肿瘤切除术，隆突切除成形术。

(2)肺手术：肺叶切除术；支气管、肺动脉袖式成形肺癌切除术；全肺切除术；肺段切除术；肺减容术等。

(3)食管手术：食管、贲门癌切除胃食管吻合术；食管癌切除结肠代食管术；Heller's术；食管平滑肌瘤摘除术；食管抗反流手术；食管破裂修补术；食管憩室切除术等。

(4)膈肌及纵隔疾病手术：外伤性膈疝修补术，食管裂孔疝修补术，纵隔内巨大肿瘤切除术，胸腺瘤切除术，胸腺扩大切除术等。

(5)胸壁及胸膜腔疾病手术：胸壁良恶性肿瘤切除术；胸壁修补重建术；脓胸廓清术；慢性脓胸纤维板剥脱术；胸膜间皮瘤切除术等。

(6)胸腔镜手术：肺癌肺叶切除淋巴结清扫术；支气管、肺动脉袖式成形肺癌切除术；肺大疱切除术、胸膜固定术；肺良性肿瘤切除术；肺结核、支气管扩张症肺切除术；纵隔肿瘤切除术；重症肌无力全胸腺切除术；食管癌切除术；食管平滑肌瘤摘除术；食管憩室切除术；食管肌层切开术；食管裂孔疝修补术；胸导管结扎术；交感神经干切除术；漏斗胸矫治术。

(7)纵隔镜手术：纵隔镜下食管癌切除术；纵隔淋巴结活检术。

(8)EBUS术：经支气管超声引导穿刺术。

(9)肺移植手术：各类肺部终末期疾病的单肺移植以及双肺移植术。

其中各种疾病均已形成自己的特色和优势：

(1)肺癌和食管癌的规范化治疗：我科从20世纪80年代就开始探讨肺癌的

多学科综合治疗，院内多学科合作对肺癌、食管癌的术前评估、手术指征、规范化手术方案、术后综合治疗制定了科学合理的系统方案，强调根据临床分期结合基因检测结果制定肿瘤个体化治疗方案。

(2)微创化手术和快速康复：微创胸腔镜手术涵盖了所有胸外科常见病种，结合快速康复理念和措施，手术质量和患者术后康复速度大大提高。

(3)胸部各种疑难杂症和高难度手术：胸外科在数十年上万例手术病例积累的基础上，对胸部各种复杂手术和高难度手术的处理有丰富的经验。例如：左心房部分切除术治疗局部晚期肺癌、体外循环下肺动脉主干/主动脉部分切除治疗局部晚期肺癌、经心包内处理肺血管肺癌切除术、中央型肺癌行肺癌切除并隆突切除成形术、肺癌行支气管和血管双袖式切除术；上腔静脉切除置换手术；胸壁切除、肺动脉切除置换等复合性上腔静脉切除置换手术；气管肿瘤切除术；巨大纵隔肿瘤切除术；结肠代食管消化道重建手术；气管食管瘘一期切除消化道重建术；以及各种复杂胸腔镜手术等。

(4)医护一体化模式：开展医护一体化整体医疗服务模式，为患者围术期治疗提供高质量的快速康复服务。

胸外科常年承担四川大学华西医学中心五年制、七年制和八年制临床医学专业及预防医学、妇幼卫生专业以及全国各地进修医师的胸外科教学培养和训练工作，组织全国胸外科学习班。数十年来为全国各地培养胸外科专业医师去500多名，培养研究生近百名。我院胸外科是卫生部胸外科专科医师培训基地，并作为我院临床技能培训中心的主要参与单位获得了美国外科医师协会(ACS)在亚洲地区的首家认证教育机构，英国皇家外科学院胸腔镜手术培训课程认证。我科还参与了制定食管癌国际TNM分期标准的国际协作项目，国家卫生计生委胸外科常见疾病诊治临床路径的制定，抗癌协会食管癌诊治指南的制定，以及国家卫生计生委肺癌诊疗规范的制定，国家卫生计生委胸外科医师定期考核规范的制定。

近年来，本学科坚持学科交叉，临床与基础结合，以应用基础和临床研究提高学科学术水平为主导思想，以培养高质量人才为宗旨，以服务于临床患者为目标，促进校内和院内学科交叉，国际交流，形成了优势互补、团结合作的学科交叉氛围，有力地推动了科学研究与人才培养。2001—2013年，承担或完成国家科技部"十五"攻关项目1项、"863"项目1项、国家自然科学基金重点项目1项、面上项目25项，省部级科研项目29项，国际资助项目5项，在国内核心期刊和国外刊物上发表学术论文200余篇。

本学科学术气氛浓厚、学科文化健康向上、医德医风良好。全科团结、奉献，努力工作，争取为广大患者提供高质量的医疗服务。

(车国卫)

参考文献

[1]   Lai Y, Huang J, Yang M, et al. Seven-day intensive preoperative rehabilitation for elderly patients with lung cancer: a randomized controlled trial[J]. J Surg Res 2017; 209: 30-36.

[2]   Li S, Wang Z, Huang J, et al. Systematic review of prognostic roles of body mass index for patients undergoing lung cancer surgery: does the 'obesity paradox' really exist? Eur J Cardiothorac Surg 2016[J]. [Epub ahead of print]

[3]   Fan J, Zhou K, Li S, et al. Incidence, risk factors and prognosis of postoperative atrial arrhythmias after lung transplantation: a systematic review and meta-analysis[J]. Interact Cardiovasc Thorac Surg 2016; 23: 790-799.

[4]   Li SJ, Fan J, Zhou J, et al. Diabetes Mellitus and Risk of Bronchopleural Fistula After Pulmonary Resections: A Meta-Analysis[J]. Ann Thorac Surg 2016; 102: 328-339.

[5]   Li S, Fan J, Liu J, et al. Neoadjuvant therapy and risk of bronchopleural fistula after lung cancer surgery: a systematic meta-analysis of 14 912 patients[J]. Jpn J Clin Oncol 2016; 46: 534-546.

[6]   Lai Y, Shen C, Wang X, et al. Status and perspectives of detection by low-dose computed tomography or computed radiography in surgical patients with lung cancer, based on a five-year study[J]. Thorac Cancer 2016; 7: 111-117.

[7]   Lai Y, Du H, Wang X, et al. Status and Perspectives of Clinical Modes in Surgical Patients With Lung Cancer: A Retrospective Study[J]. Medicine (Baltimore) 2016; 95: e2429.

[8]   Li S, Fan J, Zhou J, et al. Residual disease at the bronchial stump is positively associated with the risk of bronchoplerual fistula in patients undergoing lung cancer surgery: a meta-analysis[J]. Interact Cardiovasc Thorac Surg 2016; 22: 327-335.

[9]   Fan J, Chen D, Du H, et al. Prognostic factors for resection of isolated pulmonary metastases in breast cancer patients: a systematic review and meta-analysis[J]. J Thorac Dis 2015; 7: 1441-1451.

[10]   Gao K, Yu PM, Su JH, et al. Cardiopulmonary exercise testing screening and pre-operative pulmonary rehabilitation reduce postoperative complications and improve fast-track recovery after lung cancer surgery: A study for 342 cases[J]. Thorac Cancer 2015; 6: 443-449.

[11]   Mei J, Liu L, Tang M, et al. Airway bacterial colonization in patients with non-small cell lung cancer and the alterations during the perioperative period[J]. J Thorac Dis 2014; 6: 1200-1208.

[12]   Liu L, Che G, Pu Q, et al. A new concept of endoscopic lung cancer resection: Single-direction thoracoscopic lobectomy[J]. Surg Oncol 2010; 19: e71-e77.

[13]   Jennifer A Pryor, S Ammani Prasad. 成人和儿童呼吸与心脏问题的物理治疗(4版)[M]. 喻鹏铭, 车国卫, 译. 北京: 北京大学医学出版社, 2011.

[14]   Beverley Harden. 呼吸物理治疗值班医师手册(2版)[M]. 刘伦旭, 喻鹏铭, 译. 天津: 天津科技翻译出版社, 2014.

[15]   Du N, Rao Z, Che G, et al. [What is Result: Short-term Medium Chain Triglyceride Diet Effective on Postoperative Outcome in Lung Cancer Surgery? A Prospective Randomized

Study][J]. Zhongguo Fei Ai Za Zhi 2016; 19: 821-826.

[16] Lai Y, Su J, Yang M, et al. [Impact and Effect of Preoperative Short-term Pulmonary Rehabilitation Training on Lung Cancer Patients with Mild to Moderate Chronic Obstructive Pulmonary Disease: A Randomized Trial][J]. Zhongguo Fei Ai Za Zhi 2016; 19: 746-753.

[17] Lai Y, Su J, Wang M, et al. [Classification and Risk-factor Analysis of Postoperative Cardio-pulmonary Complications after Lobectomy in Patients with Stage I Non-small Cell Lung Cancer][J]. Zhongguo Fei Ai Za Zhi 2016; 19: 286-292.

[18] Yang M, Fan J, Zhou H, et al. [What are the Advantages? A Prospective Analysis of 16 versus 28 French Chest Tube Sizes in Video-assisted Thoracoscopic Surgery Lobectomy of Lung Cancer][J]. Zhongguo Fei Ai Za Zhi 2015; 18: 512-517.
杨梅,樊骏,周红霞,等.胸腔镜肺癌肺叶切除术后16F较28F胸腔引流管应用的临床优势[J].中国肺癌杂志,2015,18(8):512-517.

[19] Lai Y, Tian L, Fan J, et al. [Relationship between Clinical Characteristics and Diagnostic Modes of Hospitalized Surgical Patients with Lung Cancer][J]. Zhongguo Fei Ai Za Zhi 2015; 18: 457-461. 赖玉田,田龙,樊骏,等.肺癌住院手术患者临床特征与就诊模式的关系[J].中国肺癌杂志,2015,18(7):457-461.

[20] Che G, Zhi X. [Status of perioperative airway management in patients with chronic obstructive pulmonary disease and lung cancer][J]. Zhongguo Fei Ai Za Zhi 2014; 17: 884-888.
车国卫,支修益.肺癌合并慢性阻塞性肺疾病患者围手术期气道管理现状[J].中国肺癌杂志,2014,17(12):884-888.

[21] Su J, Yu P, Zhou Y, et al. [Influencing factor of postoperation fast-track recovery and in hospital cost after lobctomy for lung cancer][J]. Zhongguo Fei Ai Za Zhi 2014; 17: 536-540.
苏建华,周渝斌,蒲强,等.影响肺癌手术住院费用和快速康复的临床因素分析[J].中国肺癌杂志,2014,17(7):536-540.

[22] Che GW, Yu PM, Su JH, et al. [Cardio-pulmonary exercise capacity in patients with lung cancers: a comparison study between video-assisted thoracoscopic lobectomy and thoracotomy lobectomy][J]. Sichuan Da Xue Xue Bao Yi Xue Ban 2013; 44: 122-125.

[23] Shi H, Mei L, Che G. [The current concepts of closed chest drainage in lobectomy of lung cancer][J]. Zhongguo Fei Ai Za Zhi 2010; 13: 999-1003.

[24] Che G, Zhou Q. [Advances in screening and early diagnosis of lung cancer][J]. Zhongguo Fei Ai Za Zhi 2005; 8: 390-394.

[25] Che G, Zhou Q. [Screening and early diagnosis of lung cancer][J]. Zhongguo Fei Ai Za Zhi 2003; 6: 412-417.

[26] Yang M, Chen J, Che G, et al. Cost-effectiveness Analysis of Perioperative No Indwelling Urinary Catheter in Lung Cancer Patients with Pulmonary Lobectomy[J]. Chin J Clin Thorac Cardiovasc Surg, 2016, 23(5): 421-424.
杨梅,陈娟,车国卫等.肺癌肺叶切除术患者围手术期有无尿管留置的成本效益分析[J].中国胸心血管临床杂志,2016,23(5):421-424.

[27] 周洪霞,杨梅,廖虎,等,车国卫.胸腔镜肺叶切除术后16F尿管胸腔引流可行性的前瞻性队列研究[J].中国胸心血管外科临床杂志,2016,23(4):334-340

[28] 邱舫,杨梅,车国卫,等.胸腔镜肺叶切除术患者围手术期无尿管留置导致尿潴留的危险因素分析[J].中国胸心血管外科临床杂志,2016,23(4):328-333.

[29] 徐志华,杨梅,邱舫,等.肺癌患者围手术期无痛性留置导尿管的前瞻性队列研究[J].中国胸心血管外科临床杂志,2016,23(4):323-327.

[30] 赵金兰,邱姝婷,许宁惠,等.尿管留置对胸科手术患者全身麻醉苏醒期躁动影响的前瞻性队列研究[J].中国胸心血管外科临床杂志,2016,23(4):319-322.

[31] 车国卫,刘伦旭,石应康.加速康复外科临床应用现状与思考[J].中国胸心血管外科临床杂志,2016;23(3):211-215.

[32] 车国卫,李为民,刘伦旭.快速肺康复需要围手术期流程优化[J].中国胸心血管外科临床杂志,2016;23(3):216-220.

[33] 王一帆,高珂,沈晨,等.术前肺康复运动训练在肺癌患者中的应用现状[J].中国胸心血管外科临床杂志,2016;23(1):66-70.

[34] 邱舫,杨梅,王维,等.肺叶切除术后患者无尿管留置的前瞻性队列研究[J].中国胸心血管外科临床杂志,2015,22(7):634-637.

[35] 杨思悦,苏兰,龚仁蓉,等.胸腔镜肺叶切除术:器械包模块化应用的临床评价[J].生物医学工程与临床,2014,18(3):255-258.

[36] 沈诚,车国卫.炎症因子与肺癌研究进展[J].中华肿瘤防治杂志,2014,21(2):157-160.

[37] 宋志芳,韩兆杰,林琳,等.SF-36量表评价胸外科住院患者生活质量的信度和效度[J].中国胸心血管外科临床杂志,2014,21(2):164-167.

[38] 鲍珊,苏建华,廖虎,等.肺癌合并慢性阻塞性肺病和手术方式对患者术后快速康复及治疗费用的影响[J].中国胸心血管外科临床杂志,2014,21(1):17-20.

[39] 韩兆杰,宋志芳,苏建华,等.单胸腔引流管在肺癌术后快速康复中的应用[J].中国胸心血管外科临床杂志,2014,21(1):17-20.

[40] 杜恒,廖虎,宋志芳,等.胸腔镜手术在中国地市级医院胸外科应用现状的问卷调查[J].中国胸心血管外科临床杂志,2013,20(3):347-351.

[41] 周渝斌,刘伦旭,喻鹏铭,等.胸腔镜肺叶切除术后心肺功能的快速康复[J].中国胸心血管外科临床杂志,2013,20(2):168-171.

[42] 车国卫,刘伦旭.单操作孔电视胸腔镜手术临床应用的现状与进展[J].中国胸心血管外科临床杂志,2012,9(2):175-178.

[43] 车国卫,梅龙勇,梅建东,等.单操作孔电视胸腔镜手术治疗肺部疾病158例临床分析[J].中国胸心血管外科临床杂志,2012,19(2):116-119.

[44] 车国卫,刘伦旭.肺癌微创治疗进展癌症进展[J].癌症进展,2011,9(6):605-609.

[45] 沈春辉,车国卫.肺康复在肺癌围手术期应用现状与进展[J].中国康复医学杂志,2011,26(7):686-689.

[46] 沈春辉,梅龙勇,喻鹏铭,等.术前肺康复对肺癌合并中—重度慢性阻塞性肺疾病患者运动耐力的影响[J].中国胸心血管外科临床杂志,2011,18(6):514-517.

(沈诚)

编者语

本书以加速康复外科临床实践为主，以胸外科手术中肺保护或加速肺康复为主线。从加速康复外科发展规律和终极目标寻找线索：一是微创外科及其体系完善是加速康复外科发展的动力；二是医护一体和多学科协作是加速康复外科顺利实施的保障；三是加速康复外科临床方案的规范应用必将造福患者。使加速康复外科的终极目标"Pain and Risk Free"在临床应用通过围术期建立"舒适化病房"和术后生活质量改善等方式最终得以实现，让患者对手术不再恐惧，让手术不再痛苦。

本书紧紧围绕胸外科手术中围术期肺保护中的常见问题，通过对问题进行分析、研究和总结，并最终形成适合于临床应用的可行方案。临床方案在术前以评估为主，发现高危因素，并探讨预防措施，以期降低相关并发症；术中强调以微创手术为中心，对流程加以优化和改进，提高效率以期缩短麻醉和手术时间；术后和出院后，通过对常见症状的管理，以期达到降低患者痛苦和提高患者生活质量的目标。这些临床方案最终都以"可操作、可评估、可重复"进行评价并最终推广到临床应用。

车国卫

UNIPORTAL
VIDEO-ASSISTED
THORACIC SURGERY

Stay Calm,
Think Uniportal

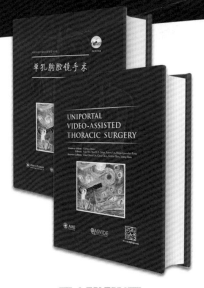

amazon

HONORARY EDITOR:
GAETANO ROCCO

EDITORS:
LIJIE TAN
ALAN D. L. SIHOE
LUNXU LIU
DIEGO GONZALEZ-RIVAS

ASSOCIATE EDITORS:
CHIA-CHUAN LIU
CHUN CHEN
GUIBIN QIAO
YAXING SHEN

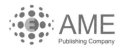

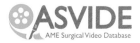

AME科研时间系列医学图书011

胃肠外科加速康复
实 战 笔 记

主编：李勇、王晟、熊代兰、常后婵

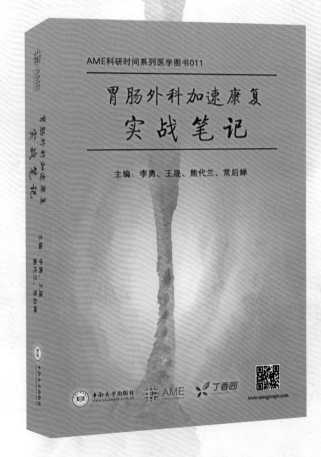

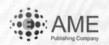

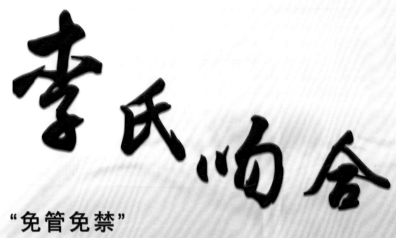

"免管免禁"

食管癌微创快速康复外科核心技术

主 编：李印　郑燕　刘先本

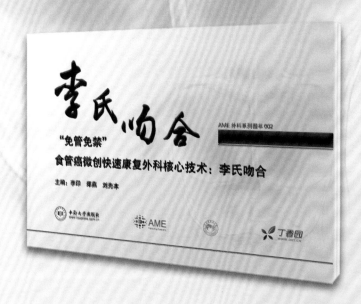

李印首创"免管免禁"加速康复模式，实现国际食管外科发展史上里程碑式技术创新

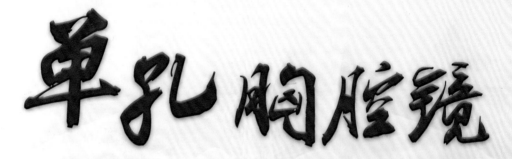

单孔胸腔镜

肺切除术视频集

主　编：范军强　沈　钢　柴　瑾

副主编：姚　杰　常志博　王　琪

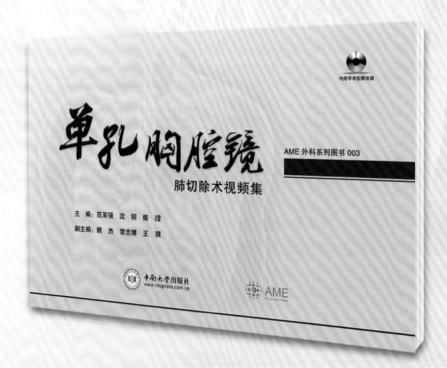

JOURNAL of THORACIC DISEASE

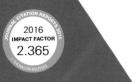

2016
IMPACT FACTOR
2.365

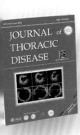

Scan to view the all
the issues of JTD

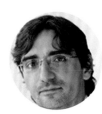

" I am absolutely excited about this journal. It's a wonderful platform for thoracic surgeons to show the most complex researches and the most complex studies and development in the last year. So I wish all the best to this fantastic journal. "

Diego Gonzalez Rivas
Editorial Board Member of JTD
Department of Thoracic Surgery,
Coruña University Hospital, Coruña, Spain

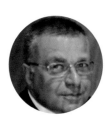

" Journal of Thoracic Disease has been so successful and so widely read and you will not believe how many surgeons are met in my career in the past few years that really congratulate on the success and the expertise of these journal producers. So we are very happy of the family of JTD and we hope to continue this successful road and we hope more and more readers to join and to share our happiness of this achievement. "

Gaetano Rocco
Deputy Editor-in-Chief of JTD
Division of Thoracic Surgery,
National Cancer Institute, Pascale Foundation,
Naples, Italy

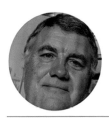

" JTD is a really excellent journal. I think it's rising very rapidly on popularity. So I wish it well with the first impact factor. I am sure that this is a very good start for it to go to greater height in the near future. "

Peter Goldstraw
Academic Department of Thoracic Surgery,
Royal Brompton Hospital,
Imperial College London, London, UK

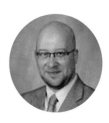

" It brings great pleasure and honor to me and to my colleagues to be associated with the Journal of Thoracic disease. I would like to congratulate the members of the editorial board and the organizers of the journal on its recent impact factor announcement. As thoracic surgeons become a global group, I think the Journal of Thoracic Disease would provide another platform for us to learn and share our knowledge around the world. "

Stephen Cassivi
Editorial Board Member of JTD
Mayo Clinic, Rochester, Minnesota, USA

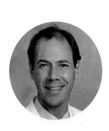

" I found it very enjoyable experience working with extremely professional, hardworking and dedicated staff committed to making the best educational value, making worthiness in terms of high technical representation videos and other novel transmission of information. And certainly it improves the experience for the readers and viewers. "

Thomas D'Amico
Editorial Board Member of JTD
Duke University Medical Center,
North Carolina, United States

AME
Publishing Company